U0293178

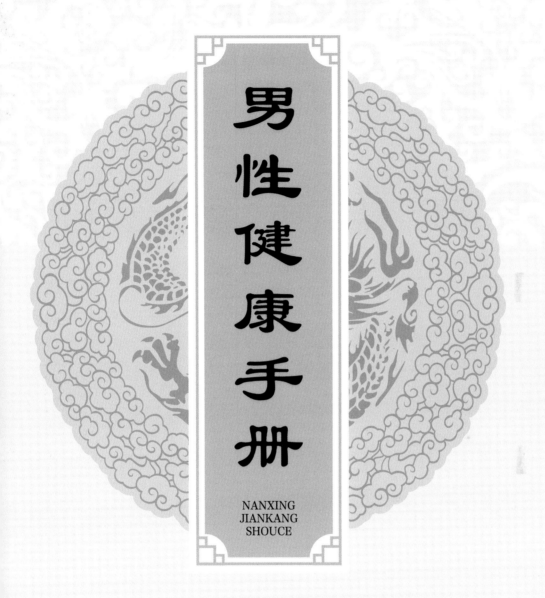

男性健康手册

NANXING
JIANKANG
SHOUCE

主编

孙向平　张江伟

王　福　高庆和

甘肃科学技术出版社

甘肃·兰州

图书在版编目（CIP）数据

男性健康手册 / 孙向平等主编. -- 兰州 ： 甘肃科
学技术出版社，2024．12． -- ISBN 978-7-5424-3269-8

Ⅰ．R161-62

中国国家版本馆CIP数据核字第2024WA3186号

男性健康手册

孙向平　张江伟　王　福　高庆和　主编

责任编辑　陈学祥
封面设计　麦朵设计

出　版　甘肃科学技术出版社
社　址　兰州市城关区曹家巷 1 号　730030
电　话　0931-2131572(编辑部)　0931-8773237(发行部)

发　行　甘肃科学技术出版社　　印　刷　甘肃兴业印务有限公司
开　本　787 毫米×1092 毫米　1/16　印　张　13　插　页 2　字　数　275 千
版　次　2024 年 12 月第 1 版
印　次　2024 年 12 月第 1 次印刷
印　数　1~1000
书　号　ISBN 978-7-5424-3269-8　　定　价　68.00 元

图书若有破损、缺页可随时与本社联系:0931-8773237
本书所有内容经作者同意授权,并许可使用
未经同意,不得以任何形式复制转载

编　委　会

主　审：郭　军

主　编：孙向平　张江伟　王　福　高庆和

副主编：（按姓氏笔画排序）

王　浩　王立平　史俊波　杨　芸

黄　辰　黄建峰　曹　晖

编　委：（按姓氏笔画排序）

刘胜京　李艳晓　张文耀　张晓晓

陈超乾　赵　明　胡松涛　晁甲文

董　良　曾　银

序

根据世界卫生组织（WHO）的报告，男科疾病已成为继心脑血管疾病和癌症之后威胁男性健康的第三大杀手。WHO 在《2019 年世界卫生统计》中指出，中国男性的平均寿命比女性短 3 岁。众多临床研究显示，男科疾病正逐渐成为一个重要问题。然而，目前社会对男性健康问题的关注并不乐观。一方面，公众对这些疾病的了解不足，部分原因是长期以来对这些问题的敏感性，导致男性健康知识的普及严重滞后。另一方面，由于男科是一个相对较新的领域，许多医疗机构缺乏专业的男科医生，社会上也充斥着许多不正规的医疗机构。这导致一些患者在疾病面前慌乱求医，延误治疗，导致病情恶化，甚至造成不可逆的伤害，给社会带来了一定的风险。因此，增强男性健康意识和促进健康生活方式对于改善男性整体健康状况至关重要。

《男性健康手册》是一本融合了传统中医智慧与现代西医知识的男性健康指南，旨在为男性提供全面、科学的保健信息。该书由经验丰富的中西医结合专家团队编写，内容涵盖了男科基础知识、常见疾病以及中西医结合的养生保健方法，强调了中医的整体观念和西医的精准治疗，致力于保护男性的健康。

书中首先以浅显易懂的方式介绍了中医的基础理论，包括阴阳五行、脏腑经络、气血津液等核心概念，并阐释了这些理论在男性保健中的应用。通过中医的视角，读者可以了解男性体质的特殊性，以及如何通过调节阴阳平衡、疏通经络、调和气血等方法来维护健康。接着，书中从西医的角度对男性健康进行了全面的探讨，介绍了男性泌尿生殖系统的结构与功能，以及这些系统常见疾病的诊断、治疗和预防方法。同时，书中也强调了定期体检、合理膳食、适量运动等现代医学保健理念的重要性。

本书的核心在于中西医结合的保健策略。针对男性常见的健康问题，如前列腺疾病、性功能障碍、男性不育、泌尿系感染等，书中不仅提供了中医的辨证施治方法和食疗、针灸、推拿等中医特色疗法，还结合了西医的药物治疗、手术治疗等现代医学手段，为男性读者提供了全面、综合的保健方案。

总的来说，《男性健康手册》是一本集科学性、实用性和可读性于一体的男性健康宝典。它不仅为男性读者提供了全面的健康知识指导，还通过中西医结合的保健策略帮助男性朋友更好地维护自身健康。无论是追求健康生活的年轻人还是关注养生保健的中老年人都能从中受益。

于甲辰年甲戌月

前　　言

在快节奏的现代生活中，男性作为家庭和社会的支柱，常常肩负着沉重的责任与压力。然而，在追求事业成就与家庭幸福的过程中，许多男性却忽略了自身的健康。健康是人生最宝贵的资产，是支撑我们前进的基石。因此，我们编写了这本《男性健康手册》，目的是为广大男性提供一份全面、实用的健康指南，帮助他们更好地了解自己的健康状况，掌握科学的健康知识，从而享受更加健康、快乐、充实的生活。

本书汇聚了众多中西医医学专家、护理人员和健康顾问的宝贵经验和研究成果，深入浅出地探讨了男性健康的基本概念、生理特点、常见疾病及其预防，以及健康生活方式等多个方面。我们期望通过本书让每位男性都能意识到健康的重要性，学会如何科学地管理自己的身体，预防疾病，提升生活质量。

在内容的编排上，本书力求全面而详尽。从男性生殖健康、心理健康到日常饮食、运动锻炼，再到常见疾病的预防与治疗，均进行了详尽的阐释。同时，本书特别关注了不同年龄段男性的健康需求，为青少年、中年及老年男性提供了针对性的健康建议。

此外，本书还强调实用性和可操作性。我们不仅提供了丰富的健康知识，还介绍了众多简单易行的健康方法和技巧，帮助男性朋友在日常生活中轻松实践，逐步改善自己的健康状况。

我们深知，健康是一个长期而系统的工程，需要持续地坚持和努力。因此，我们鼓励每位男性都将健康视为一种责任，一种对家人、对社会、对自己的承诺。让我们共同努力，追求健康、快乐、充实的生活！

最后，我们衷心感谢所有为本书编写和出版付出辛勤努力的专家和工作人员。愿这本《男性健康手册》能够成为广大男性朋友健康之路上的良师益友，陪伴大家度过每一个健康、美好的日子！

于甲辰年甲戌月

目　录

第一章　男性健康基础

第一节　男性疾病症状及原因分析

男科学是一门专注于男性生殖系统结构与功能的学科，它研究男性生育调节、生殖系统疾病的成因、进展以及防治策略。这门学科不仅融合了男性健康的基础研究与临床实践，还涉及社会学、心理学和环境科学等多个领域的交叉研究。

一、男性疾病的症状及原因

随着社会的快速发展，男性健康正面临日益严峻的挑战，疾病发生率显著上升。这一现象背后隐藏着多重深层次的专业原因。首先，生活方式的剧烈变化是关键因素之一，现代社会的快节奏和高压环境迫使男性长时间处于高强度的工作状态，导致作息不规律，身体长期处于慢性应激状态，免疫系统功能受损，从而增加了患各类疾病的风险；其次，饮食结构的改变也不容小觑，现代饮食模式倾向于高热量、高脂肪、高糖分的快餐和加工食品，而天然食物中富含的膳食纤维、维生素及矿物质摄入不足，这种营养不均衡的饮食习惯不仅促进了肥胖、心血管疾病等代谢性疾病的流行，还可能对男性生殖健康产生负面影响，如增加前列腺疾病、雄激素失衡等风险；再次，环境污染作为外部因素对男性健康构成了潜在威胁，空气中的微粒物、重金属、化学物质以及电磁辐射等环境污染物可通过呼吸道、皮肤等途径进入人体，对男性生殖系统造成直接或间接的损害，影响精子质量、生殖激素平衡等，进而增加不育、性功能障碍等问题的发生率；另外，不良生活习惯如吸烟、酗酒、缺乏规律运动等，也是导致男性疾病增多的重要因素，这些习惯不仅加剧了身体的氧化应激反应，促进了炎症因子的释放，还可能干扰内分泌系统的正常功能，加速疾病的进程；最后，心理健康问题在男性健康领域同样占据重要地位，随着社会竞争的加剧和生活压力的增大，男性更易出现焦虑、抑郁等情绪障碍，这些心理问题不仅影响个体的生活质量，还可能通过神经、内分泌、免疫网络等途径，对生理健康产生广泛而深远的影响，增加多种疾病的风险。

男性疾病增多的原因涉及生活方式、饮食结构、环境污染、不良生活习惯及心理健康等多个方面。因此，我们应从中医和西医的专业角度出发，分析致病原因，剖析致病过程，并采取综合性的干预措施预防和治疗男性疾病，例如：改善生活方式、优化饮食结构、加强环境保护、倡导健康生活习惯以及关注心理健康等，以全面维护男性健康，降低疾病发生率。

近年来，许多男科疾病，如勃起功能障碍（ED）、早泄（PE）、不育症等的发病率逐渐升高，人们对性功能的需求也越来越高。勃起功能障碍指的是男性患者无法获得和维持阴茎勃起以进行满意的性交，全世界的发病率为3%~76.5%。勃起功能障碍是在阴茎解剖结构正常的情况下，由神经、心理、血管和内分泌等多种因素综合造成的。早泄指的是男性在性活动中的射精时间早于自己或伴侣的期望。全世界有30%的男性受早泄影响，但也有研究指出，这一比例可能高达75%。早泄不仅会导致男性自身心情低落，还可能对其伴侣的性满意度及其他方面的生活都有严重的负面影响。不孕不育指的是未避孕性交1年后无法受孕，世界卫生组织统计，全世界有10%~15%的育龄期夫妇被生育问题困扰，其中男性因素约占50%。男性不育症的原因有很多，包括基因突变、生活方式及其他疾病或药物的影响等。目前临床对男性不育症的认识有了很大的进步，其中特发性精子异常占男性不育症的30%左右。男性健康问题长期以来未能得到足够重视，然而随着社会发展和生活方式的改变，男性疾病的发生率和影响逐渐上升。据统计，至少3.61亿中国男性患有不同程度的男科疾病，性观念改变成为致病原因之一。男科是一门综合学科，除了泌尿系统和生殖系统科学，它还涉及心理学、营养学等。我们根据发病原因的不同，将男科疾病分为以下四类：

（一）性功能障碍

性功能障碍是性行为和性感觉的障碍，常表现为性心理和生理反应的异常或者缺失，是多种不同症状的总称。主要包括阳痿、早泄等疾病。阳痿（勃起功能障碍）可能由心理因素（焦虑、压力等）、血管性病变、神经系统问题等引起，导致勃起无法持久或无法发生。早泄多数为生理原因，如敏感度增加、神经传导问题，也可能与心理因素如焦虑、性经验等有关，导致射精过早。统计显示，40~70岁男性中有52%的人患有不同程度的性功能障碍，常见的性功能障碍包括性欲障碍、性交障碍、射精障碍、性高潮障碍、性交疼痛障碍等。

（二）男性不育症

不育症是指在婚姻关系中，夫妻双方在有正常性生活的情况下，同居时间超过2年且未采取任何避孕措施，但女方始终未能成功怀孕的情况。在中国，不育症的发病率大约为10%，这意味着每10对夫妻中就有1对可能会遇到这种情况。在这些不育症的案例中，大约有一半是由女方的原因引起的，而男方的原因则占了大约30%。此外，还有大约20%的不育症是由夫妻双方共同的原因导致的，男性不育症特指那些由男方原因导致的不育情况。在临床上，男性不育症可以进一步分类为性功能障碍和性功能正常两种类型，性功能障碍导致的不育包括性欲障碍、性交障碍等问题；而性功能正常导致的不育则主要包括无精症、少精症、弱精症以及精子畸形等情况。

（三）前列腺疾病

前列腺是男性独有的性腺器官，它所患的疾病在成年男性中极为普遍，主要包括前列腺炎、前列腺增生（BPH）和前列腺癌。前列腺增生通常与老年男性激素水平的变化有关，这种变化促使前列腺组织过度生长，进而压迫尿道，造成排尿困难等不适症状；至于前列腺炎，它可能由细菌感染引起，也可能与非细菌性炎症、生活习惯等多种因素相关，其典型症状包括尿频、尿急和尿痛；而前列腺癌是发生在前列腺的上皮性恶性肿瘤，是男性泌尿生殖系统最常见的恶性肿瘤之一，居全球癌症发病率第五位，其病因尚未明确，但一般认为与体内雄激素和雌激素之间的平衡失调有关，还与遗传、环境和生活方式有关，前列腺癌早期通常没有明显症状，许多患者是在体检时偶然发现。前列腺疾病的表现形式多样，可能包括尿频、尿急、尿痛、血尿等，严重时还可能引发性功能障碍或全身性疾病。

（四）男性生殖系统感染

性传播疾病，亦称性病，是全球范围内广泛流行的传染病。目前，性病的流行趋势表现为传播范围扩大和感染年龄降低，已成为严重的公共卫生问题。大多数性病通过性交传播，但也有其他途径，如类似性行为和间接接触。性病主要影响生殖器部位，常见的性病包括梅毒、淋病、尖锐湿疣和艾滋病。

非性传播性疾病，如尿道炎和包皮龟头炎，可能由细菌感染或其他炎症因素引起，导致尿频、尿急、尿痛等症状。睾丸疾病，包括睾丸炎和睾丸扭转，常见症状为睾丸肿痛和发热，通常由感染或损伤引起。

由于男科疾病的诊疗分布在不同医院、诊所和科室，加上部分患者对男科疾病认识不足或受传统观念影响，中国男科疾病的确切患者人数尚无明确统计。据世界卫生组织数据，中国男科疾病的总体发病率为51%。20~40岁男性中，20%患有前列腺炎，16%患有生殖感染；40岁以上男性中，50%患有功能性障碍和前列腺增生；28%的男性存在包皮过长或包茎问题；由男方因素导致的不孕不育约占50%。

当前，中国男科疾病发病情况呈现年轻化趋势，20~30岁已成为主要发病年龄段，占比超过六成，许多男性不到30岁便出现性功能障碍。男科疾病是继心脑血管疾病和癌症之后，威胁男性健康的第三大杀手，贯穿男性从儿童到老年的全生命周期。最新研究显示，男科疾病可预警心脑血管疾病、代谢疾病和精神心理疾病等重大慢性疾病，是男性整体健康的风向标。男性健康状况受多种因素影响，包括生活方式、社会压力和健康意识等，全球范围内，男性普遍不愿接受健康检查，导致许多潜在健康问题未被及时发现和治疗，常见问题包括心血管疾病、肥胖、吸烟、酗酒和心理健康问题。因此，提升男性健康意识和促进健康生活方式对于改善男性整体健康至关重要。

根据长期临床观察，我们认为男科疾病的发生与以下因素密切相关：

生活方式：不良饮食习惯、缺乏运动、过度饮酒和吸烟等不健康生活方式是导致男性疾病高发的重要原因，这些因素直接影响心血管健康、肿瘤风险和性功能。

环境因素：污染物、化学物质和放射性物质等环境因素对男性健康有负面影响，尤其对从事有毒化学品相关职业的工作人员。

遗传因素：遗传易感性在某些男性疾病中起着重要作用，如前列腺癌、心血管疾病和先天性发育不良，而家族病史是评估个体风险的重要指标之一。

社会心理因素：男性通常更难以表达和处理情感，这可能导致精神压力增加，进而影响身体健康。

在满足基本物质需求后，中国社会开始流行"人本自由"的价值主张，性生活选择更加多元和自主。然而，在性生活更加方便的同时，也存在频繁、不卫生和缺乏保护措施的风险。

解决男性健康问题的复杂性需要综合性的干预和管理策略。通过教育促进健康生活方式、加强环境保护、早期筛查、提高公众意识和精神健康支持，可以显著减少男性疾病的发生率和影响。及时的诊断和治疗可以有效减少并发症的风险，提高患者的生活质量和健康水平。

二、现代医学治疗男科疾病的主要手段

男科疾病的诊断和治疗是一个跨学科的领域，涉及男科、泌尿外科、内分泌科、感染科、生殖医学科、中医科、心理科等多个专业。单一学科的视角往往无法全面和准确地评估病情，因此，综合运用多学科诊疗模式至关重要。目前，治疗男科疾病的方法包括：

药物治疗：针对特定疾病的药物治疗是常见的治疗手段，例如抗生素用于治疗前列腺炎，PDE5 抑制剂（如伟哥）用于治疗阳痿。这些药物通过调节体内生理过程或直接作用于生物分子，以治疗男性性功能障碍和泌尿系统疾病。

手术治疗：对于某些男性疾病，如前列腺增生、睾丸肿瘤，可能需要手术干预。手术方式包括传统的开放手术和现代的微创手术，如腔镜手术或机器人辅助手术，旨在减少创伤和加快恢复。

物理治疗：采用高强度聚焦超声治疗（HIFU）、微波热疗等技术治疗前列腺增生和前列腺癌等疾病。

心理治疗与性治疗：针对性功能障碍、性欲问题等，现代医学采用心理治疗和性治疗方法帮助患者恢复正常的性功能和性满意度。

影像学检查与诊断：超声波、CT、MRI 等影像学技术在男科疾病的诊断和治疗

中发挥着关键作用，帮助医生准确定位病变并制定治疗方案。

生物反馈治疗和电刺激：例如，生物反馈技术可用于帮助患者控制尿失禁，电刺激技术则用于改善勃起功能障碍。

现代医学在治疗男性健康问题上，结合了先进的技术和理论，提供多样化、精准化的治疗方案，显著改善患者的生活质量和健康状态。尽管现代医学在技术上取得了显著进步，但中医的独特治疗思路和方法在某些情况下依然具有重要的临床价值和选择空间。

中医结合疾病发生的先天和后天因素，运用整体观念，结合四诊辨证施治，在治疗男科疾病方面具有独特的优势：

中药治疗：中医常用草药、动植物及矿物等天然物质制成的药物来调理和治疗男性疾病。中药在治疗前列腺炎、阳痿、早泄等方面拥有丰富的经验和疗效，能够综合调理全身，改善患者的整体健康状况。

针灸疗法：针灸是中医的重要治疗手段，通过刺激特定穴位来调节身体的气血运行，增强阳气、调节阴阳平衡，对于性功能障碍、勃起功能障碍等有一定的疗效。

推拿按摩：中医推拿按摩通过特定的手法和力度作用于身体经络和穴位，促进血液循环、舒缓肌肉紧张，有助于缓解前列腺疾病、性功能障碍等引起的不适。

膏方外治：中医也常用外治法，如药膏、药水外敷或涂抹，直接作用于皮肤或黏膜表面，治疗炎症、溃疡等症状，具有直接、快速的效果。

饮食调理与起居调摄：中医强调饮食与生活方式的调节，通过合理的饮食营养搭配和规律的作息，维护身体的阴阳平衡，促进身体健康。

中医治疗男科疾病的优势在于综合调理、个体化治疗和长期效果的考量：

综合调理：中医治疗强调整体观念，不仅限于症状治疗，而是综合考虑体质、气血、阴阳等多方面因素进行调理。

个体化治疗：中医重视个体差异，因人而异地制定治疗方案，能够根据患者的具体情况调整药物剂量、穴位选择及治疗手法，提高治疗的针对性和有效性。

长期效果：中医治疗强调根本疗效和预防复发，通过调理体质和改善生活习惯，能够长期维护患者的健康状况，减少疾病的反复发作。

在当今男科领域的研究中，中西医结合治疗已成为必然趋势。西医虽然见效快，但在男性疾病的临床治疗中，西药类药物较少，且大多费用昂贵，治疗途径单一。患者需要坚持到医院治疗，这极为不便。例如，在治疗男性不育症时，睾丸穿刺以及附睾穿刺术都会对患者的免疫功能及代谢功能产生影响，且成功率较低，而试管婴儿的费用则较为昂贵。与西药相比，我国中医药在这方面具有独特的优势，如补阳药、滋阴药、虫类药等，在益精填髓、清热利湿以及补肾壮阳等方面具有显著疗效。除了中药内治之外，还包括许多中医辅助治疗手段，如针灸、药贴和外洗等。因此，通过中西医结合能够在相当程度上提高男性疾病的诊疗效果，二者的结合也是男科学未来的主要发展趋势，不断优化治疗方法，提升服务水平，为男性健康问题的解决做出了显著的贡献。

三、男科学的学科建设与发展

男科是一个专注于男性健康的医疗专科领域，它主要研究男性生殖系统的结构、疾病、性功能障碍以及性传播疾病等问题。该领域由泌尿男科、中医男科、男性计划生育学和生殖内分泌学等多个学科专业构成，特别关注与男性生殖和泌尿系统相关的疾病。尽管与妇科在概念上是对等的，但男科的发展相对较晚，无论是在西方还是东方，现代男科都是一个相对较新的学科领域。

在西方，男科作为一门专科是在 19 世纪 60 年代末期才开始被正式认可的，之前分散在泌尿外科、皮肤科等专科的男性疾病问题开始被归纳到男科范畴内。1994年，在埃及首都开罗举行的国际人口和发展大会上，179 个国家共同通过了《行动纲领》，首次将人口发展与生殖健康联系起来。纲领中强调，各国必须制定创新方案，为男性提供生殖健康相关服务，并呼吁男性在计划生育、参与家务、培育后代、预防性传播疾病等方面承担与女性同等或更重要的责任。自此，男性健康和男科疾病在世界范围内得到了越来越多的关注。

中医男科的历史可以追溯到古代中国。古代的男科医学主要涉及治疗男性生殖系统疾病、性功能障碍和泌尿系统疾病，其理论基础源自《黄帝内经》等古典医学文献，这些文献为男性疾病的病因、病机及治疗方法提供了初步的探讨。

随着时间的推移，中医男科逐渐发展壮大。在宋、元、明、清等历史时期，男科医学逐渐形成了相对独立的理论体系和治疗方法，并逐步与其他中医学科如妇科、小儿科等分开发展。近代以来，随着现代医学的进步和科技的发展，中医男科在传统基础上融入了现代医学的成果，如影像学技术、实验室检查等，为男性疾病的诊断和治疗提供了更为科学的手段和方法。

近代中医男科在理论与诊断方法上进行了更新，积极吸收现代医学的诊断技术和理论成果，如影像学检查、实验室检验等，结合传统的脉诊、舌诊等中医诊断方法，提高了男性疾病的准确诊断能力。在治疗方法上，传统中医治疗方法如针灸、中药治疗在现代得到了更科学的理论支持和临床验证。同时，传统的推拿、拔罐等物理疗法也被有效整合进现代男科治疗中，使治疗更加全面和多样化。

疾病分类与专业化方面，近代中医男科逐渐形成了更为细致的疾病分类体系，针对不同的男性疾病如前列腺炎、阳痿、早泄、性功能障碍等制定专门的治疗方案，提高了治疗效果和患者的满意度。在国际化与学术交流方面，近年来，中医男科在国际上的影响力逐渐增强，越来越多的中医专家参与国际学术交流与合作，与西医和其他传统医学相互交流、学习，推动了中医男科在全球范围内的发展和认可。

除了治疗疾病，近代中医男科也重视男性健康的整体管理和预防策略，提倡生活方式的调整、饮食营养的指导等，促进男性全面健康的提升。1985 年和 1991 年，中华医学会内分泌学会和泌尿外科学会相继成立男科学学组，1995 年中华医学会男科学分会在北京正式成立。此后，在各地男科分会的共同推动下，中国现代男科逐渐发展起来。

尽管中国现代男科在学术上取得了显著进步，但在实际的诊疗活动中，男科在中国的医疗体制中往往被有意或无意地忽视。目前，原卫生部制定的《医疗机构诊疗科目名录》中，一级学科和二级学科中均未出现男科，而妇产科和妇女保健科却包含在内。目前许多大型医院都设有妇科和产科，几乎所有女性生殖系统相关疾病都能够在两个科室接受治疗，然而，男性疾病往往需要前往泌尿外科、皮肤科、内分泌科等科室进行诊疗，中国的大部分男科疾病由泌尿外科承担。

四、目前男科发展的问题

在医疗活动中，患者、医生和医院是三个至关重要的参与者。在中国的男科诊疗体系中，这三个方面都面临着迫切需要解决的问题。

首先，患者方面。由于男科问题在中国医疗领域往往被视为不宜公开讨论的话题，导致男性健康知识普及不足，许多男性对男科疾病缺乏足够的认识，许多患者在疾病初期未能意识到及时就医的重要性，往往等到病情严重才前往医院，从而错过了最佳治疗时机；此外，一些已知患病的男科患者，因受到传统观念的限制，害怕他人的非议，选择自行诊断，摸索前行；或者担心个人隐私泄露，而选择去一些医疗资质不明确的小诊所，而不是去正规的大医院。

其次，医生方面。目前，中国专职男科医生的数量不足 3000 人，而且在国家教育体系中，男科尚未成为一个独立的一级或二级学科。由于缺乏独立学科地位，男科医生在职业发展上面临通道不畅的问题，这进一步影响了中国男科人才梯队的建设。

最后是医院方面，包括公立医院和私立医院。大多数公立医院没有设立独立的男科部门，导致患者不得不分散到泌尿外科、皮肤科等其他专科就诊，这给患者带来了不便；同时，由于公立医院患者众多，诊疗时间有限，患者的隐私保护和就医体验往往得不到充分保障。私立医院则常常陷入以营销为导向的恶性循环，缺乏统一的男科疾病收费标准，医院自行定价，导致部分私立男科医院频繁出现欺诈患者、过度治疗等问题。目前，男科疾病诊治领域的主要矛盾在于，男科疾病患者数量的不断增长和对男性健康需求的提升与男科服务能力不足之间的矛盾。这一矛盾在基层医疗机构尤为明显，表现在男科学科建设的滞后、专业队伍的薄弱以及规范化诊疗的迫切需求上。

第二节　男性泌尿、生殖系统结构与功能

泌尿系统由肾脏、输尿管、膀胱和尿道构成，其核心功能是排除机体新陈代谢过程中产生的废物和多余的水分，维持机体内环境的平衡与稳定。此外，肾脏还具备内分泌功能，能够产生包括肾素和促红细胞生成素在内的多种激素。

一、男性泌尿系统

男性的泌尿系统由以下几个主要部分组成，每个部分都有特定的解剖结构和功能：

（一）肾脏

1. 形态结构

肾是实质性器官，左、右各一，位于腹后壁，形似蚕豆，肾长约10cm（8~14cm）、宽约6cm（5~7cm）、厚约4cm（3~5cm），重量为134~148g；因受肝的挤压，右肾低于左肾2~3cm，肾分内、外侧两缘，前、后两面及上、下两端，肾的前面凸向前外侧，后面较平，紧贴腹后壁，上端宽而薄，下端窄而厚，内侧缘中部的凹陷称肾门，为肾的血管、神经、淋巴管及肾盂出入的门户。出入肾门诸结构为结缔组织所包裹称肾蒂，因下腔静脉靠近右肾，故右肾蒂较左肾蒂短，肾蒂内各结构的排列关系，自前向后顺序为肾静脉、肾动脉和肾盂末端；自上向下顺序为肾动脉、肾静脉和肾盂。由肾门伸入肾实质的腔隙称肾窦，容纳肾血管、肾小盏、肾大盏、肾盂和脂肪等结构。肾窦是肾门的延续，肾门是肾窦的开口。

肾脏是人体重要的排泄器官，其结构复杂且功能多样化，主要结构包括以下几个部分：

肾实质分为肾皮质和肾髓质。肾皮质主要位于肾实质的浅层，厚1~1.5cm，富含血管，新鲜标本为红褐色，并可见许多红色点状细小颗粒，由肾小体与肾小管组成。肾髓质位于肾实质深部，色淡红，约占肾实质厚度的2/3，由15~20个呈圆锥形的肾锥体构成。肾锥体的底朝皮质，尖向肾窦，光滑致密，有许多颜色较深，呈放射状，在发育过程中可出现畸形或位置与数量的异常。肾锥体的条纹由肾小管和血管平行排列形成，2~3个肾锥体尖端合并成肾乳头，突入肾小盏，每个肾有7~12个肾乳头，肾乳头顶端有许多小孔称乳头孔，终尿经乳头孔流入肾小盏内。伸入肾锥体之间的肾皮质称肾柱。肾小盏呈漏斗形，共有7~8个，其边缘包绕肾乳头，承接排出的尿液。在肾窦内，2~3个肾小盏合成1个肾大盏，再由2~3个肾大盏汇合形成1个肾盂。肾盂离开肾门后向下弯行，约在第2腰椎上缘水平，逐渐变细与输尿管相移行。成人肾盂容积为3~10ml，平均7.5ml。

肾血管系统：肾动脉和肾静脉。肾动脉将血液输送至肾脏进行过滤，而肾静脉则将处理后的血液输送回全身循环。

2. 功能

肾脏的主要功能包括：

（1）尿液形成：通过肾小球的过滤作用，将血浆中的废物、过剩的离子、水分等过滤出来形成原尿，再经过肾小管的重吸收和分泌，最终形成尿液排出体外。

（2）排泄废物：如尿素、尿酸、肌酐等代谢废物，以及体内过多的水分和电解质。

（3）调节功能：

①水盐平衡：通过调节肾小管的重吸收和分泌，控制体内水分和电解质的平衡。

②酸碱平衡：通过调节氢离子和碳酸氢根离子的排泄，维持血液的酸碱平衡。

③血压调节：通过调节肾小球的肾素-血管紧张素系统（RAAS），调节血压。

④内分泌功能：分泌激素，如促红素（促进红细胞生成）、活化维生素 D（有助于钙磷代谢）等，参与体内多种生理过程。肾脏不仅是身体废物的重要排泄器官，还在维持体内环境稳定和生理功能中起着至关重要的作用。

（二）输尿管

1. 形态结构

输尿管是位于腹膜外位的肌性管道。平第 2 腰椎上缘起自肾盂末端，终于膀胱。长 20~30cm，管径平均 0.5~1.0cm，最窄处口径只有 0.2~0.3cm。男性的输尿管是两条管状结构，起源于肾脏，负责将尿液从肾脏输送到膀胱中。全长可分为输尿管腹部、输尿管盆部和输尿管壁内部，每条输尿管长 25~30cm，直径为 3~4mm。输尿管腹部起自肾盂下端，经腰大肌前面下行至其中点附近，与睾丸血管交叉，通常位于血管的后方走行，达骨盆入口处。 在此处，左侧输尿管越过左髂总动脉末端前方；右侧输尿管则越过右髂外动脉起始部的前方。输尿管盆部自小骨盆入口处，经盆腔侧壁、髂内血管、腰骶干和骶髂关节前方下行，跨过闭孔神经血管束，达坐骨棘水平。男性输尿管走向前、内、下方，经直肠前外侧壁与膀胱后壁之间下行，在输精管后外方与之交叉，从膀胱底外上角向内下斜穿膀胱壁，两侧输尿管达膀胱后壁处相距约 5cm。输尿管壁内部是位于膀胱壁内，长约 1.5cm 斜行的输尿管部分。在膀胱空虚时，膀胱角区的两输尿管口间距约 2.5cm。当膀胱充盈时，膀胱内压的升高能使内部的管腔闭合，从而阻止尿液由膀胱向输尿管反流，它们通过逐渐变细的方式将尿液输送到膀胱中，输尿管的内部结构由多层平滑肌组成，这些肌肉层有助于推动尿液。输尿管还具有黏膜层，以防止尿液中的化学物质对组织的损害。

2. 功能

（1）输尿功能：将从肾脏产生的尿液输送到膀胱中，以便暂时储存。

（2）防止尿液反流：输尿管的特殊结构和肌肉层帮助防止尿液从膀胱流回到肾脏，从而保持尿液流向的单向性。

（3）肌肉推动：输尿管的平滑肌层可以通过蠕动运动将尿液推送到膀胱中，即使在重力的影响下也能保持这种运输。

（三）膀胱

膀胱是储存尿液的肌性囊状器官，其形状、大小、位置和壁的厚度随尿液充盈程度而异，通常正常成年人的膀胱容量平均为350~500ml，超过500ml时，因膀胱壁张力过大而产生疼痛。膀胱的最大容量为800ml，新生儿膀胱容量约为成人的1/10，老年人因膀胱肌张力低而容量增大。

1. 形态结构

空虚的膀胱呈三棱锥体形，分尖、体、底和颈四部，膀胱尖朝向前上方，由此沿腹前壁至脐之间有一皱襞为脐正中韧带。膀胱的后面朝向后下方，呈三角形，为膀胱底。膀胱尖与底之间为膀胱体，膀胱的最下部称膀胱颈，与前列腺底相毗邻。膀胱的内面结构：膀胱内面被覆黏膜，当膀胱收缩时，黏膜聚集成皱襞称膀胱襞。而在膀胱底内面，有一个呈三角形的区域，位于左、右输尿管口和尿道内口之间，此处膀胱黏膜与肌层紧密连接，缺少黏膜下层组织，无论膀胱扩张或收缩，始终保持平滑，称膀胱三角。两个输尿管口之间的皱襞称输尿管间襞，在男性尿道内口后方的膀胱三角处，受前列腺中叶推挤形成纵嵴状隆起处称膀胱垂。

2. 功能

膀胱的主要功能是储存尿液。当膀胱内充满尿液时，会产生尿意，通过控制尿道括约肌的放松来排尿。

（四）尿道

1. 形态结构

从膀胱经过前列腺和尿道球腺，最终通过阴茎尿道口排出体外。

2. 功能

尿道不仅是尿液排泄的通道，也是精液排泄的通道。男性的尿道在射精时还承担将精液输送出体外的功能。尿的生成是在肾单位中完成的，由肾小球和肾小囊内壁的滤过、肾小管的重吸收和排泄分泌等过程而完成的，它是持续不断的，而排尿是间断的。将尿生成的持续性转变为间断性排尿，这是由膀胱的机能完成的。尿由肾脏生成后经输尿管流入膀胱，在膀胱中贮存，当贮积到一定量之后，才排出体外。

尿的形成过程：血液流经肾小球时，血液中的尿酸、尿素、水、无机盐和葡萄糖等物质通过肾小球和肾小囊内壁的过滤作用，过滤到肾小囊中，形成原尿。当尿液流经肾小管时，原尿中对人体有用的全部葡萄糖、大部分水和部分无机盐被肾小管重新吸收，回到肾小管周围毛细血管的血液里。原尿经过肾小管的重吸收作用，剩下的水和无机盐、尿素和尿酸等就形成了尿液，之后尿液进入肾小盂，经过肾盂的收缩进入输尿管，再经过输尿管的蠕动进入膀胱。

二、男性生殖系统

生殖系统的功能是繁殖后代和形成并保持第二性征。男性的泌尿生殖系统包括内生殖器和外生殖器两部分。内生殖器由生殖腺、生殖管道和附属腺组成；外生殖器则以两性交媾器官为主。男性内生殖器由生殖腺（睾丸）、输精管道（附睾、输精管、射精管、男性尿道）和附属腺（精囊、前列腺、尿道球腺）组成。睾丸产生精子和分泌雄性激素；精子先贮存于附睾内，当射精时经输精管、射精管和尿道排出体外。精囊、前列腺和尿道球腺的分泌液参与精液的组成，供给精子营养和有利于精子的活动。男性外生殖器为阴茎和阴囊，前者是男性交媾器官，后者容纳睾丸和附睾，每个器官都承担着特定的功能。

以下是它们的结构和主要功能：

（一）睾丸

1. 形态结构

睾丸位于阴囊内，左右各一，一般左侧略低于右侧；是产生精子和分泌雄性激素的器官。睾丸呈微扁的卵圆形，表面光滑，分前后缘、上下端和内外侧面，前缘游离，后缘有血管、神经和淋巴管出入，与附睾相连上端被附睾头遮盖，下端游离，外侧面较隆凸，与阴囊壁相贴；内侧面较平坦，与阴囊中隔相依。成人睾丸重 10~15g，新生儿的睾丸相对较大，性成熟期以前发育较慢，随着性成熟发育迅速，老年人的睾丸萎缩变小。睾丸表面覆盖浆膜，即鞘膜脏层；其深部是坚韧的白膜，白膜在睾丸后缘增厚进入睾丸，形成睾丸纵隔，纵隔发出许多睾丸小隔，呈扇形伸入睾丸实质并与白膜相连，将睾丸实质分为 100~200 个睾丸小叶，每个小叶内含有 4 条盘曲的生精小管，精子由其生精上皮产生生精小管之间的结缔组织内有分泌雄性激素的间质细胞。生精小管汇合成精直小管，入睾丸纵隔交织形成睾丸网，睾丸网发出 12~15 睾丸输出小管，经睾丸后缘上部进入附睾。

2. 功能

主要功能是生产精子和睾酮激素。精子由睾丸管生成，并在附睾中储存和成熟，最终通过输精管输送出去。睾酮是男性主要的性激素，对性征形成和性功能维持至关重要。

（二）附睾

1. 形态结构

附睾呈新月形，由睾丸输出小管和迂曲的附睾管组成，紧贴睾丸上端和后缘，附睾分为上端膨大的附睾头、中部的附睾体和下端的附睾尾。睾丸输出小管进入附睾盘曲形成附睾头，而后汇合成一条附睾管；附睾管长约 6m，迂曲盘回形成附睾体和尾；附睾尾向后上弯曲移行为输精管。附睾管腔面衬以假复层柱状上皮，上皮外侧有薄层平滑肌围绕；肌层产生蠕动性收缩，将精子向尾部推动。附睾暂时储存精子，分泌附睾液营养精子，促进精子进一步成熟。

2. 功能

储存和成熟精子。在这里，精子经过几天到几周的存留时间，进行成熟和浓缩，以便在射精时能够有效地移动受精卵。

（三）输精管和射精管

1. 形态结构

输精管是附睾管的直接延续，长度约 50cm，左侧较右侧稍长；管壁较厚，肌层较发达；管径约 3mm，管腔窄小。活体触摸时，呈坚实的圆索状。精索是位于睾丸上端和腹股沟管腹环之间的一对柔软的圆索状结构，精索内主要有输精管和睾丸动脉、蔓状静脉丛、输精管血管、神经、淋巴管和腹膜鞘突的残余（鞘韧带）等。射精管由输精管的末端与精囊的输出管汇合而成，长约 2cm，向前下穿前列腺实质，开口于尿道前列腺部，射精管管壁有平滑肌纤维，能够产生有力的收缩，帮助精液的排出。

2. 功能

输送成熟的精子，使其从附睾输送到射精时经尿道排出体外。

（四）精囊

1. 形态结构

又称精囊腺，为长椭圆形的囊状器官，表面凹凸不平，位于膀胱底的后方，输精管壶腹的下外侧；左右各一，由迂曲的管道组成，其输出管与输精管壶腹的末端汇合成射精管。精囊分泌的液体参与精液的组成。

2. 功能

分泌含有葡萄糖和其他物质的精液，为精子提供营养和运动所需的能量。

（五）前列腺

1. 形态结构

前列腺是由腺组织和平滑肌组织构成的实质性器官，表面包有筋膜鞘，称前列腺囊；囊与前列腺之间有前列腺静脉丛。前列腺位于膀胱与尿生殖孔之间，前列腺上端与膀胱颈、精囊腺和输精管壶腹相邻；前列腺的前方为耻骨联合，后方为直肠壶腹。前列腺的分泌物是精液的主要组成部分。前列腺形似栗子，重约 20g，质韧，色淡红；上端宽大为前列腺底，横径约 4cm，前后径约 2cm，直径约3cm；下端尖细为前列腺尖，与尿生殖器相贴；底与尖之间的部分为前列腺体的后面平坦，中间有纵行浅沟，称前列腺沟。男性尿道在前列腺底近前缘处进入，经前列腺实质前部下行，由前列腺尖穿出。在近前列腺底的后缘处，射精管穿入前列腺，斜向前下方，开口于尿道前列腺部后壁的精阜上，前列腺的输出管开口于尿道前列腺部后壁尿道两侧。

小儿前列腺较小，腺部不甚明显；青春期前列腺迅速生长发育成熟；中年以后腺部逐渐退化，结缔组织增生，常形成老年性前列腺肥大。

2. 功能

分泌前列腺液，占精液的 30%~50%。前列腺液提供精子的养分和保护，帮助维持精子的活力。

(六) 尿道球腺

1. 形态结构

尿道球腺为豌豆大的球形腺体，位于会阴深横肌内。腺的输出管开口于尿道球部。

2. 功能

尿道球腺的分泌物参加精液的组成，有利于精子的活动。

(七) 阴茎

1. 形态结构

阴茎为男性交媾器官，分为头、体和根三部分，阴茎根埋藏于阴囊和会阴部皮肤深面，固定在耻骨下支和坐骨支。中部为阴茎体呈圆柱形，被韧带悬于耻骨联合的前下方为可动部。阴茎前端膨大称阴茎头，尖端呈矢状位裂隙的尿道外口，头与体交界的狭窄处称为阴茎颈。阴茎由两条阴茎海绵体和一条尿道海绵体组成，呈圆柱状。阴茎海绵体为两端尖细的圆柱体，位于阴茎的背侧，左、右各一，两者紧密相连，前端嵌入阴茎头后面的凹陷内，阴茎海绵体后端称阴茎脚，分别附于两侧的耻骨下支和坐骨支。尿道海绵体位于阴茎海绵体的腹侧，尿道贯穿其全长，前端膨大为阴茎头；后端扩大为尿道，位于两侧的阴茎脚之间，外面包绕球海绵体肌，固定在尿生殖隔的下面。每个海绵体外面都被覆一层坚韧的纤维膜，称为海绵体白膜。海绵体内部由许多海绵体小梁和与血管相通的腔隙组成，当腔隙充血时，阴茎即变粗变硬而勃起。阴茎的三个海绵体外面包裹深、浅筋膜和皮肤，深筋膜在阴茎前端逐渐变薄消失；在阴茎根处，深筋膜形成富含弹性纤维的阴茎悬韧带，将阴茎悬吊于耻骨联合前面，筋膜疏松，无脂肪组织，皮肤薄而柔软，颜色较深，富有伸展性；在阴茎颈前方皮肤形成双层游离的环形皱襞包绕阴茎头，称为阴茎包皮，包皮内层和阴茎头之间的窄隙称包皮腔，包皮与阴茎头腹侧中线处连有皮肤皱襞，称包皮系带。

幼儿包皮较长，包裹整个阴茎头。随着年龄的增长，包皮逐渐向后退缩，包皮口逐渐扩大，阴茎头显露于外。

2. 功能

是尿液和精液排出的通道，同时也是男性性交和性刺激的主要器官。

（八）阴囊

1. 形态结构

阴囊是位于阴茎后下方的皮肤囊袋，由皮肤和肉膜组成。皮肤薄而柔软，颜色较深，有少量阴毛；其皮脂腺分泌物有特殊气味。肉膜为浅筋膜，与腹前外侧壁的膜和会阴部的筋膜相延续；阴囊皮肤表面沿中线有纵行的阴囊缝，对应的肉膜向深部发出阴囊中隔将阴囊分为左、右两腔，容纳两侧的睾丸、附睾及精索等。

2. 功能

阴囊内含有平滑肌纤维，随外界温度变化而舒缩，以调节阴囊内的温度，有利于精子的发育与生存。

男性泌尿生殖系统的正常功能对于维持生育能力和性功能至关重要，任何这些器官的结构异常或功能障碍都可能导致男性健康问题，如不育、勃起功能障碍等。睾丸生成数百万精子，精子进入附睾成熟。然后，它们通过称为输精管的长管进入尿道并由阴茎排出，精液由精子和大量滋养和运输精子的液体组成，该液体由精囊和前列腺产生，并在射精期间与精子混合。

三、男性疾病常见的临床表现

男性生殖系统疾病的常见症状包括与泌尿外科疾病有关的有排尿异常、脓尿、尿道异常分泌物、疼痛、肿块、性功能障碍及男性不育症等。

（一）排尿异常

1. 尿频

频繁地感到需要排尿，尤其是晚上每次尿量不减少（总尿量增多）或者每次尿量减少（膀胱容量减少），前列腺增生症最早出现的症状是尿频。

2. 尿急

有尿意迫不及待要排而难以自控，突然感到急需排尿，难以忍受。常见病因有膀胱尿道炎等。

3. 尿痛

排尿时或排尿后出现尿道疼痛。多因膀胱尿道炎所致。

4. 排尿困难

患者不能顺畅地排尿，可有排尿等待、尿线变细、费力、射程变短、排尿时间延长、尿滴沥等。多由膀胱颈以下的尿路梗阻所致，常见于前列腺增生症等。

5. 尿潴留

尿液滞留在膀胱内不能排出。常由排尿困难发展而来。

6. 尿失禁

无法控制尿液的流出。可分为：①真性尿失禁。常见于尿道括约肌或神经损伤者，如前列腺手术损伤尿道括约肌或脊髓损伤后。②充盈性尿失禁。见于前列腺增生所致慢性尿潴留者。③急迫性尿失禁。严重尿频尿急不能控制尿液者。④压力性尿失禁。患者在咳嗽、大笑等腹压增高的情况下出现尿失禁，常见于盆底肌肉组织松弛、尿道括约肌张力降低、多产的中老年女性。

（二）脓尿

脓尿即尿中带脓细胞，尿离心检查正常情况下每高倍视野的白细胞数不超过 3~5 个，多见于急、慢性尿道炎。

（三）尿道分泌物

其性状可分为黏液性、血性、脓性。尿道口黏液分泌物为乳白色、黏稠，见于性兴奋及慢性前列腺炎；尿道口脓性分泌物呈黄色黏稠状，常见于急性尿道炎；尿道口血性分泌物，指血与黏液相混合，多见于尿道及生殖道感染所致。

（四）疼痛

1. 尿道痛

排尿或排尿后发生，呈烧灼或刀割样疼痛，常见于急性尿道炎。

2. 前列腺痛

下腹、会阴、肛门、腰骶部、耻骨区、腹股沟及睾丸等多处疼痛。多呈隐痛、胀痛，多见于前列腺炎等。

3. 阴囊及会阴部疼痛

常伴肛门坠胀、腰骶部疼痛，因病变部位病因不一，疼痛可呈胀痛、灼痛、剧痛等症状。如睾丸扭转或者外伤性破裂，可产生剧痛，并放射至下腹及腹股沟；急性膀胱炎，可表现为持续疼痛；前列腺炎放射痛等。

4. 膀胱痛

疼痛位于耻骨区，多由急性尿潴留所致。

（五）肿块

1. 阴茎肿块

阴茎头肿块是阴茎癌的主要特征，多呈菜花状，易出血，有恶臭。小男孩包皮内可有包皮垢形成扁圆状硬块；阴茎海绵体肿块多为阴茎硬结症。若尿道内及肿块应该考虑结石、肿瘤、息肉、尿道狭窄等情况。

2. 腹股沟肿块

以疝最常见，隐匿的患者也常在腹股沟扪及睾丸。

3. 阴囊内肿块

当阴囊内容物发生病变体积增大，或者腹腔内容物进入阴囊内时可出现阴囊肿块，常见的有：附睾炎症、斜疝、睾丸鞘膜积液、精索鞘膜积液以及精索静脉曲张等；相对少见的有：睾丸肿瘤、附睾结核、精子囊肿等。

4. 前列腺肿块

最大可能是前列腺肿瘤，经直肠指诊可叩及，进一步可进行针吸活检明确诊断。

（六）性功能障碍

包括性欲低下、性欲亢进、早泄、性交不射精、逆行射精、勃起障碍等。

1. 性欲低下

即对性活动兴趣显著减少或完全丧失，不愿主动寻求性交的机会。主要由于心理因素和年龄因素所致，如：夫妻感情不融洽，工作生活压力大，年龄老化性欲逐渐降低等。其次为内分泌因素，即各种原因所致原发或继发性性腺功能低下、高催乳素血症、垂体肿瘤等，使体内男性激素紊乱，或缺乏中枢兴奋性降低。另外，全身慢性消耗性疾病、精神抑郁、某些药物影响也可导致性欲降低。

2. 性欲亢进

表现为性兴奋出现过多、过快、过剧，至今少见。如果性欲一直保持旺盛，不分场合和时间均有性交要求，否则即感到不满足，称为性欲亢进，主要原因是某些垂体肿瘤引起内分泌失调和某些精神、心理因素引起。

3. 早泄

在预期之前或性交开始后很短时间内达到射精。无法控制射精的时间，导致性交过早结束。其病因多为心理性的，患者从性兴奋期快速进入高潮期，对射精反射异常敏感。

4. 遗精

非性交时的不受控制的射精。可能发生在睡眠中或在性刺激轻微的情况下，正常次数的遗精症属心理现象，但过多过频繁并伴随性功能改变及神经精神症状者，多属病理现象。

5. 性交不射精

指经常性交中不能达到高潮射精，或精液自尿流出而不是有力射出，其原因有功能性与器质性，前者多与心理精神因素有关，后者与神经系统病变有关。

6. 逆行射精

患者性高潮后有射精感，但尿道口外无精液射出，检查高潮之后尿液有精子及果糖，即精液逆流入膀胱内，主要是由于膀胱颈不能关闭或膜部尿道阻力过大所致。

7. 勃起障碍

无法维持足够坚挺的勃起以完成性交、勃起质量不佳或无法达到期望的硬度，勃起持续时间短暂，难以维持。受内分泌功能等生物学因素与心理、社会等非生物学因素的影响。

8. 阴茎异常勃起

是在没有任何刺激性兴奋情况下出现的长时间痛性阴茎异常勃起。

9. 男性不育症

夫妇婚后同居 2 年以上，未采取避孕措施，由于男性生殖方面的原因造成女性不育者，称为男性不育症。

10. 其他

如睾丸功能减退，包括睾丸体积变小、性激素水平下降等，常伴有性欲减退、体力下降等表现。男性生殖系统的某些问题涉及激素，如感染和癌症都会影响男性生殖系统。

不同男科疾病的临床表现因病因不同而异，诊断时需要综合考虑病史、体格检查以及必要的实验室和影像学检查，及早发现和治疗可以有效改善患者的生活质量和预后。

四、男科疾病常见辅助检查及意义

（一）尿常规检查

尿常规检查包括色泽、透明度、比值、pH 值、蛋白、葡萄糖定性以及显微镜检查。

（二）尿道分泌物细菌学检查

可经直接涂片，染色查找细菌如淋球菌，也可接种于培养基内进行细菌培养。

（三）前列腺液检查

1. 前列腺液常规

前列腺液由前列腺分泌，主要由激素调节，是精液的组成成分之一，前列腺液检查主要用于前列腺炎的辅助诊断及疗效观察。临床意义：

（1）颜色：正常呈淡乳白色，量 0.5~2ml。炎症时变黄或呈淡红色，浑浊有黏液丝。

（2）卵磷脂小体：正常前列腺液内卵磷脂小体几乎布满视野，圆球状，与脂滴相似，发亮。炎症时卵磷脂小体减少，且有成堆的倾向。

（3）细胞：正常红、白细胞数每个高倍视野一般不超过 5 个，如超过 10 个以上或成堆的白细胞，提示有炎症的可能，红细胞常在精囊炎时出现，因按摩过重也可人为引起，此时镜检可见多个红细胞，脱落细胞可用于诊断前列腺肿瘤。

（4）前列腺颗粒细胞：前列腺液中有许多大细胞，有的内含多量磷脂状颗粒，部分系吞噬细胞，炎症时或老年人较多。

（5）寄生虫：患前列腺滴虫病时，可能找到滴虫。

（6）细菌、精囊结核时，在涂片中可能找到结核菌，必要时做细菌培养。

2. 前列腺液细菌检查

最常见的致病菌包括大肠杆菌、肠链球菌和金黄色葡萄球菌，临床表现并无特异性。如为腐物寄生细菌（如表皮葡萄球菌、类白喉杆菌和腐物寄生链球菌）以非细菌性前列腺炎较多，其意义不明。结核菌感染时，培养结果可受抗结核药物影响，但前列腺结核菌涂片不受影响。由于前列腺液本身的抑菌作用以及有的患者因排菌呈间歇性，或因局部感染，按摩时未触及病变区域，或因感染隐退等原因而找不到细菌时，应反复检查与培养。

3. 前列腺液免疫学检查

近年发现前列腺具有产生多种免疫球蛋白，特别是分泌型 IgA（SIgA），保护生殖系统免遭细菌和其他病原微生物侵袭的局部防御功能。临床意义：在慢性非细菌性前列腺炎（CNP）患者中，前列腺液中的 SIgA 水平通常呈不足趋势。这是由于 CNP 导致的前列腺体局部免疫功能受到慢性炎症破坏所致，因此，检测前列腺液中的 SIgA 水平可以作为辅助诊断前列腺炎的一个指标。还能帮助临床区分前列腺炎类型，通过检测前列腺液中的 SIgA 水平，结合其他免疫学指标，有助于区分细菌性前列腺炎和无菌性前列腺炎，为临床治疗提供指导。

（四）精液检查

1. 精液常规检测

精液常规检测包含精子外观、体积、液化情况、黏稠度、酸碱度、精子浓度、活动率、运动速度和运动轨迹特征等，可了解睾丸的生精功能，对精子的质量做多参数评估，是男性不育症的诊断和疗效的评价指标。

精液正常指标：外观乳白色不透明，精液量 2~6ml，较黏稠，液化时间 5~30min，pH 7~8，精子计数>20×10^6/ml，活动度>60%，存活率为 75%，正常形态的精子>60%，畸形态<20%，白细胞<1×10^6/ml 等。

2. 精浆生化检测

评估附属性腺分泌功能，副性腺分泌功能的生化标志有许多，如枸橼酸、精浆锌、γ-谷氨酰转肽酶和酸性磷酸酶的含量可用来估计前列腺的功能，果糖和前列腺素是精囊功能的标志，游离 L-卡尼汀和葡萄糖苷酶则可反映附睾的功能。

（1）果糖测定：精浆果糖是由精囊腺分泌的，是精子活动能量的主要来源，因此测定精浆果糖含量可了解精囊腺的功能。精浆果糖含量不足反映精囊腺分泌功能低下，有可能存在精囊腺炎，梗阻性无精子症或先天性精囊腺缺如，果糖不可能低或为零。

（2）酸性磷酸酶：主要来自前列腺。慢性前列腺炎时含量降低。

（3）枸橼酸：主要来自前列腺。前列腺炎时，枸橼酸含量显著减少。

（4）蛋白质：主要来自精囊、前列腺。

（5）微量元素锌、铜、铁：锌主要集中于睾丸、附睾和前列腺，与精液质量有关。铜影响精子存活率及活动度。铁与精液中精子密度有明显关系。

（6）乳酸脱氢酶（LDH）：LDH 与精子数量和酶的活性有关。

3. 精子膜抗体检测

射精前抗精子抗体与精子表面的结合，抗精子抗体对精子有制动和细胞毒作用，从而阻碍了精子与卵细胞的结合，是导致免疫性不孕不育的原因之一，是免疫性不育最具诊断价值的指标。

4. 精液白细胞检测

精液白细胞数目过高（白细胞精子症）可能与感染和精液质量差有关。当精液白细胞浓度升高时（$\geqslant 1 \times 10^6$/ml），应该进行微生物学实验以证实有无附属性腺感染。

5. 精子毛细管穿透试验

毛细管穿透试验以穿透深度、密度和活动力为评价指标，并累计计分。

6. 精子顶体酶活性定量测定

是体外评估精子顶体反应能力和顶体完整性的方法。包括精子顶体完整率、诱发精子顶体反应率、精子顶体酶活性的检测。精子顶体酶可以溶解卵泡细胞之间的基质、放射冠以及透明带，为精卵结合做准备。用于评估获能精子发生顶体反应的能力，为男性不育病因分析提供参考。

7. 精子线粒体功能检测

精子线粒体为精子运动提供能量，与健康个体相比，弱精子症患者表现出较低的线粒体膜电位，通过对线粒体膜电位的检测可反映其功能，适用于临床受精率低、辅助生殖失败的患者寻找病因。

8. 精子DNA完整性检测

精子染色质结构的完整性对于精确遗传物质至关重要。精子DNA损伤能够影响精子的受精能力、受精卵的分裂、胚胎的发育以及子代健康。主要评估精子DNA水平和损伤程度、不育症病因分析，对于预测辅助生殖妊娠结局具有一定参考意义。

9. 精子穿卵试验

是评价男性生育力的重要试验，已受精的卵胞浆中有肿大的精子头，并附有精子尾。

10. 抗精子抗体检测

筛查不育病因，辅助诊断精子自身免疫性不育，阳性结果为可见活动混合的凝集团。当40%或更多运动精子黏附在这种凝集团上时可以诊断为免疫性不育。10%~40%运动精子液被黏附时为可疑，为进一步诊断，需做血清精子抗体测定。

11. 精液支原体、衣原体检查及药敏

针对泌尿生殖系统支原体、衣原体感染的检查，检测是否有支原体感染并分型，出具药敏结果，为临床诊疗提供依据。

（五）血液检查

1. 血内分泌检查

主要包括FSH、LH、T、PRL、E及T/LH比值等。

（1）FSH、LH、T、E，基础值均正常，基本上可以除外生殖内分泌系统疾病，但不能完全排除精曲小管及附属性腺病变。

（2）FSH、LH、T均低，一般为下丘脑、垂体功能减低，继发睾丸功能减低。

（3）FSH、LH 升高，同时 FSH/LH 比值降低，这种高促性腺激素型性功能减低提示原发性睾丸功能衰竭，如 Interline 综合征，严重精索静脉曲张、放射线和药物损伤等引起的无精子症。

2. 血酶检查

（1）碱性磷酸酶（AKP）：AKP 由成骨细胞制造，小部分来自肾脏和小肠等，正常人血清 AKP 为 1.5~4.5 布氏单位。当泌尿生殖系肿瘤累及骨骼时，血清 AKP 活性可明显升高。

（2）前列腺酸性磷酸酶（PAP）：PAP 主要来自前列腺上皮细胞、正常人血清 PAP<2.8U/L。在前列腺癌有骨转移的患者中，血清 PAP 活性升高可达 2.8U/L 以上。

3. 生殖系统指标检查

（1）前列腺癌瘤标。①前列腺特征性抗原（PSA）：定量检 PSA，因其敏感性高，是前列腺癌早期诊断的一个很好参考指标。PSA 是正常或癌变前列腺上皮细胞内浆小泡产生的糖蛋白。血正常值上限，RIA 法为 10ng/ml，酶免疫法为 4ng/ml。病情愈进展，数值愈高。②前列腺特异酸性磷酸酶（PAP）：由前列腺上皮细胞溶酶体产生，器官特异性高于酸性磷酸酶。同时测定 PAP 和 PSA，可提高前列腺癌的检出率及准确性。

（2）睾丸肿瘤瘤标。①甲胎蛋白（AFP）：甲胎蛋白正常情况下仅存在于胎儿血清中，于出生后几周内消失。其正常值的上限在 10~20μg/L。进展的非精原细胞瘤患者血中 AFP 阳性达 80%~90%。②人绒毛膜促性腺激素（HCG），由合体滋养细胞合成。睾丸肿瘤中绒毛囊上萎缩患者血中 HCG 100% 阳性，非精原细胞瘤阳性率 68.0%~90.9%。

4. 分子生物学检查

（1）DNA 探针临床应用：①遗传性疾病；②恶性肿瘤；③传染病。

（2）聚合酶链反应临床应用：①基因诊断，基因诊断的疾病如遗传性疾病；②感染性疾病的诊断，应用 PCR 可检测各类病毒如艾滋病病毒、人乳头状瘤病毒、乙型肝炎病毒等 DNA，达到确诊目的；③研究疾病病因与机制；④对疾病可进行回顾性调查。

5. 遗传学检查

（1）性染色质检查：性染色质检查是染色体检查前的一种粗筛方法，在男性不育症或两性畸形等病症中是有一定诊断价值的检测指标。

（2）染色体显带技术：应用染色体显带技术则能提高对染色体异常的鉴别率。常用的有 G 普通显带，可辨认副染色体异位、缺失及倒位等结构异常。

（3）精子染色体检查：较为实用的检查为精子染色体直接分析法，对不育原因分析更为深刻。

6. 造影检查

（1）尿道造影：可以了解尿道的形态、有无狭窄梗阻等。

（2）输精管造影：通过输精管穿刺注入造影剂，了解输精管是否通畅。

（3）阴茎海绵体造影：ED 患者，怀疑有阴茎海绵体动静脉瘘时，可行阴茎海绵体造影以确诊或者排除。

7. 特殊检查

（1）B 超检查：可经腹或经直肠进行。为一种非侵入性、安全、简便、迅速和无痛苦的诊断工具，可作为男性生殖泌尿系统疾病的首选辅助检查。

①前列腺、精囊疾病：前列腺增生声像图见尿道周围膨大，呈圆形或椭圆形增宽，包膜完整、增厚，边缘清晰。前列腺癌可见腺体畸形，两侧不对称，包膜回声杂乱、断裂，边界不整齐。

②阴囊疾病：睾丸触诊不满意，特别是因迅速增多的鞘膜积液无法触诊者；触诊无阳性体征，而其他临床资料提示有肿瘤存在的可能者；以及有无鞘膜积液、睾丸或附睾有无肿瘤及炎症、有无损伤及出血等情况。

（2）CT 和 MRI 检查：计算机 X 线体层扫描（CT）和磁共振成像（MRI）在泌尿男性生殖系疾病诊断方面受到广泛重视。由于 CT 扫描能获得连续断面影像，可以提供病变及其邻近器官近于完整的立体形态，与 CT 相比，磁共振还可直接做出横断面、矢状面、冠状面和各种斜面、各个方位的图像，对男性生殖系的各种良性或恶性疾病，如 BPH、前列腺癌、睾丸发育不良、睾丸癌等的诊断和分期等有很大的帮助。

8. 尿流动力学检查

（1）尿流率测定：尿流率是单位时间内排出的尿量，通常以 "ml/s" 为单位，在尿流动力学检查中最简单，也是一种无损伤测定逼尿肌和尿道功能的方法，在临床上多用作排尿障碍的筛选性检查。在尿流率测定诸参数中一般认为最大尿流率（MFR）最有意义，正常青壮年男性的 MFR 应为 20~25ml/s。

（2）尿道内压测定：尿道内压测定是在膀胱无收缩情况下，以曲线形式记录沿尿道全长各个部位的静止压力。主要用来了解尿道括约肌功能。一般正常男性尿道压力闭合压为 4.9~12.7kPa（50~130cmH$_2$O）。尿道压升高，常见于尿道梗阻、狭窄以及膀胱逼尿肌和外括约肌收缩不协调。括约肌损害或神经系统病变时，出现尿道内压下降。

（3）括约肌肌电图：括约肌肌电图测定一般很少单独使用，常与其他尿流动力学检查联合使用，主要用以了解尿道外括约肌功能，诊断下尿路神经性病变和鉴别膀胱尿道功能性障碍。由于肛门外括约肌与尿道外括约肌同受阴部神经支配，故肛门外括约肌肌电图一般可反映尿道外括约肌的活动情况。

9. 组织学检查

（1）睾丸活组织学检查：睾丸活组织学检查适用于诊断男性不育症，通过睾丸活检观察，了解生精功能。有助于鉴别输精管道阻塞引起的无精子症或其他原因引起的无精子症，并且可以诊断和估计内分泌学紊乱的程度，对提供治疗方法和预后有一定的参考价值。

（2）前列腺活组织学检查：前列腺活组织检查可提供细胞学诊断依据，对于早期前列腺癌的诊断具有重要意义。

（3）淋巴结活组织检查：当怀疑睾丸肿瘤或前列腺炎，并且两侧腹股沟出现肿大的淋巴结时，要考虑肿瘤转移，进行淋巴结活检有助于诊断。

这些辅助检查能够提供详细的病情评估和确诊依据，有助于医生制定个体化的治疗方案，改善患者的生活质量和健康状况。

第二章　男性健康中医知识

　　在探讨男性健康的广阔领域中，中医以其独特的理论体系和丰富的实践经验，为男性健康提供了宝贵的见解与解决方案。中医作为中国传统文化的瑰宝，不仅关注疾病的治疗，更强调预防与保健，致力于维护人体的整体平衡与和谐。在现代社会中，男性面临着各种健康问题，如生殖系统疾病、性功能障碍、前列腺疾病等，中医通过辨证论治的方法，对这些问题进行综合调理，取得了显著的疗效。随着现代医学的发展，中医男科也不断结合现代科学技术开展了大量实验研究和临床试验，都验证了中医药治疗男性疾病的有效性和安全性。

第一节　男性健康中医概述

　　在男性健康领域，中医学提供了独特的见解和治疗方法，强调整体调理、阴阳平衡和未病先防的理念。

一、整体观念：天人合一，内外兼治

　　《黄帝内经》强调人体是一个有机整体，各个部分之间相互联系、相互影响，其整体观念贯穿全书，对人体生理、病理、诊断、治疗等各个方面均强调整体观念。人体是一个有机的整体，是脏腑、经络、气血、阴阳等各方面平衡的结果，中医不仅关注局部病变，更重视整体调理，尤其是《黄帝内经》等经典文献强调人体内部各系统有机联系及人与自然环境的协调统一，这一思想不仅指导了中医诊疗实践，还为中医学的发展提供了理论基础。"天人合一"是指人体与自然界相互影响、相互依存，人体的生理、病理变化与自然界的四时变化、阴阳变化密切相关。例如，春季肝气旺盛，易发肝病；冬季肾气充盛，需注意保护肾精；秋季肺燥，需注意润肺；夏季阳气旺盛，心为阳中之太阳，应注意养心。"天人合一"是中医整体观念的重要组成部分，认为人体的生理活动与自然界的变化息息相关，通过顺应自然、调节生活方式可以维护健康、预防疾病。"内外兼治"是指中医在治疗疾病时，不仅注重缓

解症状，更注重调理机体的整体功能，内服中药调理脏腑功能，外用针灸、推拿等方法疏通经络，达到标本兼治的目的。

（一）天人相应的原则

"天人合一"思想强调人体与自然界的和谐统一，具体来说，包括以下几个方面：

1. 四时养生

根据四季变化调整生活起居和饮食习惯。例如，春季宜疏肝理气，夏季宜清热解暑，秋季宜润肺滋阴，冬季宜补肾藏精。四时调摄是"天人合一"思想的重要内容之一，在男科疾病预防中，通过四时调摄，可以增强体质，预防疾病的发生。

（1）春季调摄

春季是万物复苏的季节，阳气生发，此时人体的肝气也开始活跃。肝主疏泄，春季容易出现肝气郁结的情况。因此，春季调摄重点在于疏肝理气。

①起居调摄：应顺应自然，早睡早起，适当进行户外活动，以舒展身体，疏散肝气。避免过度劳累和情绪波动。

②饮食调摄：宜清淡饮食，多吃辛甘发散的食物，如葱、姜、蒜等，以助阳气生发。少食酸性食物，以免助肝气太过。

③预防措施：春季多风，易感冒，注意保暖防风。对男科疾病患者，尤其是前列腺疾病患者，应避免久坐，保持外阴部清洁干燥。

（2）夏季调摄

夏季气温高，阳气最旺盛，但湿气亦重，易导致湿热内侵。中医认为，心主火，夏季容易出现心火旺盛的情况。因此，夏季调摄应以清热解暑、养心安神为主。

①起居调摄：应晚睡早起，适当午休，避免长时间暴晒，防止中暑。保持心情愉快，避免情绪激动。

②饮食调摄：宜多吃清淡、易消化的食物，如绿豆汤、冬瓜、苦瓜等。少食油腻、辛辣食物，以防湿热内蕴。

③预防措施：注意饮食卫生，防止胃肠疾病。男科疾病患者，如前列腺炎患者应多饮水，保持尿路通畅，避免辛辣刺激的饮食。

（3）秋季调摄

秋季天气渐凉，燥气当令，易伤肺津。中医认为，肺主气，秋季容易出现肺燥伤津的情况。因此，秋季调摄应以滋阴润燥为主。

①起居调摄：应早睡早起，适当增加户外活动，增强体质，注意保暖，防止受凉感冒。

②饮食调摄：宜多吃滋阴润燥的食物，如梨、蜂蜜、银耳等。少食辛辣燥热食物，以免加重肺燥。

③预防措施：秋季气候干燥，注意补充水分，防止皮肤干燥。对男科疾病患者，

如阳痿患者可适当进行滋阴补肾的调理，如服用六味地黄丸。

（4）冬季调摄

冬季寒冷，阳气内藏，是养精蓄锐的季节。中医认为，肾主藏精，冬季容易出现肾阳不足的情况。因此，冬季调摄应以温阳补肾为主。

①起居调摄：应早睡晚起，保证充足睡眠，以利阳气潜藏。适当进行户外锻炼，如太极拳、散步等，以增强体质。

②饮食调摄：宜多吃温补阳气的食物，如羊肉、狗肉、栗子等。少食寒凉食物，以免损伤阳气。

③预防措施：注意保暖，防止寒邪入侵。男科疾病患者，如肾阳虚患者，可在医生指导下进行温阳补肾的调理，如服用附子理中汤。

2. 四时养生在男科疾病预防中的具体应用

（1）前列腺疾病：前列腺疾病患者在四季调摄中应特别注意保暖防湿，避免久坐和长时间憋尿。春季疏肝理气，夏季清热解暑，秋季滋阴润燥，冬季温阳补肾。

（2）性功能障碍：性功能障碍患者在四季调摄中应结合自身体质特点，春季疏肝理气，夏季养心安神，秋季润肺滋阴，冬季补肾温阳。适当进行体育锻炼，增强体质。

（3）不育症：不育症患者应根据四季变化进行调理，春季调肝，夏季清热，秋季润燥，冬季温补。通过四季调摄，可改善体质，促进生育能力。

3. 地域差异

不同地域的气候、环境对人体健康有不同的影响。南方湿热，易生湿热症；北方寒冷，易伤阳气。因此，不同地区的人在养生和治疗上应有所区别。

4. 个体差异

每个人的体质不同，对环境和季节变化的反应也不同，因此需要个性化的调理方案。

（二）体质辨识与天人相应

中医学将人体体质大致分为九种，分别是平和质、气虚质、阳虚质、阴虚质、痰湿质、湿热质、血瘀质、气郁质和特禀质。每种体质都有其特定的表现和特点：

1. 平和质

这是一种健康的体质状态，表现为体态适中，面色红润，精力充沛，睡眠良好，食欲正常，大小便规律，舌淡红，苔薄白，脉和缓有力。特点是阴阳平衡，气血充足，身体各项功能协调，对自然环境和社会环境适应能力较强，不易患病。

2. 气虚质

气短声低，容易疲劳，精神不振，自汗（即不自主出汗），活动后症状加重，舌淡红，边有齿痕，脉弱。特点是气不足，身体机能相对较弱，抵抗力差，容易感冒或患其他慢性疾病。

3. 阳虚质

畏寒怕冷，手足不温，喜热饮食，精神不振，舌淡胖嫩，脉沉迟。特点是阳气不足，身体温暖度不够，新陈代谢相对缓慢，容易感到寒冷和疲劳。

4. 阴虚质

手足心热，口燥咽干，鼻微干，喜冷饮，大便干燥，舌红少津，脉细数。特点是阴液亏虚，身体缺乏滋润，容易感到燥热和口干咽燥，有时伴有失眠、多梦等症状。

5. 痰湿质

体型肥胖，腹部肥满松软，面部皮肤油脂较多，多汗且黏，胸闷，痰多，口黏腻或甜，喜食肥甘甜黏，苔腻，脉滑。特点是痰湿内盛，身体代谢不畅，容易感到倦怠和沉重，有时伴有食欲不振、腹胀等症状。

6. 湿热质

面垢油光，易生痤疮，口苦口干，身重困倦，大便黏滞不畅或燥结，小便短黄，男性易阴囊潮湿，女性易带下增多，舌质偏红，苔黄腻，脉滑数。特点是湿热内蕴，身体容易感到燥热和不适，有时伴有皮肤问题、消化系统问题或泌尿系统问题。

7. 血瘀质

肤色晦暗，色素沉着，容易出现瘀斑，口唇黯淡，舌暗或有瘀点，舌下络脉紫黯或增粗，脉涩。特点是血行不畅，身体容易出现疼痛、麻木或瘀斑等症状，有时伴有月经不调、痛经等妇科问题。

8. 气郁质

神情抑郁，情感脆弱，烦闷不乐，舌淡红，苔薄白，脉弦。特点是气机郁滞，情绪不稳定，容易感到抑郁和焦虑，有时伴有失眠、多梦、食欲不振等症状。

9. 特禀质（即过敏体质）

过敏体质者常见哮喘、风团、咽痒、鼻塞、喷嚏等；患遗传性疾病者有垂直遗传、先天性、家族性特征；患胎传性疾病者具有母体影响胎儿个体生长发育及相关疾病特征。特点是先天失调或遗传因素导致体质特殊，容易对某些物质或环境产生过敏反应，如皮肤瘙痒、呼吸困难、消化不良等。需要特别注意避免接触变应原和保持健康的生活方式。

（三）体质辨识与男科疾病的关系

在中医男科中，体质辨识可以帮助医生了解患者的整体健康状况，从而制定更有效的治疗方案，例如，阳痿和早泄是男科常见疾病，其病因多样，包括肾虚、气血不足、肝郁等，通过体质辨识，可以找出患者的主要问题，进行针对性的调理。

1. 平和质

（1）表现：这类人体态适中、健壮，面色红润，精力充沛，二便正常，免疫力强，有很好的自我调节能力。

（2）治疗原则：平和质属于健康状态，一般不需要特殊治疗，只需保持健康的生活习惯即可。

2. 阳虚质

（1）表现：这类患者常感到畏寒肢冷，腰膝酸软无力，精神不振，容易疲劳，舌淡胖嫩，脉沉迟，这些都是阳气不足的典型表现。

（2）治疗原则：温阳补肾。治疗的核心在于通过温暖阳气、补益肾脏来恢复身体的正常功能，从而改善阳虚所带来的各种症状。

（3）常用方剂及解析：附子理中汤：此方剂中的附子具有温阳散寒的功效，能够温暖身体的阳气，驱散体内的寒气。理中则意味着调理中焦，即脾胃，以增强身体的消化和吸收功能。右归丸：此方剂主要补益肾气，通过增强肾脏的功能来提升身体的阳气。它适用于那些由于肾阳虚而导致的畏寒、腰膝酸软等症状的患者。

3. 阴虚质

（1）表现：这类患者常感到手足心热，失眠多梦，口燥咽干，舌红少津，脉细数，这些都是阴虚内热、身体缺乏滋润的典型表现。

（2）治疗原则：滋阴清热。治疗的核心在于通过滋养阴液、清除内热来恢复身体的平衡，从而改善阴虚所带来的各种症状。

（3）常用方剂及解析：六味地黄丸：此方剂是滋阴补肾的经典方剂，通过滋养肾阴来改善由于阴虚而导致的各种症状，如口燥咽干、失眠多梦等。知柏地黄丸：此方剂在六味地黄丸的基础上增加了知母和黄柏两味药，增强了清热润燥的功效，适用于阴虚内热症状较为明显的患者。

4. 气郁质

（1）表现：这类患者常常情绪抑郁，胸闷胁痛，神情抑郁，烦闷不乐，舌淡红，苔薄白，脉弦，这些都是气急、情绪不畅的典型表现。

（2）治疗原则：疏肝解郁。治疗的核心在于通过疏通气机、解郁安神来恢复身体的正常功能，从而改善气郁所带来的各种症状。

（3）常用方剂及解析：柴胡疏肝散：此方剂中的柴胡具有疏肝理气的功效，能够疏通气机，缓解由于气机郁滞而导致的胸闷胁痛等症状。同时，方剂中的其他药物还具有解郁安神的作用，有助于改善患者的情绪状态。逍遥散：此方剂主要功效为疏肝解郁、养血健脾。它适用于肝气郁结而导致的情绪抑郁、身体不适等症状的患者。通过调和肝脾、疏理气机，可以缓解患者的情绪压力，改善身体健康状况。

5. 气虚质

（1）表现：这类患者常常气短懒言、语音低怯、乏力不耐寒邪、风邪、暑邪，易感冒，且发病后不容易好转。

（2）治疗原则：补中、益气、培元，增强脏腑功能，提高机体免疫力。

（3）常用方剂及解析：玉屏风散：由黄芪、白术、防风组成，具有益气固表止汗的功效。黄芪补气升阳，固表止汗；白术健脾益气，助黄芪以加强益气固表之力；防风走表而散风邪。

6. 痰湿质

（1）表现：这类患者体型肥胖，易出汗且黏腻，面部容易出油，嘴里也常感黏腻、多痰，舌苔厚腻。

（2）治疗原则：化痰祛湿，健脾益胃，恢复脏腑功能。

（3）常用方剂及解析：二陈汤：由半夏、橘红、白茯苓、甘草组成，具有燥湿化痰、理气和中的功效。半夏辛温性燥，善能燥湿化痰，且又和胃降逆；橘红理气行滞，燥湿化痰；茯苓健脾渗湿，使湿无所聚；甘草调和诸药。

7. 湿热质

（1）表现：体形中等偏胖，常感到口干口苦，且女性常带下量多，男性阴囊部潮湿，舌苔黄腻，脉滑。

（2）治疗原则：清热化湿，疏肝利胆，调节体内湿热平衡。

（3）常用方剂及解析：甘露消毒丹：由飞滑石、淡黄芩、绵茵陈、石菖蒲、川贝母、木通、藿香、连翘、白蔻仁、薄荷、射干组成，具有利湿化浊、清热解毒的功效。

8. 血瘀质

（1）表现：这类患者体形较瘦，面色晦黯，色素沉着明细，口唇黯淡，舌有瘀点或片状瘀斑，舌下脉络瘀阻。

（2）治疗原则：活血化瘀，疏通经络，改善血液循环。

（3）常用方剂及解析：血府逐瘀汤：由桃仁、红花、当归、生地黄、川芎、赤芍、牛膝、桔梗、柴胡、枳壳、甘草组成，具有活血化瘀、行气止痛的功效。桃仁、红花、当归、川芎、赤芍活血化瘀；牛膝祛瘀血、通血脉，引瘀血下行；柴胡疏肝解郁、升达清阳；桔梗开宣肺气、载药上行；枳壳开胸行气；甘草调和诸药。

9. 特禀质

（1）表现：这类患者是过敏体质，对环境适应能力较差，如过敏体质者对过敏季节适应能力差，易引发宿疾，容易对药物、食物、气味、季节过敏。

（2）治疗原则：根据具体情况辨证施治，如益气固表、健脾补肾等，以增强机体免疫力和适应能力。

（3）常用方剂及解析：玉屏风散：虽然主要用于气虚质，但特禀质中的过敏体质若表现为卫气虚损不能抵御外邪，也可使用此方剂益气固表，减少过敏发作。

二、辨证施治：精准治疗，效果显著

中医学采用辨证施治的方法，根据患者的具体情况进行个体化治疗，具有很高的灵活性和针对性，安全性高，毒副作用小。中药来源于天然植物、动物、矿物，具有多靶点、多层次的调理作用。例如，治疗前列腺增生时，常用的中药有地黄、茯苓、泽泻、车前子等，具有明显的消肿、利尿、改善尿路症状的效果。中医中的针灸治疗通过刺激特定穴位，调节经络气血；推拿通过手法操作，疏通经络、活血化瘀，均能有效治疗男性健康问题，如阳痿、早泄、前列腺疾病等，针灸和推拿属于非药物疗法，副作用小，适用于多种患者。

（一）辨证论治

中医诊疗过程中，通过望、闻、问、切四诊合参，全面了解患者的病情症状、生活习惯等，从而确定具体的证型和治疗方法。例如，阳痿的治疗中，根据不同的证型（如肾阳虚、肾阴虚、肝郁气滞、心脾两虚等），分别采用温补肾阳、滋补肾阴、疏肝解郁、补益心脾的方法，效果显著。

（二）精准施治

根据辨证结果，采用中药、针灸、推拿等多种治疗方法相结合，提高疗效。例如，早泄的治疗中，结合中药内服、针灸调理、心理疏导等综合疗法，可以取得较好的治疗效果。中医不仅关注疾病本身，还注重患者的整体健康状况，通过饮食调理、起居调摄、情志疏导等多方面的综合调理，全面提高患者的健康水平。

（三）脏腑间联系

五脏六腑通过经络相互联系、相互制约，共同维持人体的正常生理功能。如心主血脉、肺主气、脾主运化、肝主疏泄、肾主藏精，各脏腑之间的协调统一对维持整体健康至关重要。

1. 肾的作用与整体健康

肾在中医中被认为是先天之本，主藏精，负责生殖功能、骨骼发育、脑力等多方面的功能。肾精充足，不仅能保证性功能正常，还能维持整体健康状态。肾阴虚或肾阳虚会引发一系列健康问题，如阳痿、早泄、腰膝酸软、疲劳等，因此中医常通过补肾填精的方法来调理男性健康。常用补肾壮阳的方剂，如六味地黄丸、右归丸等。具体而言，阳痿患者表现为肾阳不足时，治疗应以温阳补肾为主，采用右归丸、金匮肾气丸等；若肾阴虚则以滋阴补肾为主，采用六味地黄丸、知柏地黄丸等。

2. 肝的作用与情志调节

肝主疏泄，调节情志。现代男性常因工作压力大、情绪波动大而导致肝气郁结，进而影响性功能和整体健康。中医通过疏肝解郁的方法，如使用柴胡疏肝散、逍遥散等方剂来调节情志，解决肝气郁结引起的健康问题。

3. 脾的作用与气血生化

脾主运化，负责食物的消化吸收、气血的生化。脾气虚弱会导致气血不足，进而引发疲劳、性欲减退、消化不良等问题。中医通过健脾益气的方法，如使用四君子汤、参苓白术散等方剂调理脾胃功能，改善气血不足的情况。若患者表现为脾气虚弱、倦怠乏力，治疗应侧重于健脾益气，补中益气汤可作为常用方剂。

4. 心的作用与心主神志

心主血脉、主神志。心气不足、心血亏虚或心神失养均可导致心悸、失眠，间接影响性功能；心脾两虚型阳痿、心肾不交型早泄等治疗多以养心安神、补益心脾为主，如采用归脾汤、天王补心丹等方剂；具体到患者心脾两虚、心悸失眠的症状，归脾汤是常用的治疗方剂，能够补气养血、宁心安神。

5. 肺的作用与调节气机

肺主气，司呼吸，助心行血，调节全身气机。肺气不足可影响其他脏腑功能，导致疲倦乏力、性功能减退、气虚型阳痿等，治疗多以补肺益气为主，如采用补肺汤等方剂。肺气虚弱患者表现为咳嗽、气短、乏力，治疗可采用补肺汤以增强肺气功能。

（四）经络间联系

1. 任脉的作用与相关治疗

任脉总任诸阴经，为阴脉之海，与生殖系统关系密切，任脉不通可导致月经不调、带下病、阳痿等；针灸治疗可以通过调理任脉，调节生殖功能，如针刺中极、关元、气海等穴位。任脉调理不仅能够改善阳痿症状，还可以调整女性的月经不调。

2. 督脉的作用与相关治疗

督脉总督诸阳经，为阳脉之海，统摄全身的阳气。督脉失调可导致阳气不足，性功能减退。针灸治疗可以通过调理督脉，补益阳气，如针刺命门、腰阳关、大椎等穴位。督脉的调理在阳气不足导致的阳痿治疗中尤为重要。

3. 肾经的作用与相关治疗

肾经循行于生殖器，直接影响性功能和生殖能力。肾经失调可导致阳痿、早泄、不育等问题；针灸治疗可以调理肾经，补益肾气，如针刺太溪、然谷、复溜等穴位。通过调理肾经，可有效改善因肾虚导致的男科疾病。

4. 肝经的作用与相关治疗

肝经循行于生殖器官，调节情志和血液循环。肝经失调可导致肝气郁结、血瘀不畅，影响性功能；针灸治疗可以调理肝经，疏肝解郁、活血化瘀，如针刺太冲、行间、期门等穴位。肝经调理对于因情志抑郁导致的性功能障碍尤为重要。

三、预防保健：未病先防，既病防变

《黄帝内经》指出："上医治未病，中医治欲病，下医治已病。"这句话强调了预防的重要性，认为上等的医生能够在疾病发生之前就采取措施进行预防。中医学非常重视预防保健，强调"治未病"的理念，通过预防保健措施，可以有效减少疾病的发生，促进整体健康。

（一）养生保健

中医通过四时养生、食疗药膳、运动养生等方法，帮助男性保持身体健康。例如，通过食用枸杞、山药、红枣等药膳，补益肾气，提高性功能和生殖能力。

（二）早期干预

中医注重早期发现和干预疾病，避免疾病发展。例如，对于有前列腺增生倾向的男性，通过早期的中药调理和针灸治疗，可以有效控制病情，避免病情加重。

（三）自然疗法与身心调理

中医在男性健康调理中，除了药物治疗外，还注重通过自然疗法和身心调理来改善健康状况。

1. 针灸

通过针刺穴位，调节经络气血，改善脏腑功能。例如针刺关元、命门、足三里等穴位，可以补肾壮阳，治疗阳痿、早泄等问题。

2. 推拿

通过推拿按摩特定部位，促进血液循环，改善局部病变。如按摩腰骶部、腹部可以缓解腰酸背痛、前列腺炎等问题。

3. 气功和太极

通过练习气功和太极，调节身心状态，改善整体健康。气功和太极可以增强体质，调节情志，有助于预防和治疗男性健康问题。

第二节　中医男性养生原则

男性养生在中医理论中占有重要地位，其核心在于调和阴阳、固精养肾、疏肝理气、健脾祛湿。

一、阴阳理论概述

《素问·至真要大论》中提到："谨察阴阳之所在而调之，以平为期。"阴阳理论是中医哲学的基础，是中华民族对自然界和人体生命活动规律的高度概括。阴阳本指自然界相互对立而又相互依存的两种基本力量和属性，如天地、昼夜、寒热等，中医学运用阴阳理论解释人体的生理功能和病理变化，指导疾病的诊断和治疗。阴性能量代表着营养、生长、修复等功能，而阳性能量代表着活动、运动、刺激等功能，阴阳的核心在于对立统一，既对立又依存、互根互用、相互转化，人体的阴阳平衡是健康的标志，而阴阳失衡则是疾病的根本原因之一。

（一）阴阳平衡在男性健康中的作用

男性体质较阳，易出现阴虚火旺的症状，故养生的重点是阴阳调和。有以下几个方面：

1. 调节生理功能

阴阳平衡维持着人体的正常生理功能。阳主温煦，推动和调节人体的各项生理活动；阴主滋养，提供营养和物质基础，只有阴阳协调，人体各系统才能正常运作。保持阴阳平衡对男性的生理健康至关重要。

（1）促进新陈代谢：阳气充足有助于新陈代谢的正常进行，维持体内各器官的正常运行。

（2）提供营养支持：阴液充足可以滋养脏腑，提供必要的营养支持，维持人体的稳定。

（3）促进性功能健康：阴阳平衡对于男性性功能至关重要。肾阴虚和肾阳虚是中医理论中常见的两种失衡状态，它们分别表现为阴气不足和阳气不足，直接影响男性的性功能，保持阴阳平衡可以预防和解决性功能问题，如早泄、阳痿等。肾为先天之本，主藏精，肾阴与肾阳共同维持生殖功能和性功能，肾阴不足易导致精力不足、性功能减退，肾阳不足则表现为畏寒、腰膝酸软。

①增强性功能：阴阳平衡有助于维持正常的性功能，预防阳痿、早泄等问题。

②提升精力：通过调和阴阳，可以提升精力，增强休力，改善疲劳状况。

③平衡情志：五脏六腑与情志活动密切相关，肝主疏泄，影响情志。现代男性常因工作压力大、情志不畅导致肝气郁结，进而影响肾的功能，通过调节阴阳，可以缓解压力，平衡情志，减少易怒、烦躁等情绪波动。

2. 预防和治疗疾病

阴阳失调是疾病的重要原因，通过调和阴阳可以预防和治疗多种疾病，保持身体健康。

（1）预防慢性病：阴阳平衡有助于预防高血压、糖尿病等慢性疾病的发生。

（2）治疗亚健康状态：调和阴阳可以有效改善失眠、疲劳、乏力等亚健康状态。

（二）阴阳失衡的表现及其调理

1. 阴虚的表现及调理

（1）表现：五心烦热，手足心和心口感觉发热；盗汗，入睡后出汗，醒后汗止；口干舌燥或口渴咽干。

（2）调理方法：

①饮食调理：多食滋阴润燥的食物，如百合、银耳、枸杞、山药等。

②运动养生：进行适度的有氧运动，如太极拳、瑜伽等，以避免过度出汗。

③中药调理：选用六味地黄丸、知柏地黄丸等滋阴补肾的方剂。

2. 阳虚的表现及调理

（1）表现：畏寒怕冷，四肢尤其明显；精力不足，易疲劳，精神萎靡；肢体浮肿，特别是下肢浮肿明显。

（2）调理方法：

①饮食调理：多食温阳补肾的食物，如羊肉、桂圆、核桃等。

②运动养生：进行适量的户外运动，如散步、慢跑等，以增强体质。

③中药调理：选用金匮肾气丸、右归丸等温补肾阳的方剂。

二、固精养肾理论概述

中医学认为肾是人体的"先天之本"，主藏精，精是维持人体生命活动的重要物质基础。男性的生殖功能、性功能、骨骼发育、脑力活动等均与肾的功能密切相关，固精养肾即通过各种方法保护和增强肾的功能，确保精气充足，以维持和提升男性的健康，固精养肾在男性养生中的重要性表现在以下几个方面：

（一）固精养肾在男科健康中的重要性

1. 提高生殖能力

肾主生殖，肾精充足是生殖功能正常的基础；固精养肾有助于提高精子质量，增强生育能力；肾精不足会导致生殖功能减退，表现为性欲低下、精子质量差、早泄、阳痿等问题

2. 增强性功能

肾主藏精，肾气充足能增强性功能，改善性健康；肾主志，肾精充足能够稳定情志，提升心理健康；肾气不足会导致精神萎靡、情绪不稳定、易怒等问题，通过固精养肾，可以改善情志，提升心理健康水平。

3. 增强体质

肾主骨，肾精充足能促进骨骼发育和强健体魄，提升整体体质；肾主藏精，肾精是维持人体生命活动的物质基础，肾精充足能够增强体质，提高免疫力，预防疾病，减少患病风险，还可以改善疲劳状态，使人精力充沛；肾气虚弱会导致身体乏力、疲劳、易感冒等症状，通过固精养肾，可以增强体质，提高抗病能力。

4. 延缓衰老

肾精充足能养护脑髓，肾精充足有助于脑力活动，提升记忆力和思维能力，延缓脑功能衰退和人体衰老过程。中医学认为，肾藏精，主骨生髓，精气充足是延缓衰老的重要因素；肾精亏虚会导致早衰，表现为腰膝酸软、听力下降、记忆力减退等问题，通过固精养肾，可以延缓人体衰老过程，保持身体的年轻状态；肾主骨，肾精充足可以维持骨骼健康，预防骨质疏松和关节疾病。

5. 改善情志和心理健康

肾主志，肾精充足能够稳定情志，提升心理健康；肾气不足会导致精神萎靡、情绪不稳定、易怒等问题。通过固精养肾，可以改善情志，提升心理健康水平，缓解焦虑、抑郁等情绪问题，使人心情愉快，肾气充足还有助于增强自信心，提升心理素质，应对生活和工作的挑战。

（二）固精养肾的方法

1. 饮食调理

饮食调理是固精养肾的重要手段之一，通过合理的饮食可以补充肾精、强壮肾气。

（1）滋阴补肾：多食滋阴补肾食物，如：黑芝麻、枸杞、山药、核桃、黑豆等；膳食建议有黑芝麻粥、枸杞山药粥、核桃仁炒鸡蛋等。

（2）温补肾阳：多食温补肾阳食物，如：羊肉、韭菜、海参、狗肉、鸡肉等；膳食建议有羊肉汤、韭菜炒鸡蛋、海参炖鸡汤等。

2. 运动养生

适当的运动能促进气血运行，增强体质，固精养肾。

（1）太极拳：通过缓慢、柔和的动作，促进气血运行，增强肾气。

（2）八段锦：传统的中医健身方法，有助于固本培元，增强体质。

（3）慢跑：适度的有氧运动，能增强体质，提升免疫力。

3. 精神调养

中医认为"精、气、神"是生命的三大要素，精神调养在固精养肾中同样重要。

（1）保持乐观心态：避免过度焦虑、抑郁等负面情绪，保持心情愉悦。

（2）充足睡眠：睡眠充足是固精养肾的重要保证，应保持规律的作息时间。

4. 中药调理

中药在固精养肾中有着广泛的应用，根据个人体质，选用恰当的中药可以有效改善肾虚状态。如六味地黄丸：滋阴补肾，适用于肾阴虚证；右归丸：温补肾阳，适用于肾阳虚证；金匮肾气丸：补肾温阳，适用于肾阳不足引起的腰膝酸软、畏寒肢冷等症。

三、疏肝理气的理论概述

肝主疏泄，情志不舒则肝气郁结。疏肝理气是中医治疗和养生中的一个重要原则，特别是在治疗由于情志失调而引起的健康问题，中医学认为，肝主疏泄，调节情志，肝脏藏血，促进气血运行通畅，因此，疏肝理气在男性养生中具有重要的意义。

（一）疏肝理气在男科健康中的重要性

1. 调节情志

肝主疏泄，指的是肝气具有疏通、畅达全身气机的作用。气机即气的升降出入运动，肝气的疏泄功能是维持肝脏本身及相关脏腑功能协调有序的重要条件，为促进血液与津液的运行输布，以及促进脾胃的运化功能和胆汁的分泌排泄。肝的疏泄功能还涉及调畅情志，包括调畅喜、怒、忧、思、悲、恐、惊七种情志，肝的疏泄功能正常，则能保持气血和平、肝脏功能协调，从而维持正常的情绪活动；反之，若肝气疏泄失调，则可能出现情绪波动、易怒或抑郁等情绪问题。在当代生活中，男性面临工作和生活中的各种压力，情绪容易受到各种因素的影响，常见有焦虑、抑郁、易怒等，如果这些情绪得不到有效调节，容易导致肝气郁结，进一步影响身体健康，调节肝气，能够有效缓解压力、改善情绪，预防和治疗由于情志失调引起的各种疾病。肝的疏泄功能对于脾胃的运化也有重要影响。肝失疏泄可影响脾胃的消化，导致胸胁胀痛、急躁易怒等肝气抑郁症状，以及消化功能不良的病变，如嗳气、恶心、呕吐、腹胀、腹泻等症状。

疏肝理气在调节情志方面的作用：

（1）缓解焦虑和抑郁：通过疏肝理气，可以有效疏导情绪，缓解焦虑和抑郁情绪，使人心情愉快。

（2）减少易怒：疏肝理气能调节情志，减少易怒现象，维持心理平衡。

（3）提升心理健康：通过疏肝理气，可以提升心理健康水平，增强应对压力的能力。

2. 促进气血运行

肝主藏血，肝脏具有储藏血液和调节血量的功能。当人在休息和睡眠时，机体的需要量减少，大量的血液便贮存于肝，当人活动时，机体的需血量增加，肝脏就将贮藏的血液排出，以供机体活动的需要；调节血量，肝储藏血液，可根据生理需要调节人体各部分血量的分配，此外，肝储藏血液还有助于涵养肝气、濡养肝及筋目，以及作为女子月经来潮的重要保证；防止出血，肝主凝血以防止出血，气有固摄血液之能，肝气充足则能固摄肝血而不致出血。

疏肝理气在促进气血运行方面的作用：

（1）改善血液循环：疏肝理气有助于改善血液循环，预防血液瘀滞。

（2）促进新陈代谢：气血运行顺畅可以促进新陈代谢，提高身体的能量水平和免疫功能。

（3）提升器官功能：各器官得到充分的气血滋养，功能得以增强，整体健康状况得到改善。

3. 改善消化功能

肝与脾胃关系密切，肝气郁结可导致消化功能障碍，疏肝理气能促进消化功能，气机运行顺畅，可以促进脾胃运化功能，改善消化系统的健康状况。

疏肝理气在改善消化功能方面的作用：

（1）缓解腹胀：疏肝理气可以有效缓解由于肝气郁结导致的腹胀问题。

（2）改善食欲：通过调节肝气，可以提升食欲，促进食物的消化和吸收。

（3）预防消化不良：疏肝理气可以预防和改善由于情志不畅引起的消化不良问题，保持消化系统的健康。

4. 增强免疫力

通过疏肝理气，维持机体的平衡状态，增强抵抗疾病的能力，肝气调畅有助于维持机体的平衡状态，增强免疫功能，提高抵抗疾病的能力。疏肝理气可以帮助身体维持稳定的内部环境，增强对外界环境变化的适应能力和抵抗力。

疏肝理气在增强免疫力方面的作用：

（1）提升抵抗力：疏肝理气能够增强身体的免疫功能，提高对疾病的抵抗力。

（2）预防慢性病：通过调节肝气，能够预防和减轻慢性病的发生和发展，如高血压、糖尿病等。

（3）增强体质：气血充足、功能正常的身体能够更好地应对外界环境的变化，维持健康。

（二）疏肝理气的方法

1. 饮食调理

通过饮食调理，可以有效疏肝理气，改善情志，促进气血运行。

（1）食物选择：玫瑰花、陈皮、茯苓、枳实、佛手等。

（2）膳食建议：玫瑰花茶、陈皮粥、茯苓、枣泥糕等，避免辛辣刺激、油腻的食物，如辣椒、油炸食品等，以免加重肝气郁结。

2. 运动养生

适当的运动有助于调畅肝气，缓解情绪紧张，促进身心健康。

（1）有氧运动：慢跑、游泳、骑自行车等，可以促进气血运行，舒缓压力。

（2）太极拳和瑜伽：通过缓慢、柔和的动作，调节气血，放松身心。

（3）气功和冥想：通过深呼吸和冥想，可以有效缓解压力，调节情志。

3. 精神调养

保持良好的精神状态，是疏肝理气的重要环节。

（1）保持乐观心态：培养积极向上的情感，避免过度焦虑、抑郁等情绪。

（2）兴趣爱好：通过书法、绘画、音乐等活动，舒缓压力，愉悦心情。

（3）社交活动：多参加社交活动，分享快乐，减轻压力。

4. 中药调理

中药在疏肝理气中有着很好的效果，根据个人体质，选用适当的中药可以有效改善肝气郁结状态。

（1）柴胡疏肝散：调理肝气郁结，改善情志不畅。

（2）逍遥散：疏肝解郁，健脾养血，适用于肝气郁结、脾虚血弱者。

（3）加味逍遥散：在逍遥散的基础上加入栀子、牡丹皮等药材，加强疏肝解郁的作用。

四、健脾祛湿的理论概述

脾主运化，湿气重则脾胃功能失调，男性常因饮食不节、久坐少动导致脾湿，健脾祛湿是男性养生的又一重要原则。中医认为脾是后天之本，主运化水谷精微，通调水道，调节机体水液代谢。湿邪是导致疾病的重要因素之一，特别是在湿热或潮湿的环境中，湿邪容易侵袭人体，导致脾胃功能失调，进而引发一系列健康问题。健脾祛湿即通过各种方法增强脾的功能，排除体内的湿气，以维护健康。

（一）健脾祛湿的重要性

1. 改善消化功能

脾主运化，脾气健旺可以促进消化吸收功能，改善食欲不振、腹胀腹泻等症状，脾虚会导致食物运化不良，引发一系列消化系统问题，如食欲不振、腹胀、便溏等，健脾祛湿能有效改善这些症状，增强消化功能。

（1）缓解腹胀：健脾祛湿可以有效缓解由于脾虚湿盛导致的腹胀问题，改善消化道的通畅。

（2）提升食欲：通过调理脾胃，增强运化功能，能够提升食欲，促进营养吸收。

（3）预防消化不良：健脾祛湿能够预防和改善因湿气导致的消化不良症状，保持消化系统健康。

2. 排除体内湿气

湿邪困脾会导致体内湿气滞留，如水肿、关节疼痛、乏力等，健脾祛湿可以有效排除体内多余的湿气，预防湿邪导致的各种疾病引起的不适症状。

（1）缓解水肿：健脾祛湿能促进体内水液代谢，有效缓解由于湿邪滞留导致的水肿问题。

（2）减轻关节疼痛：湿气在体内滞留会导致关节疼痛、酸胀，通过祛湿可以减轻这些症状。

（3）提升精力：湿气困脾会导致乏力、精神不振，通过祛湿可以提升精力，改善疲劳状态。

3. 增强体质

脾为"后天之本"，脾主肌肉，通过健脾祛湿，可以增强肌肉，提高免疫力，预防疾病；脾虚湿盛会减弱人体的免疫力，增加患病概率，通过健脾祛湿，可以增强免疫功能，提高体质。

（1）提升免疫力：健脾祛湿能增强免疫功能，提高身体抵抗力，预防疾病。

（2）减少感染：增强脾的运化功能和湿气排除，减少因脾虚湿盛引起的感染风险。

（3）促进康复：对于体弱多病者，健脾祛湿能够促进身体康复，提高生活质量。

4. 调节水液代谢

脾有通调水道之功，主运化水液，调节体内水液平衡，脾将各组织器官利用后的水液及时地转输给肾，通过肾的气化作用形成尿液，送到膀胱，排泄于外，从而维持体内水液代谢的平衡。这一过程中，脾与肺、肾、三焦、膀胱等脏腑密切配合，共同维持人体水液代谢的正常进行。健脾才能祛湿，可以调节体内水液代谢，防止湿邪内蕴。湿气过重会导致体内水液代谢失调，引发一系列健康问题。

（1）预防湿疹：通过健脾祛湿，能够预防和解决因湿气引起的湿疹问题，维护皮肤健康。

（2）调节排尿：健脾祛湿可以调节体内水液平衡，改善因湿气滞留导致的排尿异常问题。

（3）防止肥胖：脾虚湿盛容易导致体内水液滞留，增加肥胖风险。通过健脾祛湿，可以防止湿气引起的肥胖问题。

（二）健脾祛湿的方法

1. 饮食调理

饮食调理是健脾祛湿的重要手段，通过合理的饮食可以增强脾的功能，排除体内湿气。

（1）食物选择：薏苡仁、赤小豆、山药、茯苓、莲子、陈皮等。

（2）膳食建议：薏苡仁粥、赤小豆粥、山药汤、茯苓饼等，避免湿热食物，油腻、甜食、冷饮、酒类等湿热食物，以免加重湿气。

2. 运动养生

适当的运动可以促进气血运行，增强脾的运化功能，帮助排除体内湿气。

（1）有氧运动：如慢跑、游泳、骑自行车等，有助于气血流畅，排除湿气。

（2）太极拳和瑜伽：通过缓慢、柔和的动作，调节气血，增强脾胃功能。

（3）八段锦：传统的中医健身方法，有助于健脾祛湿，增强体质。

3. 精神调养

精神好有助于健脾祛湿。

（1）保持乐观心态：避免情绪过度波动，保持心情愉悦。

（2）兴趣爱好：通过书法、绘画、音乐等活动，舒缓压力，调节情志。

（3）充足睡眠：充足的睡眠可以恢复体力，增强脾胃功能。

4. 中药调理

中药对健脾祛湿有着很好的效果，通过中医辨证论治，选用适当的中药可以有效改善脾虚湿盛的状态。

（1）四君子汤：健脾益气，适用于脾气虚弱者。

（2）平胃散：燥湿运脾，适用于湿滞脾胃者。

（3）参苓白术散：健脾益气，祛湿止泻，适用于脾虚湿盛者。

第三节 男性健康调护

中医学对男性健康护理有着系统而全面的认识。五脏六腑的功能正常协调是男性保持健康的基础，它们相互关联、相互影响。通过对全身脏腑、气血津液、经络、体质、情志以及生活方式等方面关注和调理，可以有效地维护男性的健康，提高生活质量。

一、五脏六腑与男性健康的关系

（一）五脏与男性健康

1. 心与男性健康

（1）主神志与精神状态：心主神志，心藏神。男性的心功能正常时，神志清晰，精神饱满，思维敏捷，能够应对工作和生活中的各种事务。例如，当男性经历高强度的工作压力或长期熬夜后，可能会出现心血耗损的情况，导致心悸、失眠、健忘等症状，进而影响精神状态和工作效率。

（2）主血脉与血液循环：心主血脉，负责推动血液在脉管中运行。心脏功能良好能保证血液正常循环，为全身包括男性生殖器官等各脏腑组织提供充足的营养。若心气不足或心血瘀阻，男性会出现面色苍白、口唇青紫、胸闷胸痛等症状。比如一些患有冠心病等心血管疾病的男性，其病情往往与心的气血运行失常密切相关。

2. 肝与男性健康

（1）疏泄与情绪调节：肝主疏泄，调畅情志。男性在面对工作竞争、生活压力等情况时，若肝气郁结，就容易出现情绪抑郁、烦躁易怒、失眠等症状。长期不良情绪会进一步影响身体健康。例如，职场中压力较大的男性，情绪长期压抑，经常处于紧张焦虑状态，可导致肝郁气滞，出现两胁胀痛、胸闷不舒等表现。

（2）藏血与气血运行：肝主藏血，调节血量。肝的疏泄功能正常有助于气血的通畅运行。男性若肝失疏泄，可影响气血的分布和运行，导致局部气血瘀滞。且肝经循行经过生殖器官，一些男性患有精索静脉曲张，从中医角度看，与肝郁气滞、气血不畅有关，可表现为阴囊坠胀、睾丸疼痛等症状。同时，肝藏血，肾藏精，精血同源。肝血充足有助于肾精的化生，对于维持男性的生殖功能和身体健康有重要意义。若肝血亏虚，也会影响到肾精，导致男性出现视力减退、肢体麻木、性功能下降等表现。

3. 脾与男性健康

（1）运化与营养吸收：脾主运化，为后天之本，气血生化之源。脾能将食物转化为水谷精微，并吸收、输送到全身。男性要保持良好的身体状态，需要依赖脾的正常运化功能来提供充足的营养物质。如果脾虚运化失常，就会出现食欲不振、腹胀、腹泻、消瘦等症状，导致身体虚弱，抵抗力下降。例如一些男性饮食不规律，过食生冷、油腻食物，损伤脾胃，影响营养的吸收，进而出现面色萎黄、乏力等表现。

（2）主肌肉与肢体力量：脾主肌肉四肢。男性的肌肉发达程度、肢体的力量等与脾的功能密切相关。脾气健运，则肌肉丰满壮实，肢体活动有力。若脾虚，肌肉失养，可出现肌肉松弛、肢体倦怠等情况。一些男性缺乏运动，加上脾虚，可能会感觉身体沉重、四肢无力。

4. 肺与男性健康

（1）呼吸功能与氧气供应：肺主气，司呼吸。肺的呼吸功能正常，男性才能吸入清气，排出浊气，维持生命活动。如果肺气不足或肺失宣降，可出现气短、咳嗽、气喘等症状，影响身体的氧气供应和新陈代谢。例如一些长期吸烟的男性，容易损伤肺气，导致肺功能下降，出现咳嗽、咳痰、呼吸困难等表现。

（2）卫外与抵御外邪：肺主皮毛，卫气源于肺。肺的宣发功能正常，卫气才能布散到体表，抵御外邪的侵袭。男性若肺气虚弱，卫外不固，就容易感冒、患皮肤病等。一些体质较弱的男性，在季节变换时容易频繁感冒，与肺气虚有关。

5. 肾与男性健康

（1）生殖功能与生育能力：肾藏精，主生殖。肾所藏之精包括先天之精和后天之精。先天之精禀受于父母，是构成胚胎发育的原始物质，也是繁衍后代的基础。对于男性来说，肾中精气的盛衰直接关系到其性功能、生殖能力以及整体的活力状态。《素问·上古天真论》中提到："丈夫八岁，肾气实，发长齿更；二八，肾气盛，天癸至，精气溢泻，阴阳和，故能有子……"可见肾气充足是男性在青春期后具备生殖能力的关键。肾阳为一身阳气之本，能够温煦形体，推动脏腑功能活动。男性若肾阳不足，可出现畏寒肢冷、腰膝冷痛、阳痿、滑精、早泄等症状。比如，有些男性在冬季特别怕冷，且伴有性功能减退，这往往与肾阳亏虚有关。肾阴是一身阴气之源，有滋润、宁静等作用。肾阴亏虚时，男性可能会出现遗精、潮热盗汗、腰膝酸软、头晕耳鸣等症状。如一些男性由于长期熬夜、过度劳累、房事不节等原因，损耗肾精，出现腰膝酸软、性欲减退、精液质量下降等表现。

（2）生长发育与骨骼健康：肾主骨生髓，通于脑。肾中精气充足，则骨骼强健，脑髓充盈，人体生长发育良好，精力充沛。男性在青少年时期，肾气旺盛，身体快速发育，骨骼健壮；到了中老年，肾气逐渐衰退，可能出现骨质疏松、腰膝无力等情况。例如一些中老年男性容易出现弯腰驼背、牙齿松动等，都与肾气不足导致的骨骼、牙齿失养有关。

（二）六腑与男性健康

1. 胆与男性健康

胆汁分泌与消化：胆附于肝，内藏胆汁，胆汁有助于消化食物中的脂肪。男性如果胆的功能失常，胆汁分泌排泄不畅，可能会出现食欲不振、腹胀、口苦等症状，影响消化功能。例如一些男性经常不吃早餐或饮食不规律，可能导致胆气不利，胆汁淤积，增加胆囊炎等疾病的发生风险。

2. 胃与男性健康

受纳与腐熟食物：胃主受纳腐熟水谷。男性的饮食摄入需要通过胃的正常功能来消化。如果胃气不和，可能出现胃痛、胃胀、恶心、呕吐等症状。一些男性暴饮暴食、嗜食辛辣刺激食物，容易损伤胃气，导致消化功能紊乱，影响营养的吸收和利用。

3. 小肠与男性健康

分清泌浊：小肠具有分清泌浊的功能，它将消化后的食物进一步吸收营养物质，并将糟粕传送给大肠。男性小肠功能失调，可能会出现腹泻、腹胀、营养不良等问题。例如一些男性患有肠炎等疾病，影响小肠的正常功能，导致营养吸收不良，身体逐渐消瘦。

4. 大肠与男性健康

传导糟粕：大肠主传导糟粕，将食物残渣形成粪便排出体外。如果大肠传导失常，男性可能会出现便秘或腹泻等问题。一些男性长期久坐、缺乏运动、饮食过于精细等，容易导致大肠气滞，引起便秘，毒素在体内蓄积，可能引发一系列健康问题，如皮肤粗糙、口臭等。

5. 膀胱与男性健康

贮尿与排尿：膀胱具有贮尿和排尿的功能。男性膀胱功能异常，可能会出现尿频、尿急、尿痛、尿失禁或排尿困难等症状。例如一些中老年男性常见的前列腺增生问题，可能会压迫膀胱和尿道，导致膀胱排尿不畅，引起一系列泌尿系统症状，影响生活质量。

6. 三焦与男性健康

三焦为人体气机和水液运行的通道：三焦通畅对男性全身的气血津液运行至关重要。上焦如雾，主宣发卫气，若上焦不通，男性可能出现胸闷、气短、头面部疾病等；中焦如沤，主消化吸收，中焦不畅，可导致脾胃功能失调；下焦如渎，主排泄糟粕和水液代谢，下焦不利，男性可能出现小便不利、水肿等症状。

（三）"脑-心-肾-精室"轴理论与男性健康

1. "脑-心-肾-精室"轴理论依据

脑、心、肾、精室以精血为基础：脑为元神，立命之原，《云笈七鉴·元气论》云"脑实则神全，神全则气全，气全则形全"，脑髓充则元神存生命立；脑髓之充在于肾精充沛，《灵枢·经脉》云"人始生，先成精，精成而脑髓生"，髓充则神全。心主血藏神，心血可化精充肾，肾精亦能化血养心神。肾亦主导精室功能。"精室"最早见于《黄庭内景经·常念章》："急守精室勿妄泄，闭而宝之可长活。"肾精充则精室充，藏泄有度则阴阳相平病无从生。脑、心、肾、精室生理上以精血为基础，相互为用。

脑、心、肾、精室以督脉为纽带：男子属性为阳，以意气用事。督脉为"阳脉之海"，《素问·骨空论》载："督脉者……其络循阴器……贯脊属肾……上入络脑……其少腹直上者，贯脐中央，上贯心入喉。"心、脑、肾、精室通过督脉维系着密切的联系。

脑、心之神调控精室藏泄，以肾为体，以精室为用，同时以血脉、经络为联络。"脑－心－肾－精室"轴能调控男子生理和病理，构建中医男科学理论链，高度契合"形神一体"的中医观（见图1）。

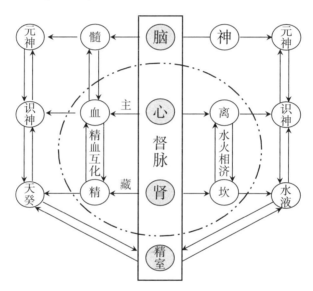

图1 "脑－心－肾－精室"轴示意图

2. "脑－心－肾－精室"轴生理特征

心主神明，主血脉，又为君主之官，主宰一切生命活动，故为"脑－心－肾－精室"轴核心。脑为髓海，藏元神，主司意识活动，体现"心主神明"之用。肾为先天之本，主藏精、生殖，司二便，为男科发病最为关键之脏，为"脑－心－肾－精室"轴之体。精室为男科特有概念，涵盖了现代医学男子生殖系和部分泌尿系的生理，为男子生理之用。督脉总督一身之阳，沟通"脑－心－肾－精室"。

脑心相通：血脉为脑与心连接的物质基础。"心主血脉"，脉道由心发出，纵横交错上行至脑，以充养脑髓。心主血脉的生理功能正常，心血充盈，心气充沛，鼓动有力，血运通畅，上荣于脑，则元神清明；脑主元神，下摄于心神，与心共主神志。神明清灵则脏腑功能及精神情志活动正常；神变则临床表现见诸多端，既有精神方面失常，如烦躁不安、失眠多梦、萎靡不振、易悲善忧、健忘等，亦可有形体官窍诸症，如形体消瘦、面色无泽、少腹隐痛、痿而不举等，神主导形，形亦影响神，体现了"形神一体观"。

脑肾相济：《素问·平人气象论》云"藏真下于肾，肾藏骨髓之气也"。肾藏精，精生髓，髓充骨，脑为髓海。脑髓充实，则元神清灵精力充沛，思维灵活，辅助心神支配躯体。肾精足，则脑髓充，则脑神清，正常调节精室藏泄，使得开阖有度。

心肾相交：《慎斋遗书》曰"心肾，水火也"，既济、未济两卦反映了水火正常与异常两种关系。坎离分别应水火，离火下降，坎水上升，坎离相交，水火相济象征心肾相交。二者为人体生理活动枢纽，主要表现为：①维系阴阳平衡：心肾交合推动阴阳消长，必须在水火交合正常的情况下才能推动阴阳运动的发展与变化，是维持阴阳平衡的必要条件。心火下降则肾水不寒，肾水上升则心火不至于过旺，二者相平衡则机体阴阳协调。②精血互生：精和血都是维持人体生命活动的必要物质，心肾精血互化为心肾相交奠定了物质基础。

3. 脑、心、肾与精神生理关系

精室包括睾丸、附睾、精囊、前列腺等，精室为奇恒之腑，脑、心、肾通过调控精室的藏泄来影响男子生理。

脑、心调节精室藏泄：《景岳全书·遗精》云"精之藏制虽在肾，但精之主宰在心"，脑、心主神，调节精室的藏泄。藏者，藏生殖之精；泄者，不仅在于排泄精液，亦包括排除痰湿、瘀血、浊液等。《素问·评热病论》云"胞脉者，属心而终于胞中"，精室藏泄由脑、心主导，脑心主司神明，调控精室开阖以"蓄溢"生殖之精，脑为元神之府，与现代大脑中枢及脊髓外周神经系统相似。

肾主控精室之用：精室为肾所属，肾与精室关系主要表现在精室的藏泄从属于肾的藏泄。"肾藏精主生殖""肾主水"，精室在肾中精气作用下通过精室以调控精窍、溺窍开阖。肾藏泄有度，精窍、溺窍开阖有序；若肾藏泄失调，则精窍、溺窍开闭无序。

"脑-心-肾-精室"轴在男科生理和病理的过程中起到了关键性的作用，对男科疾病的诊疗有重要的指导作用。虽然在临床实践中，肺、肝、脾在男科疾病的发生和诊疗中都有不同程度的作用，但是男科生理病理的主轴仍是"脑-心-肾-精室"。

4. "脑-心-肾-精室"轴病机特点

脑、心、肾、精室任何一个环节失常，都会导致心神或脑神调控失常，肾或精室失用，出现男科诸症。

脑神失养：《会心录》云"盖脑为神脏……脑髓伤，则神志失守"，心血或肾精不能濡养脑神，致脑神失养，或脑神不明见之性欲低下；或调控无方，致精室藏泄失调，精窍、溺窍开阖无度，则可见射精过早、遗精、尿频、尿急等。现代医学研究亦表明精神心理异常患者双侧背内侧前额叶皮层、海马、丘脑等区域的动态低频振荡振幅出现异常。

脑心失调：心血不足或心脉瘀阻，不仅可致心神失养，出现心阴、心阳的不足从而导致性欲低下、活动无力等，还会因为心血供养不足导致脑神失养，表现在精神因素影响下导致精室功用的发挥失常。

脑髓不足、脑神失养，脑神对已有疾病产生认知的偏错和曲解，影响心主神明，更不利于其"主血脉"和病症恢复。这种影响在病程较长的患者表现明显，这也是临床男科大多数病患对治疗结局要么过于悲观失去信心，要么期望值过高不切实际的原因。而这种情志异常，用"肝郁"等理论已不能完全解释，实际上就是脑心失调的表现。

脑心失调观念对探讨男科病发生发展规律具有重要意义。脑心失调主要表现为：面色无华或晦暗，失眠多梦、健忘、性欲低下、焦虑抑郁等，临床强调脑心同治。

心肾不交：肾水不足不能制约心火，心火亢致使脑神虚妄，则出现烦躁易怒、失眠、性欲亢盛等。心火不足致肾水过寒，精室失于温煦，则出现精少、滑精、精液稀薄、夜尿频等。心、肾阳虚，则会出现形寒肢冷、性欲低下、痿而不坚、尿频清长。心、肾阴虚，虚火内扰，则口干咽燥、精少稀薄、小便短赤，甚则精液带血。且心肾两虚时，易引相火妄动，扰动精室出现遗精、早泄、精浊、尿频等。

脑肾不济：若精室之用无度，肾亏精少，不能充脑，则脑神失养，调控失职；若脑神调控无度，则肾司开阖失调，精室失用，精窍、溺窍开闭无序，就会出现排精和排尿异常。故脑肾失调，当补肾填精调脑神并举，方可治本。精窍、溺窍开闭无序。临床诊治，既往多从"肾主水，司开阖"入手，而忽略了脑神的调控作用。临床亦常见"肝郁肾虚"者，需查验有无脑神调控异常，以鉴别之。

精室失用："脑-心-肾-精室"轴失调可影响精室之用。①精室用之不及：精室不泄或泄之不及，则易产生精少、精薄、精浊、排尿不畅、尿线变细等。②精室用之太过：精室用之太过，则藏精功能失常，导致精微物质不足，机体出现失养或失摄，则见遗精、射精过早、勃起不坚、夜尿频多、排尿无力、精冷、精薄等。

二、气血津液与男性健康的关系

(一) 气

气是人体生命活动的动力，具有推动、温煦、防御等作用。男性以气为本，元气充沛则身体健壮，精神饱满。宗气司呼吸，助心行血，若宗气不足，男性可能会出现气短、喘促、心悸等症状。男性如果气虚，可能会出现乏力、气短、自汗等症状，身体抵抗力下降，容易患病。

此外，男性的阳气相对较旺，阳气充足则脏腑功能正常，气血运行通畅。若阳气虚衰，可出现畏寒、肢冷、面色苍白、小便清长等症状，影响男性的健康和活力。

(二) 血

血对于男性同样重要，它濡养全身脏腑组织。血虚可能导致面色苍白、头晕目眩等表现。心血不足时，男性可能会出现心慌、失眠、健忘等症状；肝血不足则会影响视力、肢体活动及生殖功能等。男性若有出血性疾病或慢性失血，也会导致血虚，进而影响身体健康。比如，一些男性痔疮出血长期不愈，可能会引起贫血，出现头晕、乏力等表现。

（三）津液

津液有滋润和濡养作用。津液不足会使男性出现口干、咽干、皮肤干燥、小便短少等症状。一些男性如果长期处于高温环境下工作，或者大量出汗后没有及时补充水分，就容易损伤津液。同时，津液的代谢与肺、脾、肾等脏腑密切相关，若这些脏腑功能失调，也会影响津液的生成、输布和排泄，导致津液代谢紊乱，引发相关疾病。

三、经络与男性健康的关系

（一）任督二脉

任脉总任一身之阴经，督脉总督一身之阳经。对于男性而言，任督二脉的通畅与协调对于其阴阳平衡和健康至关重要。任脉气血不畅可能影响男性生殖系统及腹部脏器的功能，如出现小腹胀痛、疝气等病症；督脉阳气不畅则可能导致脊柱病变、头痛、眩晕以及性功能障碍等。例如，一些男性长期久坐、姿势不良，容易导致督脉气血阻滞，出现腰部酸痛、僵硬等症状。

（二）足厥阴肝经与足少阴肾经

足厥阴肝经循行于男性的生殖器官周围，其气血的通畅与否直接关系到生殖系统的健康。肝经气血瘀滞可导致睾丸胀痛、阴囊湿疹等病症。足少阴肾经与肾密切相关，其经络气血的异常会反映出肾脏的病变，如肾经气血不足可能出现腰膝酸软、足跟痛等症状。

四、调节体质与男性健康护理的关系

（一）预防疾病

不同体质的男性具有不同的疾病易感性。例如，阳虚质男性易受寒邪侵袭，可能更易出现关节疼痛、腹泻等病症；阴虚质男性则可能因阴液不足，易出现口干咽燥、失眠等症状，且在干燥季节或环境中更为明显。通过调节体质，如阳虚质男性适当多晒太阳、进行温阳的饮食调理（食用羊肉、核桃等）和运动（如散步、太极拳等动作较舒缓且能升发阳气的运动），可以增强身体的阳气，提高抵御寒邪的能力，减少相关疾病的发生。对于阴虚质男性，通过食用滋阴食物（如百合、银耳等）、避免过度劳累和熬夜等措施来调节体质，能改善阴液不足的状态，预防因阴虚引发的一系列不适和疾病。

（二）维持身体平衡与功能

体质的平衡对于男性身体各项功能的正常发挥至关重要。例如，气虚质男性由于气的推动功能不足，可能会出现身体代谢缓慢、脏腑功能减弱等情况。通过饮食上多吃补气食物（如山药、大枣等），以及适度进行如八段锦等能调理气血的运动，可以增强气的功能，促进身体的新陈代谢，维持脏腑器官的正常运转，从而保障男性整体的健康状态。

五、调节情志与男性健康护理的关系

（一）对脏腑功能的影响

中医认为情志与脏腑密切相关。不良情志会直接影响脏腑功能，如怒伤肝、喜伤心、思伤脾、忧伤肺、恐伤肾等。男性在生活中面临工作压力、家庭责任等，容易产生焦虑、抑郁等情绪。长期的焦虑抑郁相当于肝郁气滞状态，会影响肝脏的疏泄功能，导致气血运行不畅，出现胁肋胀痛、消化功能减退等问题。通过调节情志，如采用心理疏导、培养兴趣爱好、参加社交活动等方式，保持心情舒畅，能使肝气条达，促进气血运行，维护肝脏及其他脏腑的正常功能。当男性保持乐观平和的心态时，心脏功能也相对稳定，有助于心血的正常运行，减少心悸、失眠等心脏相关病症的发生。

（二）对心理健康和生活质量的作用

良好的情志状态对于男性的心理健康至关重要。积极乐观的情绪能增强男性的心理韧性，使其更好地应对生活中的各种挑战。而长期处于不良情志中，男性可能会出现心理问题，如焦虑症、抑郁症等，严重影响生活质量。通过调节情绪，男性能够缓解压力，保持心理健康，从而以更积极的态度面对生活和工作，提高整体的生活质量。例如，经常通过冥想、深呼吸等方式调节情绪的男性，在面对工作压力时能更好地调整心态，减少负面情绪的积累，保持身心的健康和谐。

六、调节生活方式与男性健康护理的关系

（一）饮食方面

合理的饮食是男性健康的基础。均衡的饮食可以提供身体所需的各种营养物质，维持身体的正常代谢和生理功能。例如，摄入足够的蛋白质（如肉类、鱼类、豆类等）有助于维持肌肉质量和身体修复；适量的碳水化合物（如全谷类食物）提供能量；丰富的蔬菜水果则提供维生素、矿物质和膳食纤维等。如果男性饮食不规律，过多摄入高脂肪、高糖、高盐食物，可能导致肥胖、高血压、高血脂等疾病。通过调整饮食结构，遵循营养均衡、定时定量的原则，能预防这些疾病的发生，维护身体健康。此外，一些具有保健作用的食物，如枸杞、黑芝麻等对男性的肾脏有滋养作用；山楂、燕麦等有助于调节血脂等，合理选择这些食物也有助于男性健康

护理。

（二）运动方面

适度的运动对于男性健康意义重大。运动可以增强心肺功能，提高身体的耐力和免疫力。例如，有氧运动（如跑步、游泳等）能增强心肺功能，促进血液循环；力量训练（如举重、俯卧撑等）可以增加肌肉力量，提高基础代谢率。男性通过规律的运动，可以保持良好的身体状态，减少肥胖、心血管疾病等的发生风险。同时，运动还能促进身体分泌内啡肽等神经递质，改善情绪，缓解压力，对心理健康也有积极的影响。但过度运动或运动方式不当可能导致运动损伤，如肌肉拉伤、关节损伤等。因此，男性在选择运动方式和运动量时应根据自身情况合理安排，循序渐进地增加运动强度和时间。

（三）作息方面

规律的作息对于男性健康至关重要。充足的睡眠是身体恢复和修复的重要时期，夜间睡眠时身体会进行各种生理调节，如激素分泌、组织修复等。男性如果长期熬夜、睡眠不足，会导致身体免疫力下降、内分泌失调等，容易出现疲劳、记忆力减退、性功能下降等。通过保持规律的作息时间，早睡早起，保证每天充足的睡眠时间（一般成年人建议 7~8h），能使身体各器官得到充分休息和恢复，维持身体的正常生理功能，从而促进男性健康。

七、中医对男性不同年龄阶段健康护理的认识

（一）青少年时期

青少年时期是男性生长发育的关键阶段。中医认为此时肾气逐渐充盛，天癸至，精气溢泻，开始出现第二性征和生殖能力。在这个阶段，要注重培养良好的生活习惯，如合理饮食、适度运动、充足睡眠等，以促进身体的正常发育，避免过早地耗损肾气。例如，青少年如果过度手淫，就可能损伤肾气，影响生殖器官的发育和日后的性功能。

（二）中年时期

中年男性身体机能逐渐由盛转衰，工作和家庭压力较大，容易出现肝肾亏虚、脾胃不和等情况。此时要注意调养肝肾，健脾和胃，同时保持良好的心态，防止情绪过度波动对身体造成伤害。很多中年男性会出现脱发、腰膝酸软、性功能减退等现象，这与肝肾逐渐亏虚有关，可通过适当的中药调理、食疗等方法来改善。

（三）老年时期

老年男性肾气渐衰，脏腑功能减退，气血津液运行不畅，容易出现各种慢性疾病。中医强调在老年时期要注重补肾益精、调养气血、通利经络，以延缓衰老，提高生活质量。常见的老年男性疾病如前列腺增生、骨质疏松等，在中医看来与肾气虚衰、经络不通等因素有关，可以通过补肾、通络等方法进行治疗和预防。

八、男性常见健康问题的护理

(一) 男性不育

对于不育患者而言，除了生理因素外，患者自身行为习惯、心理因素、社会因素等均对其生殖能力具有一定影响。

不育症的预防和治疗主要是改善精液质量，提高配偶妊娠率。一般预防措施包括均衡饮食、适度运动、控制体质量、戒烟戒酒、保持睡眠质量；避免暴露于高温、有害化学物质和辐射环境；注意心理健康，减少精神压力，寻求心理支持和咨询；定期体检，减少药物滥用；规律性生活，注意预防性传播性疾病等。药物治疗可以选择提高精子质量的药物，针对不同病因选择合适的药物调节内分泌系统并提高睾丸激素水平，从而改善精子生产和生育能力，以及根据病原学检查结果使用敏感抗生素治疗生殖系统感染。需要提醒的是，男性生殖系统用药作为一类特殊治疗领域的药物，直接作用于生殖系统，部分品种参与内分泌系统的调节和反馈，且该类药物一般用药周期较长或可能反复用药，具有一定的生殖毒性风险，所以应注意严格遵循医生建议使用药物。

中医方面，临床多围绕益肾填精之法治疗男性不育症。除中药治疗外，还可选择针刺、艾灸、脐疗、推拿、饮食调理等方法，改善男性生殖系统功能。如艾灸关元穴，关元位于下腹部，在内即为男性精室，关元为元阴元阳出入之处，可具有培元补气、壮阳固脱之功，是男性保健养生要穴。

(二) 男性包皮健康

正确的包皮护理对男性健康至关重要，常常被人们忽视。包皮是一层覆盖在阴茎头部周围的皮肤褶皱，它维持着阴茎的整体卫生环境。很多男性对于如何正确护理和保护自己的包皮并不了解，从而导致了一系列潜在的健康问题，包括感染、炎症、疼痛等。

通过合适的护理措施，可以维持包皮健康。首先，定期清洁是维持包皮健康的关键。洗澡时，使用温水和无香皂清洁包皮和阴茎。清洁时，应该温和地将包皮推上去，仔细清洁阴茎头下的区域，然后轻轻将包皮拉回原位。这样可以有效地去除污垢和细菌，预防感染的发生。但要注意，清洁时不要用力过度，以免损伤皮肤。其次，避免使用刺激物质，诱发局部皮肤过敏或刺激，进而引发包皮发炎或瘙痒。不建议使用含有刺激性化学物质的沐浴露、肥皂或清洁剂，可选择温和的清洁产品，避免使用带有香料或化学成分的产品。另外，保持干燥对保护包皮健康也很重要，湿润的环境容易滋生细菌和真菌，增加感染的风险。因此，要避免长时间穿着潮湿的内裤或游泳裤，洗澡后要确保包皮和阴茎完全干燥，可以用柔软的毛巾轻轻拍干或让自然风干。穿着紧身衣物可能会导致包皮周围的皮肤潮湿和不透气，增加感染的风险。因此，建议选择棉质内裤，透气性较好，有助于保持包皮周围的皮肤干燥和舒适。

如果出现包皮发炎、肿胀、瘙痒、疼痛或其他异常症状，务必及时就医。这些症状可能是感染或其他健康问题的迹象。总之，保护男性包皮健康需要综合考虑多方面因素。除了日常注意个人卫生和适度的清洁外，还需避免包皮过紧或过长，保持性行为卫生，要定期体检以及保持健康的生活方式。

（三）前列腺健康

前列腺是男性生殖系统的一个重要组成部分，主要有分泌前列腺液和控制排尿的功能。前列腺疾病正在成为男性健康的隐藏杀手，前列腺增生症更成为困扰老年男性的一大难题。

前列腺增生与体内激素水平失调关系密切。睾酮是男性主要的雄激素，在酶的作用下，形成刺激前列腺增生的活性激素。因此，前列腺增生症又被认为是一种"生理"现象，是前列腺衰老进程的必然结果。前列腺增生症有许多并发症，如前列腺包膜血管破裂可引起血尿；受凉、饮酒等可诱发急性尿潴留或充盈性尿失禁；增生的前列腺压迫后尿道可引起慢性尿潴留，严重者出现反复尿路感染、膀胱结石、肾积水、肾功能损害和腹股沟疝等。也并非所有具有前列腺增生病理变化的老年男性都会出现排尿异常。因此，有症状者需要治疗，而没有排尿异常症状或症状轻微的患者可以暂时不治疗。

前列腺增生症的治疗分为药物和手术治疗两类，均为对症治疗。药物治疗方便而安全，可减轻尿道损伤与水肿，缓解排尿不适。手术治疗主要用于非手术治疗无效的情况，手术治疗效果满意，但有一定风险和并发症。

（四）心、脑血管健康

男性心脑血管健康是关乎整体健康的重要方面。心血管系统就像一个精密的运输网络，负责将氧气、营养物质输送到身体的各个组织和器官，并将代谢废物运走。心脏作为这个系统的核心"泵"，不断地收缩和舒张，推动血液在血管中循环流动。健康的心血管系统能保证身体各器官正常运转，维持身体的各项生理功能。例如，它为大脑提供充足的氧气和营养，保障思维清晰、反应灵敏；为肌肉提供能量，支持身体的运动和活动。同样，脑血管的正常功能保障了大脑的正常运作。男性的思维能力、记忆力、决策力等都依赖于脑血管提供充足的氧气和营养。如一些脑血管疾病可能引发中风，导致男性出现偏瘫、失语等严重后果，极大地影响其生活自理能力和社会交往。

影响男性心脑血管健康的因素主要有不良生活方式、精神压力、遗传和年龄因素。高盐、高脂、高糖的饮食习惯是心血管疾病的重要危险因素。过多摄入盐分可导致血压升高，而高脂肪、高糖食物会引起血脂异常、肥胖等问题。例如，经常食用油炸食品、加工肉类及含糖饮料等，会使血液中胆固醇、甘油三酯等脂质成分升高，导致动脉粥样硬化的风险增加。缺乏运动也是一个关键因素，长期久坐不动，身体的代谢率会降低，血液循环减缓，心脏和血管的功能得不到有效的锻炼。这不仅会导致体重增加，还会使心脏肌肉逐渐减弱，血管弹性下降。同时，吸烟和过量饮酒同样对心血管系统危害极大。烟草中的尼古丁等有害物质会损伤血管内皮细胞，促使血管收缩，增加血液黏稠度，加速动脉粥样硬化的进程，大大提高了心脏病发作和中风的风险。而长期大量饮酒可导致血压升高，引发心律失常，还可能导致心肌损伤，增加心力衰竭的风险。

因此，维护男性心脑血管健康的措施主要包括以下几方面。①改善生活方式。首先，调整饮食结构，通过增加蔬菜、水果、全谷物、低脂肪蛋白质等健康食物的摄入，减少高热量、高脂肪、高盐食物的摄取。例如，多吃富含膳食纤维的蔬菜如芹菜、西蓝花等，有助于降低血脂；选择优质蛋白质如鱼、豆类等，代替部分红肉。其次，养成规律运动的习惯。每周至少进行 150min 中等强度的有氧运动，如快走、慢跑、游泳等，也可以适当进行力量训练，如举重、俯卧撑等，增强肌肉力量，提高身体代谢。运动可以促进血液循环，增强心肺功能，降低心血管疾病的风险。再者，戒烟限酒，坚决戒除吸烟习惯，减少饮酒量，避免酗酒，同时保持良好、充足睡眠，有助于身体恢复和心脑血管系统的正常调节。②心理调节。学会有效的压力管理技巧，如通过冥想、瑜伽、听音乐等方式缓解压力，保持心理平衡，在面对工作和生活压力时，要学会调整心态，合理安排时间，避免过度劳累，培养积极乐观的生活态度，与家人、朋友保持良好的沟通和关系，获得情感支持。③定期体检。男性尤其是有家族病史或高危因素的人群，应定期进行心脑血管方面的检查，如测量血压、血脂、血糖，进行心电图、心脏超声、头颅 CT 等检查，以便早期发现潜在问题并及时采取干预措施。

（五）男性儿童健康

男性健康问题并不是成年男性的"专利"，在儿童内分泌遗传代谢科门诊，也有不少因为青春期发育异常、性腺疾病来就诊的男孩。所以，男性健康还要从娃娃抓起。其中，最常见的疾病包括以下几种。

1. 性早熟

性早熟是儿童时期最常见的内分泌疾病之一，表现为男孩 9 岁前出现睾丸增大或阴毛早现。中枢性性早熟可引起早遗精、孩子终身身高受损，还可能带来相应的心理问题或社会行为异常。在中枢性性早熟患儿中，男性颅内病变的比例明显高于女性。根据病情，每个孩子的治疗方式不尽相同：有的只要定期复诊；有的仅口服中药治疗；有的则需要手术治疗；还有的需要进行 2 年以上的促性腺激素释放激素类似物治疗。

2. 隐睾症

正常情况下，男性生殖腺睾丸位于阴囊内，左右各一个。隐睾症是指睾丸未能按照正常发育过程下降至阴囊。隐睾症不仅容易使睾丸受到损伤，还可能引起不育及恶变。隐睾症有明显的家族遗传倾向，在睾丸胚胎发育的移行过程中任何环节出现异常均可引发隐睾症。隐睾症的治疗方法包括内分泌治疗、外科治疗及联合治疗，治疗目的是给睾丸营造一个适合其正常发育的"家"。6 月龄至 1 岁隐睾症未缓解的患儿建议手术治疗，治疗时间最晚不宜超过 1 岁半。

3. 先天性小阴茎

先天性小阴茎是指患儿出生时阴茎比预期新生男婴的阴茎短小。国际上推荐采用的诊断标准是足月新生男婴阴茎伸展长度小于 2cm。先天性小阴茎是一个复杂的疾病，下丘脑–垂体–性腺轴及雄激素合成和转化过程中任何一个环节出现异常，都可影响阴茎的发育。其他激素，如生长激素和胰岛素样生长因子–1 异常，也会导致小阴茎。有些患儿伴有隐睾、尿道下裂、睾丸发育不良等表现。对于先天性小阴茎患者，不主张在儿童期进行手术治疗，服用药物是主要的治疗方法。

4. Interlinear 综合征

Interlinear 综合征也叫先天性曲细精管发育不全综合征，由遗传自父亲或/和母亲的一条或多条额外 X 染色体所致，是男性最常见的性染色体异常疾病。患者在儿童期可无明显症状，有些因隐睾或小睾丸就诊。患儿的青春期发育常延缓，睾丸不发育、无胡须、无喉结、阴茎亦小，却可出现乳房增大，部分患儿有语言、学习或阅读障碍，执行能力缺陷，影响社交、心理和情绪，患儿青春期开始使用雄激素治疗可提高生活质量，避免严重并发症，必要时应做心理咨询干预。

九、男性健康护理注意事项

（一）定期体检

每年安排 1 次全面的身体检查，包括血常规、尿常规、肝功能、肾功能、血脂、血糖、血压测量、心电图等常规项目。40 岁以上的男性，每 1~2 年进行 1 次前列腺特异性抗原（PSA）检查，以筛查前列腺癌。同时，要注意检查前避免性生活和骑自行车等活动，以免影响检查结果。

经常吸烟或有家族癌症病史的男性，应定期进行低剂量螺旋 CT 检查，排查肺癌。检查时要按照医生的指导正确配合，保持呼吸平稳。

（二）饮食均衡

控制高热量、高脂肪、高糖和高盐食物的摄入，减少油炸食品和加工肉类的食用。例如，将每周吃油炸食品的次数控制在 1~2 次以内。

每天保证摄入至少 5 类蔬菜和水果，如 1 份蔬菜约为 1 碗生的叶菜，1 份水果约为 1 个中等大小的苹果，避免过度食用反季节水果和转基因蔬菜，增加全谷物的摄取，如用糙米、全麦面包代替部分白米、白面，但要注意全谷物的保存方式，防止受潮发霉。

每周至少吃 2 次鱼，以获取优质的不饱和脂肪酸。选择新鲜、无污染的鱼类，避免食用含汞量高的鱼。

（三）适度运动

每周至少进行 150min 中等强度的有氧运动，如快走（每分钟 100~120 步）、跑步（保持适度的呼吸节奏）、游泳（可选择自由泳、蛙泳交替）等。运动前要做好热身，运动后进行拉伸，避免受伤。

每周进行 2~3 次力量训练，如举重（从较轻的哑铃开始，逐渐增加重量）、俯卧撑（可以分组进行，每组 10~15 个）等。力量训练时要注意姿势正确，避免肌肉拉伤。

（四）控制体重

避免过度肥胖，计算并保持适宜的体重指数（BMI），即体重（kg）除以身高(m)的平方，理想值在 18.5~23.9 之间。减重时不要过度节食，以免导致营养不良。

制订合理的减重计划，如每周减少 0.5~1kg 的体重，通过适量减少饮食摄入和增加运动量来实现，避免依赖减肥药等不健康的方式。

（五）心理健康

学会应对工作和生活中的压力，如通过冥想、深呼吸练习（每天 10~15min）、瑜伽等方式放松身心。如果压力过大，要及时调整工作和生活节奏，避免过度劳累，如出现情绪问题，及时寻求心理支持和专业帮助，可与心理咨询师定期交流。不要忌讳看心理医生，正视自己的心理问题。

（六）睡眠充足

保证每天高质量睡眠，养成规律的作息时间，每天尽量在相同的时间上床睡觉和起床。睡前避免使用电子设备，以免影响睡眠质量。创造良好的睡眠环境，保持卧室安静、黑暗和凉爽，使用舒适的床垫和枕头。如果有睡眠障碍，要及时找出原因并解决。

（七）戒烟限酒

要下定决心戒烟，可寻求家人和朋友的监督与支持，或使用戒烟药物辅助。戒烟过程中可能会出现戒断症状，如烦躁、焦虑等，要保持耐心和毅力。

限制酒精摄入量，男性每天饮用的酒精量不应超过 25g，相当于 750ml 啤酒、250ml 葡萄酒或 75ml 白酒，避免空腹饮酒和酗酒。

（八）性健康

保持良好的性生活习惯，注意性卫生，性生活前后清洗生殖器。性生活要适度，避免过度纵欲，如有性功能障碍等问题，及时就医，遵循医生的治疗建议，如药物治疗或心理治疗，治疗期间要按照医嘱用药，不要自行增减药量。

（九）预防职业伤害

对于从事特殊职业的男性，如长期接触化学物质、粉尘或处于高噪声环境，要做好防护措施，佩戴合适的防护用具，如口罩、耳塞等，定期更换防护用品，确保其有效性。

定期进行职业健康检查，及时发现潜在的职业病隐患。严格遵守工作场所的安全规定，避免违规操作。

（十）口腔卫生

每天早晚刷牙，每次刷牙时间不少于 2min，使用含氟牙膏。刷牙时要采用正确的刷牙方法，饭后使用牙线清洁牙缝，每年至少洗牙 1~2 次。洗牙要选择正规的口腔医疗机构。

（十一）皮肤护理

注意防晒，外出时涂抹防晒霜，戴宽边帽子和太阳镜，避免长时间暴露在阳光下，尤其是上午 10 点至下午 4 点之间。根据活动和肤质选择合适的防晒霜，并及时补涂。

定期进行皮肤自检，观察有无新的痣或原有痣的变化，预防皮肤癌。发现皮肤异常要及时就医。

（十二）关注家族病史

对于家族中有遗传疾病的情况，如心脏病、糖尿病、高血压等，要特别留意，提前咨询医生进行针对性的筛查和预防。定期监测相关指标，如血糖、血压等。

总之，男性健康护理是一个综合性的任务，需要从生活的各个方面入手，社会应该加强对男性健康的关注和宣传，消除对男性健康问题的忽视和误解。男性自身也应该增强健康意识，积极采取行动，关爱自己的身体和心灵。只有这样，才能真正实现健康的生活，保持良好的健康状态，享受高品质的生活。

第四节　男性健康中医常见调理方法

男性健康一直是社会关注的焦点之一，中医在维护和提升男性健康方面拥有悠久的历史和丰富的经验。以下是中医常见的调理方法：

一、饮食调理

（一）均衡饮食

中医提倡饮食要多样化，均衡摄取各类营养素。避免过度油腻、辛辣和冷饮，以免损伤脾胃。依据中医的食疗理论，选择合适的食物进行调养。例如：多食用黑色食物，如黑豆、黑芝麻、黑米等，具有补肾的作用。食用山药、芡实等健脾益胃的食物。

（二）注重平衡

中医强调饮食应遵循"五谷为养，五果为助，五畜为益，五菜为充"的原则。

对于男性来说，要保证谷类、肉类、蔬菜、水果等各类食物的合理摄入，以维持身体的营养平衡。例如，五谷可以提供碳水化合物等能量来源，五畜能补充优质蛋白质和脂肪等。

同时，要根据不同的体质和季节进行适当调整。如阳虚体质的男性，在冬季可适当多吃一些温热性的食物，如羊肉、韭菜等，以温补肾阳；而阴虚体质的男性，在夏季则可多食用一些滋阴润燥的食物，如百合、银耳等，以防体内阴液耗损。

（三）节制饮食

男性应避免过食肥甘厚味、辛辣刺激及生冷食物。过食肥甘厚味容易内生痰湿，导致肥胖、高脂血症等，影响身体健康。例如，一些经常应酬、大鱼大肉的男性，可能会出现身体肥胖、血脂升高等情况，进而增加患心血管疾病的风险。

辛辣食物过量食用可能会导致体内燥热，引发口腔溃疡、便秘等问题，还可能对前列腺等器官产生不良刺激。而过度食用生冷食物则易损伤脾胃阳气，导致脾胃虚寒，出现腹痛、腹泻等症状。

二、情志调养

中医认为情绪稳定对健康至关重要，建议男性学会调节情绪，避免长期处于压力和焦虑之中。培养兴趣爱好，保持乐观心态，有助于身心健康。保持心情舒畅，避免过度的焦虑、抑郁和愤怒等不良情绪。可以通过听音乐、书法、绘画等方式来调节情绪。

（一）调节情绪

中医认为情志失调会影响脏腑功能，对男性健康不利。男性在生活和工作中面临各种压力，要学会调节情绪，保持平和的心态。怒伤肝、喜伤心、思伤脾、忧伤肺、恐伤肾，过度的情绪波动会对相应脏腑造成损害。例如，长期处于愤怒情绪中的男性，容易出现肝气郁结，表现为胁肋胀痛、食欲不振等症状。

可以通过一些方式来调节情绪，如听音乐、读书、绘画、运动等。运动可以促进体内气血流通，释放压力，改善情绪状态。

（二）培养良好心态

男性应树立积极乐观的生活态度，培养豁达的胸怀。遇到困难和挫折时，要学会正确面对，避免过度焦虑和抑郁。良好的心态有助于增强身体的免疫力，预防疾病的发生。例如，心态乐观的男性在面对疾病时，往往恢复得更快，身体的整体健康状况也相对较好。

三、起居调理

（一）顺应自然节律

中医讲究"天人合一"，男性应顺应四季的变化调整起居。春季阳气升发，应早睡早起，多到户外散步，使阳气得以舒展；夏季阳气旺盛，可适当晚睡早起，但要注意午休，避免过度贪凉，防止寒邪入侵损伤阳气；秋季气候干燥，宜早睡早起，以收敛神气；冬季天寒地冻，应早睡晚起，避免过度劳累，以养藏体内阳气。

每日的作息也应规律，保证充足的睡眠。夜晚是身体进行修复和调整的重要时段，长期熬夜会损耗人体的精气神，尤其是对男性的肝肾等脏腑功能有不良影响。例如，经常熬夜的男性可能会出现黑眼圈、精神不振、性功能下降等问题。

（二）注意生活环境

居住环境应保持整洁、安静、通风良好。潮湿的环境容易滋生寒湿之邪，长期居住可能导致关节疼痛等病症，所以要保持室内干燥。此外，要避免居住在嘈杂的环境中，以免影响心神的宁静，导致情绪烦躁、睡眠不佳等。

四、运动调理

（一）选择合适运动方式

男性应根据自身的体质和健康状况选择合适的运动方式。体质较弱者可选择如太极拳、八段锦等较为柔和的运动，这些运动能调和气血、疏通经络，增强体质。体质较好的男性则可以进行一些强度稍大的运动，如跑步、游泳、球类运动等，以增强心肺功能，锻炼肌肉力量。例如，长期坚持练习太极拳的男性，可能会感觉身体更加灵活，气血运行更加通畅，对一些慢性疾病也有一定的预防和辅助治疗作用。

（二）适度运动

运动要适度，避免过度劳累。过度运动可能会损伤筋骨肌肉，耗气伤津，反而对身体造成伤害。男性在运动时要注意循序渐进，控制运动强度和时间。例如，在进行跑步锻炼时，如果运动量突然增加过大，可能会导致膝关节损伤、肌肉拉伤等问题。

五、房事护理

（一）节制房事

中医认为房事不节会损伤肾精，尤其男性过度的性生活会导致腰膝酸软、头晕耳鸣、性功能减退等问题。男性应根据自身的年龄和身体状况合理安排性生活，避免频繁手淫和过度的性行为。例如，青壮年男性一般每周2~3次性生活较为适宜，而中老年男性则应适当减少。

（二）注意房事卫生

房事前后，男女双方都应注意清洁卫生，以防止生殖系统感染。男性要特别注意清洗外阴部，保持局部清洁。同时，在患病期间应避免性生活，以免加重病情或传染给对方。例如，男性如果患有尿道炎等疾病，应及时治疗并在治疗期间禁止性生活，待痊愈后再恢复正常的性生活。

六、中药调理

中医根据男性的身体状况，可开具个性化的中药方剂，如补肾滋阴降火等，以调整体内阴阳平衡，增强身体机能。根据个体的体质和病症，选用合适的中药进行调理。例如：对于肾气不足的男性，会选用金匮肾气丸、六味地黄丸等补肾气的方剂。若是肝郁气滞，常用逍遥丸、柴胡疏肝散等以疏肝解郁。滋补中药可选用如熟地、枸杞、山药、杜仲等中药材来补肾填精、益气养血。

（一）补肾固精

1. 维护生殖功能

肾对于男性至关重要，与生殖功能密切相关。中药调理中常使用一些补肾的药物来维护男性的生殖健康。例如，枸杞子，味甘性平，归肝、肾经，能滋补肝肾、益精明目。对于一些因肾虚导致的腰膝酸软、遗精、视力减退等的男性，服用枸杞子或含有枸杞子的方剂，有助于补充肾精，提高生育能力。

菟丝子也是常用的补肾中药，具有补肾益精、养肝明目等功效。对于精子质量不佳、性功能减退等问题，菟丝子可以通过调节肾中精气来改善。它能促进生殖系统的血液循环，增强睾丸等生殖器官的功能，提高精子的活力和数量，从而维护男性的生殖功能。

2. 延缓衰老

随着年龄增长，男性肾气逐渐衰退，会出现一系列衰老表现，如头发变白、牙齿松动、腰膝无力等。中药调理可以起到延缓衰老的作用。像熟地黄，滋阴补血、益精填髓，能够补充肾阴，调节人体的阴阳平衡。男性服用熟地黄等补肾中药组成的方剂，可以滋养身体，延缓肾气的衰退，减少衰老相关症状的出现。例如，一些中老年男性通过长期服用合理配伍的补肾中药，会感觉身体更有活力，头发、牙齿等状况相对较好。

（二）疏肝理气

1. 调节情绪与心理状态

男性在社会生活中面临工作压力、人际关系等诸多问题，容易导致肝气郁结。中药调理可以帮助疏肝理气，改善情绪和心理状态。例如，柴胡具有疏散退热、疏肝解郁的功效。当男性因工作压力大等原因出现情绪抑郁、烦躁易怒、胸胁胀痛等症状时，服用含有柴胡的方剂，能够调节肝经的气血运行，缓解肝气不舒的情况，使情绪更加平稳。

香附也是常用的疏肝理气中药，它能行气解郁、调经止痛。对于一些因情绪问题导致的胃肠功能紊乱、睡眠不佳等，香附可以通过调节气机，改善这些伴随症状，让男性的身心更加舒适。

2. 维持肝正常生理功能

肝脏的正常功能对于男性健康十分重要。中药调理可以保护肝脏，维持其正常的代谢、解毒等功能。例如，茵陈有清利湿热、利胆退黄的作用。对于一些经常饮酒或饮食不节的男性，肝脏容易受到损伤，茵陈可以帮助肝脏清除湿热之邪，保护肝细胞，维持肝脏的正常结构和功能。同时，一些具有养肝作用的中药复方如逍遥散等，通过多种中药的协同作用，能疏肝健脾，调节肝脏的气血，保障肝脏正常生理功能的发挥，减少肝脏疾病的发生风险。

（三）健脾和胃

1. 促进营养吸收

脾胃为后天之本，男性身体的健康需要良好的脾胃功能来保障营养的吸收和运化。中药调理可以增强脾胃功能，促进营养物质的吸收。例如，白术具有健脾益气、燥湿利水的功效。对于一些脾胃虚弱、消化功能不佳的男性，白术可以调节脾胃的运化功能，提高对食物中营养成分的吸收利用效率。山药也是常用的健脾中药，它能补脾养胃、生津益肺、补肾涩精。男性食用山药或含有山药的中药方剂，有助于改善脾胃虚弱引起的食欲不振、腹泻等症状，增强身体的营养状况，为身体提供充足的能量和营养物质，维持身体的正常代谢和生理活动。

2. 预防消化系统疾病

中药调理对于预防男性常见的消化系统疾病有一定作用。如山楂，具有消食健胃、行气散瘀的功效。对于一些容易积食、消化不良的男性，山楂可以帮助消化食物，减轻胃肠负担，预防胃炎、胃溃疡等疾病的发生。同时，一些健脾和胃的中药复方如香砂六君子汤等，通过调理脾胃气机，增强脾胃功能，能够减少胃痛、胃胀、嗳气等消化系统不适症状的出现，维护男性消化系统的健康。

（四）调理气血

1. 增强体力与精力

气血充足是男性保持良好体力和精力的基础。中药调理可以通过补气养血等方法来增强男性的身体状态。例如，黄芪是常用的补气中药，它能补气升阳、固表止汗、利水消肿等。对于一些气虚乏力、容易疲劳的男性，服用黄芪或含有黄芪的方剂，可以补充人体的元气，提高身体的能量水平，增强体力。

当归是补血要药，具有补血活血、调经止痛等功效。对于一些血虚面色苍白、头晕目眩的男性，当归可以补充血液，促进气血的运行，使身体更有活力，精力更加充沛。

2. 预防心血管疾病

气血运行不畅容易导致心血管疾病的发生。中药调理可以通过活血化瘀、理气通络等方式来预防心血管疾病。例如，丹参具有活血祛瘀、通经止痛、清心除烦等作用。对于一些有心血管疾病风险因素的男性，如高血脂、高血压等，丹参可以改善血液循环，降低血液黏稠度，预防动脉粥样硬化等心血管疾病的发生。川芎也有活血行气、祛风止痛的功效，与其他中药配伍使用，可以调节气血，保护心血管系统的健康。

七、中药泡脚

中药泡脚在男性健康方面有着独特的意义和作用，通过中药配方的泡脚水，刺激足部穴位，促进血液循环和新陈代谢。

（一）中药泡脚的作用

1. 促进气血运行

中医认为，人体经络是气血运行的通道。足部有众多经络的起止点，通过中药泡脚，温热的药液和药物的功效可以刺激足部的经络穴位。例如，涌泉穴是肾经的重要穴位，当温热的药液作用于足底时，能促进肾经气血的运行。男性若肾经气血通畅，有助于肾脏功能的正常发挥，如更好地贮藏精气、调节水液代谢等。对于一些因气血不畅而出现下肢发凉、麻木的男性，中药泡脚可以起到温通经络、促进气血循环的作用，改善这些不适症状。

2. 调理脏腑功能

（1）补肾固精

许多中药具有补肾的作用，通过泡脚使药物经足部皮肤吸收，能作用于肾脏。如一些补肾助阳的药物，在泡脚过程中，其有效成分可以通过经络传导直达肾脏。对于一些因年龄增长、劳累过度等原因导致肾气不足的男性，中药泡脚可能有助于改善其腰膝酸软、耳鸣、性功能减退等肾虚表现，起到补肾固精的功效。

（2）疏肝理气

中药泡脚中一些疏肝理气的药物，如柴胡、香附等能够通过对足部肝经相关穴位的刺激和药物吸收，帮助调节肝经的气血运行，缓解男性因肝郁引起的情绪不畅、胸胁胀痛等问题，达到疏肝理气的目的，从而有利于男性的身心健康。

（3）健脾化湿

男性若饮食不节，过食肥甘厚味等，容易损伤脾胃，导致脾虚湿困。中药泡脚中一些健脾化湿的药物，如生薏仁、木瓜等可以在一定程度上促进脾胃的运化功能，帮助排除体内湿气。对于一些出现腹胀、便溏、肢体困重等脾虚湿盛症状的男性，中药泡脚可能有助于改善其脾胃功能，减轻湿气带来的不适。

3. 缓解疲劳与改善睡眠

中药泡脚时，温热的药液能使足部血管扩张，促进血液循环，加快机体的新陈代谢，使肌肉得到放松，从而缓解身体的疲劳感。

中药泡脚对改善男性的睡眠质量也有一定帮助。一方面，泡脚过程中的温热刺激和药物作用能调节人体的气血阴阳平衡，使人体处于相对放松的状态，有利于入睡。另一方面，一些具有安神作用的中药，如夜交藤等在泡脚时其成分被吸收后，可能对神经系统有一定的调节作用，缓解焦虑情绪，帮助男性进入更深的睡眠状态，提高睡眠质量。

4. 预防疾病

（1）预防下肢疾病

对于长期站立或久坐的男性，下肢血液循环可能不畅，容易出现下肢静脉曲张等问题。中药泡脚可以促进下肢的血液循环，增强血管的弹性，在一定程度上预防下肢血管疾病的发生。同时，对于一些因风寒湿邪入侵导致的下肢关节疼痛，如膝关节疼痛、踝关节疼痛等，中药泡脚的温通作用和药物的祛邪功效，能起到预防和缓解疼痛的作用，减少关节疾病的发生风险。

（2）增强体质预防其他疾病

中药泡脚通过整体调节人体的脏腑功能、气血运行等，有助于增强男性的体质，提高身体的免疫力。体质增强后，男性对疾病的抵抗力也会相应提高，对于预防感冒、慢性支气管炎等疾病有一定的疗效。例如，在季节交替、气温变化较大时，经常进行中药泡脚的男性可能更不容易患上呼吸道感染等疾病。

中医学认为中药泡脚是一种简单易行且有效的保健方法，对于维护男性的健康有着多方面的积极作用。通过合理选择药物和正确的泡脚方法，男性可以享受到中药泡脚带来的诸多益处。

（二）常见中药泡脚方

1. 补肾助阳泡脚方

淫羊藿 30g：淫羊藿具有补肾壮阳、强筋骨等功效，对于男性肾阳不足有很好的调理作用。

巴戟天 30g：巴戟天能补肾助阳，祛风除湿，可改善男性因肾阳亏虚引起的腰膝酸软等症状。

肉桂 15g：肉桂有补火助阳、散寒止痛、温通经脉的作用，可促进阳气的运行。

方法：

将上述药材放入锅中，加入适量清水，煎煮约 30min，然后将药液倒入洗脚盆中，待水温降至 40~45℃（以不烫手为宜）时，将双脚放入盆中浸泡，每次浸泡 20~30min，每晚 1 次。适合肾阳不足的男性，能帮助改善畏寒肢冷、腰膝冷痛、性功能减退等症状。

2. 祛湿通络泡脚方

独活 30g：独活有祛风除湿、通痹止痛的功效，对于男性因风寒湿邪导致的关节疼痛等有一定缓解作用。

木瓜 20g：木瓜能舒筋活络，化湿和胃，可辅助改善肢体经络不通的情况。

生薏仁 30g：生薏仁有利水渗湿、健脾除痹的作用，有助于排除体内湿气。

方法：

把药材洗净后放入锅中，加水煎煮 30min 左右，取药液倒入盆中，水温合适后泡脚，每次泡 20~30min，每日 1 次。适用于体内有湿气、经络不畅的男性，对于缓解肢体沉重、关节屈伸不利等有一定效果。

3. 疏肝理气泡脚方

柴胡 20g：柴胡具有疏肝解郁、升举阳气的功效，可帮助调节男性的情绪和肝经的气机。

香附 20g：香附能疏肝理气，调经止痛，对于肝气不舒导致的情绪问题和身体不适有改善作用。

川芎 15g：川芎有活血行气、祛风止痛的作用，可促进肝经气血的运行。

方法：

将药材放入锅中加水煎煮，煮好后取药液泡脚，水温及浸泡时间与上述方法相同。适合工作压力大、情绪容易抑郁或烦躁的男性，有助于舒缓情绪，改善肝经气血不畅的状况。

在进行中药泡脚时，需要注意以下几点：水温要适宜，避免烫伤皮肤；泡脚时间不宜过长，一般 20~30min 为宜；脚部有伤口或皮肤疾病时不宜泡脚，以免引起感染。

八、针灸疗法

通过针刺或艾灸特定的穴位来调节身体的气血和脏腑功能。

（一）对生殖系统的调节作用

1. 改善性功能障碍

对于男性性功能障碍如阳痿、早泄等问题，针灸可以通过刺激特定穴位来调节经络气血。例如，针刺关元穴，关元为任脉与足三阴经的交会穴，具有补肾培元、温阳固脱的作用。通过针刺该穴位，能调节肾经气血，增强肾脏功能，从而对阳痿有一定的治疗作用。

再如针刺肾俞穴，肾俞是肾的背俞穴，可直接调节肾脏的气血阴阳。对于早泄等问题，刺激肾俞穴等相关穴位能起到补肾固精、调节生殖功能的效果，提高男性的性功能。

2. 治疗前列腺疾病

在男性常见的前列腺疾病方面，针灸也有一定疗效。如对于慢性前列腺炎，针灸一些特定穴位可以促进局部血液循环，缓解炎症和疼痛。针刺会阴穴，会阴穴位于会阴部，邻近前列腺，通过针刺该穴位能直接作用于前列腺部位，改善局部的气血运行，减轻前列腺的充血和水肿，缓解尿频、尿急、尿痛等症状。

（二）对内分泌系统的调节

1. 调节激素水平

男性的内分泌平衡对健康至关重要。针灸可以调节男性体内的激素水平。例如，对于一些雄激素水平异常的男性，通过针刺某些穴位可以影响下丘脑-垂体-性腺轴的功能，从而调节雄激素的分泌。像针刺足三里穴，足三里是保健要穴，它可以调节全身的气血运行，对内分泌系统也有一定的调节作用，有助于维持男性体内激素的正常水平。

这种激素水平的调节对于男性的生殖健康、骨骼健康等都有着重要意义。比如，合适的雄激素水平对于维持男性的性欲、骨骼密度等都非常关键。

2. 缓解压力相关内分泌失调

现代社会男性面临诸多压力，长期的压力会导致内分泌失调。针灸能够调节与压力相关的神经内分泌系统。当男性处于压力状态时，身体会分泌一些应激激素，如皮质醇等。针灸通过刺激特定穴位，如内关穴等，可以调节神经系统的功能，降低应激激素的分泌，缓解压力引起的内分泌失调。同时，还能改善焦虑、抑郁等不良情绪，这些情绪的改善也有助于内分泌系统的正常恢复。

（三）对神经系统的调节作用

1. 缓解疼痛

男性可能会遭受各种疼痛困扰，如头痛、腰痛等。针灸在缓解疼痛方面有显著效果。对于头痛，针刺太阳穴、风池穴等穴位可以疏通头部经络气血，缓解疼痛。对于腰痛，针刺腰部的委中穴、肾俞穴等，能起到通经止痛的作用。这些穴位的刺激可以调节神经系统的传导功能，释放内啡肽等神经递质，从而减轻疼痛感觉。例如，一些男性因工作劳累或姿势不良导致的慢性腰痛，通过定期的针灸治疗，可以有效缓解疼痛，提高生活质量。

2. 改善睡眠质量

良好的睡眠对于男性健康至关重要。针灸可以调节神经系统，帮助改善睡眠。例如，针刺神门穴，神门是心经的原穴，具有安神定志的作用。通过刺激该穴位，可以调节心脏的功能，缓解心神不宁，促进睡眠。对于一些因工作压力大、焦虑等原因导致失眠的男性，针灸神门穴等相关穴位能帮助他们恢复正常的睡眠节律，提高睡眠质量，从而有利于整体健康的恢复。

（四）对整体健康状态的维护

1. 增强免疫力

针灸可以通过调节人体的免疫系统，增强男性的免疫力。针刺一些穴位如大椎穴等，可以激发人体的阳气，提高白细胞的活性，增强机体的抗病能力。对于经常容易感冒、生病的男性，定期进行针灸治疗可能有助于提高身体的抵抗力，减少疾病的发生频率。

这种免疫力的增强是通过调节人体的免疫细胞、免疫因子等多种途径实现的，使男性身体更加健康，能够更好地应对外界环境中的各种致病因素。

2. 调节身体的气血平衡

中医认为气血平衡是身体健康的基础。针灸通过刺激经络穴位，可以调节男性身体的气血运行。例如，对于一些气血亏虚的男性，针刺气海穴、血海穴等可以补气养血，改善面色苍白、乏力等症状。对于一些体内有瘀血阻滞的男性，针刺膈俞穴等穴位可以活血化瘀，促进气血的通畅。通过这种气血的调节，维持身体的正常生理功能，保障男性的健康。

九、推拿按摩

（一）缓解肌肉骨骼疲劳与疼痛

1. 减轻肌肉疲劳

男性在工作或运动中常常会使肌肉处于紧张状态，长时间下来容易导致肌肉疲劳。推拿按摩通过各种手法，如揉法、捏法、滚法等，对肌肉进行放松。例如，对男性经常使用的上肢和肩部肌肉进行揉按，可以促进局部血液循环，加速代谢产物如乳酸的排出，缓解肌肉的酸胀感，减轻疲劳。像一些长期伏案工作的男性，经过专业的肩部和颈部推拿按摩后，会感觉肌肉明显放松，疲劳感减轻。

对于下肢肌肉，如经常进行体力劳动或运动的男性，通过对腿部的按摩，尤其是对小腿的腓肠肌和比目鱼肌等进行拿捏和按揉，能有效缓解肌肉紧张，恢复肌肉的弹性和活力。

2. 缓解骨骼疼痛

男性可能会因不良姿势、运动损伤或年龄增长等原因出现骨骼疼痛问题，如腰痛、膝关节痛等。推拿按摩中的一些手法可以对骨骼相关的结构进行调整和舒缓。对于腰痛，按摩师可能会采用腰部的扳法等手法，调整腰椎关节的位置，纠正椎间关节的紊乱，缓解因腰椎间盘突出或小关节错位等引起的疼痛。对于膝关节疼痛，通过按摩膝关节周围的穴位和肌肉，如犊鼻穴、足三里等，以及对膝关节进行屈伸等活动类手法，可以促进局部气血流通，减轻疼痛和炎症，增强膝关节的稳定性。

（二）调节脏腑功能

1. 促进消化

对于一些男性因饮食不规律、饮酒等原因导致的消化功能不良，推拿按摩有一定的调节作用。例如，通过按摩腹部的中脘、天枢等穴位，采用摩腹、揉腹等手法，可以促进胃肠蠕动，增强脾胃的消化吸收功能。这种按摩手法能刺激胃肠道的神经反射，调节消化液的分泌，改善消化不良、腹胀、便秘等问题。一些经常应酬、肠胃功能较弱的男性，定期进行腹部推拿按摩，有助于维持良好的消化功能。

此外，对于一些因工作压力大导致肝郁气滞、食欲不振的男性，按摩太冲、期门等肝经穴位，可以疏肝理气，改善情绪和消化功能。

2. 增强肾功能

在中医理论中，肾与男性的生殖健康等密切相关。推拿按摩某些特定部位和穴位可以起到补肾固精的作用。例如，按摩腰部的肾俞穴、命门穴等，采用擦法、按法等手法，能够温补肾阳，增强肾脏的功能。对于一些有腰膝酸软、性功能减退等表现的男性，长期坚持对这些穴位的按摩，可能有助于改善肾虚症状，提高生殖功能和整体健康水平。同时，按摩足底的涌泉穴，也有补肾益精、滋阴降火等功效，对男性的肾脏保健有积极意义。

（三）改善心理状态与缓解压力

1. 调节情绪

男性在生活和工作中面临各种压力，容易出现情绪问题。推拿按摩可以通过刺激神经系统，促进身体分泌内啡肽等神经递质，从而产生愉悦感，调节情绪。例如，在进行头部按摩时，对头部的穴位如百会、神庭等进行点按和揉擦，能够舒缓神经、缓解焦虑、紧张等情绪。一些工作压力大、情绪容易波动的男性，经过头部和全身的推拿按摩后，会感觉心情更加舒畅，情绪得到明显改善。

按摩过程中的舒适体验和身体的放松也有助于男性从紧张的情绪状态中解脱出来，以更好的心态面对生活和工作的挑战。

2. 减轻压力

推拿按摩可以帮助男性减轻身体和心理上的压力。按摩时身体的肌肉逐渐放松，血液循环得到改善，身体的紧张状态得以缓解。同时，按摩过程中身体会进入一种放松的状态，大脑的 α 波活动增加，这种脑电波状态与放松和冥想时相似，有助于减轻心理压力。对于一些长期处于高压力工作环境的男性，如企业高管、程序员等定期进行推拿按摩可以有效地缓解压力，提高身体的抗压能力，预防因压力导致的各种疾病。

十、气功锻炼相关功法

（一）气功锻炼

1. 整体健康促进

气功是一种传统的身心锻炼方法，它通过调节呼吸、意念和身体姿势，能够调节人体的气血运行，使经络通畅。对于男性来说，这有助于维持身体各脏腑器官的正常功能。例如，通过气功的练习，可以改善肝脏的疏泄功能，促进胆汁分泌和排毒，减少肝脏疾病的发生风险。它还能增强人体的免疫力，使男性身体更具抵抗力，减少患病概率。比如，经常练习气功的男性可能在流感季节较不容易感染疾病。初学者每次练习时间不宜过长，一般可以从 10~15min 开始，随着练习的深入和身体的适应逐渐增加时间，可延长至 30min 左右，每天可以练习 1~2 次，早晚各 1 次较为适宜。

2. 心理调节

男性在生活中面临各种压力，气功可以帮助他们缓解焦虑、紧张等情绪。在气功练习中，要求身心放松、排除杂念，这有助于调节神经系统的平衡，使男性保持平和的心态。练习气功后，男性可能会感觉精神更加宁静，应对工作和生活压力的能力增强。

（二）太极拳

1. 身体协调性与平衡

太极拳的动作圆活连贯、刚柔相济，对于男性的身体协调性和平衡能力有很好地锻炼作用。随着年龄增长，男性的身体协调性可能会下降，练习太极拳可以改善这种情况。比如，通过太极拳的步伐移动和身体转动等动作，能够增强下肢力量和关节灵活性，减少跌倒的风险。它还有助于改善心血管功能，太极拳的舒缓动作不会给心脏造成过大负担，同时能促进血液循环。长期练习太极拳的男性，其心脏功能可能会得到一定程度的改善，血压、血脂等指标也可能趋于正常。

2. 心理修养

太极拳强调"以柔克刚""心静体松"，这有助于培养男性沉稳、平和的心态。在练习过程中，需要专注于动作和呼吸的配合，这可以锻炼男性的专注力和定力。例如，在应对工作中的复杂问题时，这种专注力和沉稳的心态能帮助男性更加冷静地分析和解决问题。

（三）八段锦

1. 强身健体

八段锦的动作涵盖了多种姿势，能够全面锻炼身体各个部位。对于男性来说，它可以增强肌肉力量，尤其是核心肌群的力量。例如，八段锦中的"两手托天理三焦"等动作，需要上肢用力上举，能锻炼肩部和背部肌肉。

同时，八段锦对呼吸系统有良好的调节作用。通过特定的呼吸方法与动作配合，能增加肺活量，提高呼吸功能。对于一些长期吸烟或有慢性呼吸道疾病的男性，练习八段锦可能有助于改善呼吸状况，减轻症状。

2. 养生保健

八段锦注重调节身体的气血和脏腑功能。其动作的编排遵循中医经络学说，通过拉伸、扭转等动作刺激经络穴位，促进气血流通。比如，"五劳七伤往后瞧"这个动作可以调节颈部和肩部的气血运行，对于经常伏案工作的男性，能缓解颈部和肩部的疲劳，预防颈椎病等疾病的发生。

（四）站桩

1. 增强下盘力量

站桩主要锻炼下肢的力量和稳定性。男性在进行体力活动或运动时，下盘力量是基础。通过站桩练习，如马步站桩等，可以增强腿部肌肉的力量和耐力，提高身体的稳定性。例如，在进行一些体育运动时，下盘稳固的男性更具优势，能够更好地发力和保持身体平衡。

站桩还能促进下肢的血液循环，预防下肢静脉曲张等疾病。对于长期站立工作的男性，站桩可以缓解下肢的疲劳和压力，减少腿部疾病的发生。

2. 培养精气神

站桩时要求身体正直、精神集中，这有助于培养男性的精气神。在站桩过程中，通过调整呼吸和意念，能够使身心得到深度的放松和滋养。例如，坚持站桩的男性可能会感觉自己更有精神，注意力更加集中，工作效率也会有所提高。

（五）易筋经

1. 改善筋骨柔韧性

易筋经注重对筋骨的锻炼，通过各种伸展、扭转等动作，可以有效改善男性的筋骨柔韧性。随着年龄增长，男性的筋骨可能会逐渐变得僵硬，易筋经的练习能够延缓这种变化。例如，"韦驮献杵"等动作可以拉伸全身的肌肉和关节，增加关节的活动范围，减少因筋骨僵硬而导致的运动损伤。

它对于男性的脊柱健康也有好处。易筋经中的一些动作可以纠正不良的脊柱姿势，预防和缓解脊柱疾病，如颈椎病、腰椎间盘突出等。对于长期久坐或从事重体力劳动的男性，易筋经能帮助维护脊柱的正常生理曲度，减轻脊柱的压力。

2. 提升内力与耐力

易筋经的练习有助于提升男性的内力和身体的耐力。其独特的呼吸和动作配合方式，能够增强人体的内气，提高身体的能量储备。例如，经过一段时间的易筋经练习，男性可能会感觉自己在体力活动中更有耐力，不易疲劳，身体的整体素质得到提升。

中医强调个体差异和整体调理，从饮食、起居、情志、运动、房事等多个方面对男性健康护理提出了全面而独特的认识和治疗方法，通过遵循这些原则和方法，可以有效地维护和提升男性的身体健康，预防疾病的发生，以提高生活质量。

第三章　男科常见疾病的中西医诊治

第一节　性功能障碍

一、勃起功能障碍（阳痿）

（一）概述

勃起功能障碍是指男性不能持续获得和维持足够的阴茎勃起以完成满意的性生活，中医称之阳痿。阳痿指阴茎勃起由于虚损、惊恐、湿热等原因致使宗筋失养而弛纵，阳器痿弱或举而不坚或坚而不能持久，不足以获得满意性交的一种病症。中医古籍《素问·痿论》中又称为"筋痿"："思想无穷，所愿不得，意淫于外，入房太甚，发为筋痿。"《诸病源候论·虚劳阴痿候》说："劳伤于肾，肾虚不能荣于阴器，故痿弱也。"认为本病由劳伤及肾虚引起。《景岳全书》立《阳痿》篇，始以阳痿名本病，详述阳痿病因病机与治疗，因此阳痿沿用至今。阴茎的勃起过程是极为复杂的，需要多因素多方面的协调配合才可完成，比如人体激素的正常分泌，敏感的神经反射，海绵体动脉血管的正常充盈及正常的外生殖器平滑肌、血管内皮细胞等最终促使阴茎结构改变，其中任何环节出现病理变化，均可引起勃起困难而致阳痿。

（二）病因

1. 西医观点

勃起过程是集心理、生理的一个极为复杂的程序，需要人体协调与配合，包含多因素才能完成。阴茎勃起分为三个时期：①启动期：心理、神经、内分泌的刺激活动使大脑产生兴奋冲动，信号冲动下达到勃起中枢，勃起中枢通过副交感神经发出性冲动，使阴茎血管和海绵体平滑肌松弛，勃起启动。②充盈期：局部平滑肌的松弛使海绵体动脉和螺旋动脉扩张，海绵体内血流增加：窦状隙扩张和血液滞留状态，使阴茎变粗。③维持期：窦状隙内血液通过静脉受阻，减少阴茎静脉血液回流、保持阴茎内有足够的血流滞留，维持勃起，完成性交。阳痿一般可分为：功能性阳痿、器质性阳痿、混合型阳痿。

2. 中医观点

情志内伤：依据"五神志"观点，情志内伤可直接导致五脏的功能紊乱，引起阳痿。或情志不遂，或所欲不得，或焦虑过甚，或郁怒不伸，日久均可损伤心脾，宗筋失养，阳道不振。

脏腑虚损：肾精不足或肾阳衰微，平时纵情纵欲，阴精耗损，阴虚火旺，禀赋不充，相火偏盛，妄动宗筋，或素体阳虚，肾中精气逆乱，阴道难立，而致阳痿。

外邪侵袭：寒冷作业致寒邪凝滞、寒湿内盛；寒邪凝滞肝脉，影响宗筋的勃起；或跌仆损伤致冲、任、督脉受损，瘀血内阻，经络不通，宗筋无以立，则见阳事不举。

（三）症状

以阳器痿软不用，行房举而不坚，或坚而不能维持为主要表现。伴随有神疲倦怠，腰酸膝软，头晕耳鸣，畏寒肢冷，阴器冷缩，或局部潮冷，小便清长，精液稀薄，精液量少或精子活力低下，或会阴部坠胀疼痛，小便不畅，滴沥不尽，小便频数等症，遗精、早泄常与阳痿并见。

（四）诊断

首先询问病史，男性在性生活时因为阴茎勃起问题不能完成性交而影响夫妻正常关系；其次进行全身检查，排除高血压、心脏病及神经系统疾病的指征；评估第一性征发育情况：进行泌尿生殖器阴毛的分布，阴囊及睾丸发育情况，重点于阴茎的大小及形态，有无畸形，硬结或阴茎弯曲等症。

采用勃起功能国际问卷调查表（IIEF-5），IIEF-5总分>21者为正常，<21分者为阳痿。

采用夜间勃起功能检测（NPTR），目前是鉴别功能性与器质性阳痿的金标准，正常男性夜间勃起频率为3~5次，有效勃起时间≥10min。器质性阳痿夜间勃起功能检测减弱或消失，功能性阳痿则正常。

采用多普勒彩超检查，配合罂粟碱海绵体注射可区别功能性阳痿与血管性阳痿。

（五）治疗原则

本病的治疗，应根据不同的病因病机而确定治则。肝气郁结者，应以疏达肝气为主；肝经湿热者，以清热利湿为主；瘀血阻络者，以活血通络为治；命门火衰者，则以温补肾阳为要。人之形体有肥瘦，气血有多寡，性格有刚柔，脏腑有强弱，阴阳有厚薄。虽是阳痿，亦有体质的差异，故阳痿论治，尤应注重体质，因人制宜。命门火衰所致者，临床上并不多见，若阳痿他证误用温肾壮火治疗，则可导致复杂的变证，如肝气郁结误用壮阳，则可肝郁化火，抑或徒伤肝肾之阴；肝经湿热误用壮阳，犹如火上加炭，使肝水焦萎；瘀血阻络误用壮阳，则伤津耗血，血液黏稠，血行更加不畅，反加重阳痿，临床尤应注意。

（六）治疗

1. 中药汤剂治疗

（1）肝气郁结

临床表现：阳痿伴见胸胁胀满，走窜疼痛，善太息，情志抑郁，咽部如有物梗阻。舌质淡，脉弦。

治法：疏肝解郁。

代表方剂：逍遥散加减。

（2）肝经湿热

临床表现：阳痿并见阴囊潮湿坠胀、瘙痒，胸胁胀痛灼热，厌食，腹胀，口苦泛恶，大便不调，小便短赤，肢体困倦。舌质红，苔黄腻，脉滑数。

治法：清热利湿。

代表方剂：龙胆泻肝汤加减。

（3）肝血虚

临床表现：阳痿伴见眩晕耳鸣，面色无华，夜寐多梦，肢体麻木，关节拘急不利，爪甲不荣，视力减退。舌淡苔白，脉细弱。

治法：补血养肝。

代表方剂：归脾汤加减。

（4）痰湿阻络

临床表现：阳痿伴见形体肥胖，胸闷心悸，眼目微浮，胃脘痞满，痰涎壅盛。舌胖大有齿痕，苔白腻，脉滑。

治法：化痰祛湿。

代表方剂：僵蚕达络饮加减。

（5）肾阴亏虚

临床表现：阳痿伴见腰膝酸软，眩晕耳鸣，失眠多梦，遗精，形体消瘦，潮热盗汗，五心烦热，咽干尿黄。舌红少津，脉细数。

治法：滋补肾阴。

代表方剂：左归丸加减。

（6）命门火衰

临床表现：阳痿兼见面色黧黑，头晕耳鸣，精神萎靡，腰膝酸软，畏寒怕冷以下肢为甚，大便久泄不止或五更泄泻。舌淡胖，苔白，脉沉细。

治法：温肾助阳。

代表方剂：斑龙丸加减。

（7）寒凝肝经

临床表现：阳痿伴见少腹牵引睾丸坠胀冷痛，或阴囊收缩引痛，受寒则甚，得热则缓。舌苔白滑，脉沉弦、迟。

治法：温经散寒，温阳暖肝。

代表方剂：暖肝煎加减。

2. 西药治疗

目前 ED 的临床治疗中 5 型磷酸二酯酶抑制剂（PDE5）作为一线治疗药物被临床医师推荐使用，临床疗效明确，其分为按需服用和规律服用。

按需服用推荐为西地那非 50mg 或 100mg，每次性生活前 1h 顿服，其有效率分别为 77% 和 84%。他达拉非推荐剂量为 10mg 或 20mg，有效率可达 76% 和 80%。

规律服用推荐他达拉非，因他达拉非具有半衰期长及效果维持 36h 的特点，推荐起始剂量 5mg，每日连续服用，可改善前列腺增生、前列腺炎等引起下尿路症状的阳痿。相关研究表明服用 PDE5 抑制剂可出现头痛、面部潮红、消化不良、头晕等不良反应。

3. 中成药治疗

（1）知柏地黄丸：每次 6 粒，每日 3 次。滋阴降火补肾。适用于肾阴虚型阳痿。

（2）天王补心丹：每次 6 粒，每日 3 次。补心安神，益智镇神。适用于恐惧伤肾型阳痿。

（3）逍遥丸：每次 8 粒，每日 3 次。疏肝解郁，健脾除烦。适用于肝郁脾虚型阳痿。

4. 中医外治法

（1）针灸疗法：体针主穴取关元（或中极）、命门、三阴交、足三里。肾虚者配肾俞、大溪，心脾两虚者配中脘、神门、内关，湿热下注者配丰隆、阴陵泉。属虚寒者用补法，先针后加灸；属实属热者用泻法，只针不灸。关元穴直刺 1.5~2 寸，得气后提插捻转，可使针感徐徐传至会阴及阴茎根部。

（2）穴位注射：取肾俞、气海、天枢、足三里、中极。药物可选择补益类中药注射液，以当归注射液为例，每日 2 次，取 2 穴，注射器吸入药液，针刺穴位，提插得气后注射药液，穴位注射药液量当控制在 1ml 以内。

（3）耳针疗法：肾脏、生殖器、皮下内埋或王不留行籽穴位留压，3d 更换 1 次，本人需有节律地按压，两耳交替进行。

5. 心理疗法

男性阳痿精神上的压力可能源于其配偶对性活动的要求不能获得满足所引起的责难和感情不融洽，这种情绪的改变常可使阳痿病情加重，所以心理干预需要注重以下方面：

切莫以不恰当的言语与病人沟通，要建立彼此信任，以高度的同情心、充分的耐心，使病人对医生产生信任，并且让病人建立信心。

婚前适量地参与成人教育类培训节目，使婚前男女获得一定的性知识，了解性交过程，避免焦虑与恐惧，从性交技术上改善性生活可能存在的引起阳痿的因素。

阳痿的治疗须夫妻双方共同参与，注重性生活的心理交流，打破隔阂，相互配合，夫妻须进行有深度的性沟通，了解彼此可弥补的、解决的性生活问题，降低阳痿的发生率。

6. 气功疗法

（1）坐式内养功：疏泄肝郁，交通肝肾，兴阳道，适用于肝气郁结所致阳痿。

（2）导引功：调和阴阳，强筋健骨，兴阳，适用于肾阴亏虚、元阳衰微之阳事不举。

（3）五龙盘体法：平衡阴阳，纳气归根，适用于久病体虚、肾不纳气之阳痿。

（七）预防与调摄

1. 畅情志

舒展胸怀，增加兴趣，防抑郁，规律生活，加强锻炼以增强体质，提高身体整体素质。

2. 调饮食

荤素搭配，饮食有节，起居有常，不可恣意嗜食肥甘厚味，引起湿浊内生，气血运行不畅，发为此病。

3. 房事有度

性生活是正常生活的组成部分，但是其须有限度地进行，恣意妄为，诛求无度，单纯追求个人的快感势必影响性能力，当生活有度，规律自控。

二、早泄

（一）概述

早泄是指初次性交开始，射精往往或总是在插入阴道前或插入阴道后大约 1min 内发生（原发性早泄）；或者射精潜伏时间显著缩短，通常小于 3min（继发性早泄）；或总是不能控制/延迟射精。早泄为临床常见性功能障碍之一，中医与西医共用早泄这一诊断名词。《竹林女科证治》有载："男子玉茎包皮柔嫩，少一挨，痒不可当，故每次交合，阳精已泄，阴精未流，名曰鸡精。"射精过早症与鸡精均为早泄的别名。目前现代医学对早泄的定义未达成共识，国内对早泄的定义为性交不足 2min 或不足 5min。但普遍认可构成早泄的 3 个因素：射精潜伏期短，不能有效控制射精，性交过程不能满足性伴侣的基础性快感。早泄一般分为原发性早泄与继发性早泄。原发性早泄是自初次性交开始总是发生早泄，不区分性伴侣，不能控制射精。继发性早泄是在一段时间存在射精正常，常伴有明确的病因后出现快速射精或不能控制射精。

（二）病因

1. 西医观点

目前对早泄的研究仍处于探索阶段，但是已发现多种因素可导致早泄的发生。

①中枢神经系统 5-羟色胺递质紊乱。可降低男性控制射精的能力，降低射精阈值。阴茎龟头敏感度异常，阴茎龟头的感觉神经兴奋性比正常人高，引发性交过程中射精潜伏期缩短，出现早射精。②特殊疾病的人群。相关研究表明慢性前列腺炎、勃起功能障碍者较正常人群表现出射精过快。③精神心理因素。抑郁、焦虑、性伴侣密切关系减少、性虐待等因素往往对早泄具有实际影响。

2. 中医观点

房事不节，耗伤阴精，阴虚火旺；情志失调，肝气郁结；素体亏虚，肾气亏虚，封藏失职，均可致早泄。肾主藏精，肝主疏泄，精液藏泄有碍于二脏。阴虚火旺，湿热下注亦是肾气亏虚，均可影响肝之疏泄，肾之封藏，以致疏泄不利，封藏失职，精关约束无权，精关易开，见交则泄。该病与肝肾关系最为密切，其基本病机是本虚。

（三）临床表现

早泄的临床表现主要以射精发生在插入阴道前或插入阴道后不足 1min 内发生。且射精过程不能自主控制，并伴有精神心理状态的改变。目前早泄分为继发性和原发性 2 种。

根据早泄的严重程度，目前将早泄分为 3 度。轻度：阴茎勃起，插入阴道，时间在 1min 以内。中度：阴茎勃起，插入阴道或触及阴道口即射精。重度：阴茎勃起，无有效性活动即发生射精。

（四）诊断

体格检查以外生殖器和男性性征为主，观察是否存在包皮过长、包皮龟头炎、包茎、生殖器发育不良等。

辅助检查以排除继发性病因为主，尿常规明确有无合并泌尿系感染，前列腺液化验、彩超排除前列腺炎，精液检查排除精囊炎、慢性前列腺炎，血清睾酮检测排除内分泌因素。

（五）治疗原则

对早泄的治疗，当根据不同病机，采取虚则补之、实则泻之的治疗原则。属湿热者当清利，慎用补，中病即止，不可过剂，以防伤正。阴虚火旺者，既要滋阴，又要清虚火，阴阳两虚者，应阴阳双补。总以调理精关，使精关开合有度，精泄得控。另外由于早泄多与精神心理因素有关，临床上应注意心理疏导，给予性生活指导，在药物治疗的同时，打消患者的思想顾虑。

（六）治疗

1. 中药汤剂治疗

（1）肝经湿热

临床表现：行房早泄，欲求亢奋，口苦咽干，烦躁易怒，阴囊瘙痒，小便短赤，大便秘结。舌质红，苔黄腻，脉弦滑。

治则：清肝泄热。

代表方剂：龙胆泻肝汤加减。

（2）阴虚火旺

临床表现：行房早泄，阳事易兴，五心潮热，盗汗，疲乏失眠，腰膝酸软。舌红少苔，脉细。

治则：潜火滋阴。

代表方剂：二地鳖甲煎或大补阴丸加减。

（3）肾气不固

临床表现：行房早泄，性欲淡漠，勃起不坚或阳痿，精神倦怠，小便清长，面色㿠白。舌质淡，苔薄白，脉沉细。

治则：益气固肾。

代表方剂：金匮肾气丸加减。

（4）心脾虚损

临床表现：行房早泄，心悸怔忡，面色萎黄，少气懒言，形体消瘦，健忘多梦。舌质淡，苔白，脉细弱。

治则：补益心脾。

代表方剂：归脾汤加减。

2. 西药治疗

目前西医推荐口服 5-羟色胺再摄取抑制剂，其作用机理为在分子水平与 5-羟色胺再摄取转运体特异性结合，使突触间隙内 5-羟色胺浓度升高，发挥延迟射精能力。目前分为按需服用和规律服用 2 种。按需服用可在短时间内达到抑制射精的效果，快速满足性生活，但是临床疗效欠持久。规律用药 1~2 周，使身体内 5-羟色胺负反馈机制抑制作用减弱，突触间隙内 5-羟色胺浓度逐步递增，可增强疗效。服用 5-羟色胺再摄取抑制剂部分可出现恶心、腹泻、头痛、疲倦等副作用。

3. 中成药治疗

（1）金锁固精丸：水蜜丸 6 粒，每日 3 次，淡盐水或温开水送服。适用于肾气不固早泄。

（2）知柏地黄丸：水蜜丸 6 粒，每日 3 次，淡盐水或温开水送服。适用于阴虚火旺早泄。

（3）归脾丸：水蜜丸 6 粒，每日 3 次，温开水或黄酒送服。适用于心脾虚损早泄。

（4）龙胆泻肝丸：水蜜丸 6 粒，每日 3 次，温开水送服。适用于肝经湿热早泄。

4. 中医外治法

（1）针灸疗法：取穴肾俞、大赫、关元、气海。宜缓、平、补为法，需增加配穴。肾气虚者加命门，阴虚火旺者加太冲、太溪，肝经湿热者加太冲、八髎、太溪。行针缓、平、补、泄相须为用，每日1次，10d为1疗程。

（2）耳针疗法：取肾、命门、神门等穴，皮针内埋或王不留行籽穴位留压，3d更换1次，本人需有节律地按压。

（3）药物外用

①用五倍子适量煎汤，于性交前外洗会阴部及阴茎。

②用细辛、丁香各15g，浸入95%酒精100ml内，15d后，以浸出液于性交前3min涂擦阴茎龟头部位。

③可用黏膜、皮肤表面剂（1%利多卡因胶浆等）涂阴茎龟头表面，降低龟头的敏感度。

5. 心理疗法

早泄是精神心理因素共同影响的结果。注重精神调理、心理疏导，在治疗早泄方面可发挥重要作用。夫妻双方应具备基础生理知识，了解精神、心理对早泄的影响，在理论层面掌握应对早泄的办法，于性生活实践中进行不断的完善，以取得治疗效果。

（1）协调形成和谐幸福的性观念

传统的男女房事对于年轻夫妇总是难以畅谈，随时代发展，观念转换，目前夫妻之间对性事的协调虽有改观但难以达到幸福的程度。形成良性协调，让夫妻双方认识到成年人的性快感是生活的基本构成，就像空气和食物一样必不可少。夫妇双方应总结经验，共同探索，相互扶持。于女方适当主动，多做赞许，树立男方性生活信心，避免形成焦虑、自卑、恐惧、胆怯的性生活状态，帮助伴侣做到彻底放松。

（2）性生活注意力转移

早泄患者的性生活过程短暂而缺乏持续性，频繁的早泄往往造成男性在性交前已然背负心理负担，性交过程中紧张、焦虑，注意力高度集中，每遇细微变动则行房早泄。因此在要缓解男性的紧张情绪，性生活过程中伴侣提醒男方控制思维的方向，注意彼此的情绪语言互动，关心对方的性快感或通过分散性交注意力降低射精意愿，可以推迟性高潮，延长性生活时间。

6. 气功疗法

（1）呼吸法

该法应用于将要射精之前，由伴侣协助或自行采用抵、抓、闭呼吸法抑制射精动作，同时，舌抵上颚，收缩肛门，每一呼一吸为一次，每日习练，练至100d即可显效。

（2）意守法

意守脐下1.5寸处，可想象有一个环形物体设在小腹内。此法适用于虚证患者。

（3）固精法

平卧位，手心置于下位，左手按压肚脐，右手稍用力平置于左手之上，环形按摩，顺时针、逆时针各 49 次。后双手并拢，取掌指下位斜立于腹面，以前正中线为轨迹，自心口向下直推至耻骨联合，循环往复，共做 49 次。

（七）预防与调摄

（1）患者应多了解一些性知识，一旦出现早泄也不要紧张恐惧，注意夫妻之间的相互体贴与配合。

（2）消除性交前的紧张、恐惧心理，延长性交前的爱抚过程，避免仓促行事和剧烈的性欲冲动。

（3）加强体育锻炼，增强体质。加强营养，并可配合食疗，如乌龟炖鸡。

三、性欲低下

（一）概述

性欲低下是指在体内外各种因素作用下，不能引起性欲，也没有进行性交的期望，性能力和性冲动同时降低的疾病，也称性欲减退。性欲低下的症状是持续的、难以逆转的，与由客观因素导致的如配偶或性伙伴关系不和，或环境因素，或疾病，或药物引起的短暂性性欲低下不同。该病的就诊以被动性就诊为主要表现，常因性伴侣或配偶不能得到性满足产生负面情绪影响正常生活而被动就诊。中医学认为本病产生与身体和心理因素有较为密切的关系，因此在治疗方法上，原则以身心治疗相结合的方式，中医认为本病是由先天不足、肾气亏虚，或劳思过度、心脾两虚，或郁怒伤肝、久病伤阴耗血所致，病证亦虚、亦实，常见虚实夹杂。因此，临床辨明虚实，于虚可温补肾气、调养气血，于实则活血开心解郁、化瘀散结，总则为调和阴阳。

（二）病因

1. 西医观点

目前对于性欲低下的病因学认识亦不够明确。普遍认为性欲是以大脑中枢、神经、激素为生理学基础，又与人类复杂的心理活动密切相关。长期压抑性行为、情感障碍、夫妻感情不和、对性伴侣产生厌烦心理等原因均可导致不同程度的性欲减退，另外，曾有创伤性经历、居住条件差、工作生活压力大、人际关系不协调、安全无保障均可造成性欲减退。动物实验与人体实验均证实中枢系统神经参与性反应周期的调控，多巴胺释放可激活神经系统，产生性欲；目前认为雄激素和催乳素是与性欲产生较为密切的两种激素。当内分泌系统病变时也可以引起性欲低下。

2. 中医观点

中医认为性欲低下的病因由于先天不足、命门火衰，或忧思过度、劳伤心脾及久病伤阴耗血、脉络失养所致，性欲的产生是由阴阳调和、神志与气血并荣产生，肾主生殖，藏一身之阳气；心主血脉而藏神；肝藏血而主疏泄；脾为后天之本，气血生化之源。诸脏发生劳损，则易引发性欲低下，特别是诸脏合病，病情发展更为明显。

（三）症状

性欲低下的症状主要以主观意愿改变，常表现为患者缺乏对性生活的主观意愿，性欲淡漠的出现与其年龄不一致，性行为表达水平降低和性活动能力减弱，例如患者对性刺激表现的敷衍、毫无感觉或反感，常引发性伴侣对患者的性态度产生不满，同时对性生活被剥夺时也不会有挫折感，种种表现以患者主观意愿为主，常被性伴侣要求产生就诊行为。

（四）诊断

性欲低下主要以患者或性伴侣的性感受为主要就诊诉求，常表现为规律的性生活中性欲突然降低，对性伴侣的性挑逗无反馈，或有性刺激亦无性欲产生，或自觉长时间无性活动无明显不适等症。一般无明显阳性体征，由特殊疾病引起的性欲减退如睾丸萎缩等可发现明显的体征。实验室检查血清睾酮测定，部分病人可有降低，亦可见某些相应疾病的内分泌素降低。

（五）治疗原则

本病的产生与身体和心理因素有较为密切的关系，因此在治疗方法上，总的原则应该是身体治疗与心理治疗相结合。中医认为本病是由先天不足、肾气亏虚，或劳思过度、心脾两虚，或忧怒伤肝、久病伤阴耗血所致，病证以虚为主，少见实证。因此，临床多以补虚为主法，其中有温补肾气、调养心脾、疏肝解郁、养血等原则，分别选用各组药物。

（六）治疗

1. 中药汤剂治疗

（1）肾精亏虚

临床表现：性欲低下，腰膝酸软，头晕耳鸣，神疲倦怠，或见阳痿。舌质淡胖，脉沉细。肾精亏虚者以先天不足之人为主。

治法：温肾填精。

代表方剂：五子衍宗丸加减。

（2）心脾两虚

临床表现：性欲淡漠，常见忧思善虑、心悸易怯、失眠健忘、神疲倦怠、食欲欠佳、阳事不举。舌质淡白，脉细弱。以心脾气血虚弱为主要表现，多见于耗伤脑神、思虑过度之人。

治法：补脾益心。

代表方剂：归脾汤加减。

（3）肝气郁结

临床表现：性欲减退，情绪易乱，善太息，胸胁苦闷，烦躁，周身胀痛。舌淡薄，脉弦细或涩。病位在肝，肝气不舒，气滞易血瘀，常以感情不和、伴侣不忠为主要人群。

治法：疏肝解郁行气。

代表方剂：逍遥散加减。

2. 中成药治疗

（1）天王补心丹：每次 6 粒，每日 3 次。补心安神，益智镇神。适用于心脾两虚型性欲低下。

（2）逍遥丸：每次 6 粒，每日 3 次。疏肝解郁，健脾除烦。适用于肝郁脾虚型性欲低下。

（3）十全大补丸：大蜜丸一次 1 丸，一日 2~3 次，温开水送服。益气补血。适用于气血虚弱型性欲低下。

3. 中医外治法

（1）针灸治疗：选穴肾俞、脾俞、关元、气海、足三里，针刺用补法，适用肾气不足；选穴足三里、气海、神门、内关，针刺用补法，适用心脾两虚；选穴肝俞、神门、三焦，肝俞、神门用补法，三焦用泻法，适用肝郁气结。

（2）耳穴疗法：选肾、肝、内分泌，用王不留行籽压点，3~5d 换 1 次，每日早、中、晚、睡前各刺激 5~10min，双耳交替进行。

（3）穴位注射：选取天枢、气海、关元，采用维生素 B_1，常规消毒穴位，注射上药 1ml，每日 1 次，7 次为 1 疗程。

4. 气功治疗

推荐练习铁裆功。①推腹：仰卧，左手在下，右手在上相互重叠，从剑突部向耻骨。②分阴阳：仰卧，以两手掌自剑突下向腹两侧，由高渐低，至小腹两侧为止，分推时慢慢呼气，手上移至剑突时吸气。③揉腹：仰卧，两手掌重叠放于气海穴，先逆时针方向揉，再顺时针方向揉。采取自然呼吸，意守气海穴（脐下两横指处）。④捻精索：坐位，以两手拇、示、中三指捻动阴茎根部两侧精索，以捻动时舒适不痛、有轻微酸胀感为佳。⑤揉睾丸：坐位，以右手正握阴茎和睾丸的根部，另以左手掌心揉擦左睾丸。⑥顶睾丸：坐位，以两手示、中指面托住同侧睾丸，再以拇指端将睾丸向腹股沟方向顶上去，然后放下来，腹股沟处有轻微的撑胀感，压力不可太大。⑦捻睾丸：坐位，以两手拇、示、中指分别持托同侧睾丸。⑧捶睾丸：站式，两手握空拳，用柔和之力捶打同侧睾丸，以酸胀不痛为佳。采取自然呼吸。⑨捶茎根：两手握空拳，捶击阴茎根部两侧。⑩捶肾：两手握空拳，用手背部捶击背部肾区。适应证：不射精、性欲低下等。

5. 心理治疗

因器质性病变引发的性欲低下者以治疗原发病为主。而大部分性欲低下的患者心理因素为主要原因，心理治疗则极为重要而且有效，面对因社会性原因引发的性欲低下者，要从多方面入手，了解患者的复杂社会关系，以解除心理性因素为主要目的，同时帮助患者认识自己的病情，树立起战胜疾病的信心。

治疗的有效性是依据患者态度的变化、愿望和行为而定，不是对既往无诊断、治疗意义的病史进行分析、归咎和判定责任。夫妻双方中存在单一方面的性冷淡治疗以鼓励、沟通、唤醒为主要方法。性生活和谐也是一个渐进的过程，医生必须遵循夫妻双方客观的心理环境，尽量采用符合双方意愿的性生活方式来活跃彼此之间的感情，使性活动在自主意愿的情况下进行。一方面鼓励夫妻双方正确地认识性生活，使他们以正确的认知去谈论彼此的感受，避免世俗、传统、负面的性观念影响正常性交流。另一方面要求夫妻双方进行具体的性感受练习，通过情感交流、语言或非肢体接触交流，沟通性生活体验，愉悦彼此，可不以双方性唤起和性交为目的练习，在开展性感集中练习后，要求夫妇双方在无影响因素的情况下自然开展性活动。

对于因环境因素引发性欲低下的患者，应当分析明确患者对何种环境产生抵触，并改变具体环境，从而改善患者性欲。例如，居住环境要求干净、整洁，当整理环境，创造性爱场所温馨、简洁，以此提升伴侣的性感觉。另外，对于担忧、怀疑私密性曝光的患者应当保证环境的私密，如将性爱场所设置在他人容易看到室内的住处有些人会不适应，还需加厚窗帘，进一步提升私密性。

（七）预防与调摄

在正常生活中解除传统思想负担，开放夫妻间交流的内容，双方互相体贴，建立和谐、幸福、相互信任的性生活；夫妻间对性体验的交流须直白、坦诚，增进彼此之间的情感交流，对于短暂的性生活不和谐，双方要相互理解与安慰，而不是埋怨。如因某些药物而引起的性欲低下要更换药物。当医生诊断为性欲低下时，妻子要给予鼓励和关心，并自始至终配合心理医生的治疗。

四、性欲亢进

（一）概述

性欲亢进，又称性欲过盛，是指性兴奋时出现过频、过快、过剧，表现为对性的不满足感甚至一天几次性交仍不能满足的病症。部分人群存在强烈的性冲动，包括通过大量的自慰满足个体的性冲动，也可归纳为性欲亢进。中国古代医学将性欲亢进归纳为"阳强病"中论述。现代中医学者研究发现性欲亢进的产生与思淫过度致相火妄动，或素体阴虚火旺，阴不制阳，虚火亢盛有关。另外，部分肾病、脏躁症患者也可见性欲亢进。现代医学认为长时间沉溺性爱快感中的个体会出现性欲亢进；相关研究表明复杂的激素水平紊乱也是性欲亢进的原因之一。需要指出的是性欲亢进的群体部分会表现为攻击心理加强、个体的人际关系、思维活动被性所支配，严重影响正常的生活，此类人员可被诊断为性欲亢进，临床工作中不是所有的性欲亢进均被认为是病态的，只要一个人的性兴奋和行为是满意的，并没有不良后果就不是病态。由于每个人所处的环境不同，尤其是很难区别正常的性欲与亢进的性欲，至今尚无确切的判断标准。诊断时应注意性交频率与持续时间不是性欲亢进的诊断指标，正常的、高频率的、夫妻双方均可满足的性生活不被认为是性欲亢进，因此当患者由于过高的性欲而产生非理性行为，才能视为病态。

（二）病因

1、西医观点

生理性性欲旺盛多见于青壮年睾酮分泌旺盛、血液中激素水平高、性生活意愿强烈，多表现为性欲旺盛，此种情况可被理智控制，太过则出现亢进。部分群体沉溺于酒色，无限制体验性快感，一般生活理智失去控制，也可引起性成瘾。另外精神分裂症患者亦有部分表现出性欲亢进，常以淫秽语言、下流行为、频繁的性冲动为表现，少部分人则以不考虑群体的影响而执意与异性产生性接触。此外中枢疾病、毒品成瘾亦有可能诱发性欲亢进。

2. 中医观点

中国传统医学认为性欲亢进是内火过旺引起，常见：①肝郁化火。青壮年内火偏旺，若思慕色欲，所愿不得而致肝郁，久郁化火，木火相煽，君火妄动，引起欲火内炽，终致性欲亢进。②阴虚火旺。素体阳虚或恣情纵欲，精失过多，耗伤肾精，肾阴亏虚，不能濡养肝木而上济于心，以致心火炽盛、灼扰心神、心神亢奋而性欲亢盛。

（三）症状

性冲动快速而剧烈，性冲动后思维意识始终关注于性交，或频繁的性交超出性伴侣耐受范围，甚则不分场合、不避亲疏地产生性幻想，并且在性冲动的驱使下出现无法满足性需求时，产生手淫、焦虑、狂躁等症状。发生性关系时性反应剧烈而迅速，轻微的肢体接触，或拥抱、接吻、抚摸性器官时产生难以控制性高潮。

（四）诊断

本病的诊断以临床症状为主，部分器质性疾病继发的性欲亢进可依据原发病进行诊断，原则上要细致审查病因。性欲亢进的发病与许多因素相关，例如性认知的偏移、中枢系统疾病、精神分裂症、药物毒品依赖等。临床治疗中必须细审病因，分析症状，明确性欲亢进的真实原因。中医认为性欲亢进与"火"有关，虚火实火均是引起性欲亢进的病因，然两种"火"的治法治则不尽相同。因此中医诊断性欲亢进当辨证论治，明确虚实，临床性欲亢进者伴见潮热盗汗、心烦少寐、口干、舌质红、苔少、脉细数者，阴虚火旺为主；伴面色潮红、心烦口苦或口舌生疮、失眠多梦、舌质红、舌苔黄、脉弦数，肝郁化火为主。

（五）治疗原则

本病以火盛为其主要病机，治疗之法当以泻火为原则，阴虚火旺者，当滋阴降火；肝郁化火者，疏肝泻火为主。

（六）治疗

1. 中药汤剂治疗

（1）肝郁化火

临床表现：性欲亢奋，急躁易怒，面色潮红，心烦，口苦、口干，或口舌生疮，失眠多梦，易汗出。舌质红，苔薄黄，脉弦数。病位在肝，以肝部化火为主要见证。

治法：疏肝泻火。

代表方剂：丹栀逍遥散加减。

（2）阴虚火旺

临床表现：性欲亢进，遗精，潮热盗汗，心烦少寐，性情急躁，口干，小便黄赤，大便秘结。舌质红，苔少，脉细数。病位在心肾，以阴虚相火妄动为主要见证。

治法：滋阴降火。

代表方剂：大补阴丸加减。

2. 西药治疗

性欲亢奋雄激素分泌持续增多者可暂服少量雌激素，如戊酸雌二醇，每日 1mg，降低性中枢兴奋，缓解性冲动。性欲亢奋不能自制思想者可服用镇静剂，降低患者性兴奋。安定，每服 2.5mg，一日 3 次，无效者，可加至每次 5~10mg。

3. 中成药治疗

（1）知柏地黄丸：一次 5 粒，一日 3 次。滋补肾阴。适用于阴虚火旺型性欲亢进。

（2）龙胆泻肝丸：一次 5 粒，一日 3 次。清泻肝经湿热。适用于肝经湿热型性欲亢进。

4. 中医外治法

推荐针灸治疗。

（1）选穴：命门，肾俞，关元，曲泉，行间，劳宫，三阴交。

方法：命门、曲泉、行间、劳宫均用泻法；肾俞、关元先泻后补；三阴交用补法，留针 10~30min，每日 1~2 次，适用于阴虚阳亢者。

（2）选穴：肝俞，期门，行间。

方法：肝俞、期门施以平补平泻，行间施以泻法，留针 20min，每日 1 次，适用于肝郁化火者。

5. 气功治疗

还精补脑功：端坐于卧榻之上，挺胸、收腹，气沉丹田，目睛内视。双手自然垂于大腿上，手心向上张开；自觉呼吸之气，循气入鼻端、胸腔、肺，沉入腹部。再循气出肺、胸腔、鼻端，呼吸自在。感受身体与周围环境接触的感觉：脚底接触到地板的感觉、空气接触到皮肤的感觉、手接触到大腿的感觉。每当有杂念浮现，意识虚浮，则闭目收神，撤回思绪，将脑神集于一处，思虑有方。

6. 心理精神治疗

除了治疗原发病之外，可采用心理治疗配合使用镇静剂或抗焦虑剂，消除心理应激因素和紧张、恐惧、焦虑情绪，控制手淫，鼓励患者参加文娱、体育及集体活动，转移其注意力。

（七）预防和调摄

青春期性欲亢进以生理性为主，但个体必须掌控性欲的程度，给予足够的正确心理指导，掌握正确的性知识，教育青少年远离色情刺激内容，积极参与健康文体活动，把注意力转移到性生活之外，学习正确的科学知识。成年人性欲亢进可能与一些疾病有关，必须仔细检查，找出病因，加以治疗，以防因为纵欲无度，引起性抑制。对患性欲亢进者，应用抑制性欲的中西药物，宜暂不宜久，以免抑制过度，引起性欲减退。

第二节　男性不育症

（一）概述

男性不育症是指男性因素导致配偶未能自然受孕的病症。根据世界卫生组织的定义，夫妻双方同居 1 年以上，未采取任何避孕措施，由于男方因素造成女方不孕者，称为男性不育症。随着现代生活节奏的加快和环境因素的变化，男性不育症的发病率呈上升趋势。在中医理论中，男性不育症往往归属于"无子""不育"等范畴。中医认为，男性不育与肾精不足、气血亏虚、湿热下注、肝郁气滞等多种因素有关，导致生殖功能受损，无法完成生育。

（二）病因

1. 西医观点

男性不育症的病因复杂，目前尚不能完全明确，主要包括以下几个方面：

（1）精液异常

①无精子或精子过少：精液中精子密度低于正常标准，女方受孕机会减少。这可能由先天性睾丸发育障碍，睾丸、精囊严重病变，或性生活过频导致生精功能一度衰竭等因素引起。

②精子质量差：精液中无活力的或死精子过多，或精子活动能力很差，或畸形精子超过正常比例，常可造成不育。

③精液理化性状异常：正常精液射出后很快凝成胶冻状，并在一定时间内液化。如精液射出后不凝固或液化不全，常提示精囊或前列腺有病变。

（2）生精障碍

①睾丸本身疾病：如睾丸肿瘤、睾丸结核、睾丸梅毒、睾丸非特异性炎症等均可造成生精功能障碍。

②染色体异常：性染色体异常可使睾丸等性器官分化不良，造成真两性畸形和先天性睾丸发育不全等；常染色体异常可导致性腺及生精细胞代谢紊乱。

③精子、卵子结合障碍：精道梗阻，先天性输精管道的缺如和闭锁等畸形以及手术结扎输精管等因素均可导致不育。

（3）其他原因

①不良生活习惯：长期抽烟、喝酒、熬夜等可能导致精子质量下降，引起不育症。

②环境因素：长期处于高温环境中，可能导致睾丸生精功能障碍。

③生殖系统感染：如尿路感染、附睾睾丸炎、前列腺精囊炎等感染性疾病可导致精子质量下降。

2. 中医观点

中医认为男性不育的病因病机复杂，主要包括肾精不足、气血亏虚、湿热下注、肝郁气滞等。其中，肾精不足是最为主要的原因，导致生殖能力下降，无法正常受孕。

（三）症状

1. 典型症状

（1）精液异常

①精液增多：多于 6ml 为精液增多症，但需注意，精液增多并不等同于精子增多。

②精液减少：少于 1.5ml 是精液减少症。

③精液不液化：离体的精液在室温下 60min 左右仍然无法液化，或含有液化的凝结块。

④血精：精液中会混有血液，严重时可见肉眼血精。

（2）性功能异常

①阳痿（勃起功能障碍）：阴茎无法正常勃起或勃起不坚，无法完成性交。

②早泄：经常在体外射精，使精子失去进入卵巢的机会。

2. 其他症状

（1）性欲低下：患者对性生活缺乏兴趣。

（2）阴囊胀痛不适：阴囊常出现胀痛感，左侧较常见，可能伴随坐立不安。

（3）生殖道感染：如急性睾丸炎、附睾炎、前列腺炎、尿道炎等，这些炎症可能影响性腺的正常分泌和生精功能。

（4）隐睾：先天性阴囊内没有睾丸，可能由于睾丸停留在腹腔内，阻碍其生长，导致无法产生精子。

（5）精索静脉曲张：随着病情加重，阴囊可能出现坠胀感，活动后加重，严重时伴有疼痛。

3. 心理症状

部分患者由于长期不育，可能会并发抑郁症和焦虑症等心理症状。需要注意的是，许多男性不育症患者可能无明显症状，他们通常是因为夫妻长期无法怀孕生育而就医检查才发现存在生育问题。

（四）诊断

男性不育症的诊断主要依据病史、体格检查和实验室检查。

1. 精液分析

精液分析是男性不育症诊断中的基础且重要的一环。通过对精液的量、颜色、气味、液化时间、黏稠度等物理特性的观察，以及精子密度、活力、形态等指标的检测，可以初步判断男性生育能力。精液分析的结果可以帮助医生了解患者的精子数量、质量以及可能存在的生殖道感染等问题。

2. 精子质量

精子质量是男性生育能力的关键因素之一。除了精液分析中的活力、形态等指标外，还需要对精子的运动轨迹、运动速度、运动方式等进行详细评估。这些指标可以通过计算机辅助精液分析系统（CASA）等现代技术进行检测，以更准确地评估精子质量。

3. 睾酮水平

睾酮是男性体内最重要的雄激素之一，对男性生殖系统的发育和功能具有重要影响。通过测定血清睾酮水平，可以了解患者是否存在内分泌功能异常，如睾酮水平过低或过高，都可能影响男性生育能力。

4. 生化测定

生化测定包括血清或精浆中的果糖、酸性磷酸酶、卡尼汀、前列腺特异性抗原（PSA）等指标的检测。这些指标的变化可以反映男性生殖系统是否存在炎症、感染、梗阻等问题，从而影响精子质量和生育能力。

5. 抗精子抗体

抗精子抗体是指免疫系统对精子产生的免疫反应，可能导致精子凝集、运动受限等问题，影响男性生育能力。通过检测血清或精浆中的抗精子抗体，可以了解患者是否存在免疫性不育的问题。

6. 睾丸超声

睾丸超声是一种无创的影像学检查方法，可以直观地了解睾丸的大小、形态、内部结构等。通过睾丸超声，可以判断患者是否存在睾丸发育不良、睾丸肿瘤、睾丸扭转等问题，这些问题都可能影响男性的生育能力。

7. 遗传检查

对于某些家族中存在遗传性疾病的患者，遗传检查是非常必要的。通过检查染色体的数量和结构异常，以及基因突变等问题，可以了解患者是否存在遗传性不育的风险。遗传检查的结果对于指导治疗和预测后代生育能力具有重要意义。

8. 体格检查

体格检查是男性不育症诊断中的基本步骤之一。通过对患者的生殖器官、第二性征、全身情况等进行详细检查，可以了解患者是否存在生殖道畸形、生殖系统感染、内分泌失调等问题。

（五）治疗原则

对不育症之病因明确者，如精索静脉曲张、内分泌障碍、生殖器官异常、性功能障碍、生殖系统感染、免疫性不育等，治疗原则以对因治疗为主，通过消除引起不育的病因而达到治疗目的。对其中病因难以确定的，如精液质量差者治疗原则以对症治疗为主。通过不同的治疗手段来达到恢复生育能力的目的。中医治疗男性不育症的原则是注重调整肾之阴阳，补充肾之精气，疏通精道，虚证以补肾为主，兼顾肝脾，实证则以疏导为主，虚实夹杂者当攻补兼施，灵活变通。

（六）治疗

1. 中医汤剂治疗

（1）命门火衰

临床表现：婚后不育，阳痿早泄，形寒肢冷，伴腰膝酸软，小便清长，夜尿频多。舌质胖，苔白润，脉沉细。

治法：温阳补肾。

代表方剂：右归丸加减。

（2）肾精亏虚

临床表现：婚后不育，伴腰膝酸软，头昏耳鸣，神疲乏力，健忘多梦。舌质淡，脉细弱。

治法：益精填髓。

代表方剂：五子衍宗丸加减。

（3）肝郁气滞

临床表现：婚后不育，情志抑郁，伴见胸胁胀痛，少腹不适，或射精时茎中作痛。舌暗红，有瘀点，脉弦涩

治法：疏肝行气，活血通经。

代表方剂：逍遥丸加减。

（4）肾虚血瘀

临床表现：婚后不育，久治不佳，伴腰膝酸软，头昏耳鸣，小便清长，夜尿多，少腹、会阴部刺痛不适或射精时茎中刺痛。舌暗红，脉细涩。

治则：活血补肾。

代表方剂：以五子衍宗丸合血府逐瘀汤加减。

（5）气血两虚

临床表现：婚后不育，并见神疲乏力，面色萎黄，心悸气短，食少便溏，形体瘦弱。舌质淡胖，边有齿痕，脉沉细。

治法：益气养血。

代表方剂：十全大补汤加减。

（6）温热下注

临床表现：婚后不育，精液黏稠色黄，或不液化，伴两目红赤，胸胁胀痛，睾丸肿胀热痛，小便短赤，大便干结。舌红，苔黄腻，脉弦数。

治法：清泻肝胆实火，清利肝经湿热。

代表方剂：龙胆泻肝汤加减。

2. 西药治疗

西药治疗男性不育症主要是针对内分泌异常和精子质量低下等问题。常用药物包括促性腺激素、睾酮等，可改善性腺功能和精子质量。

（1）抗生素类：治疗因细菌感染引起的生殖系统疾病，如附睾炎、精囊炎、前列腺炎等。

①常用药物：盐酸左氧氟沙星胶囊、头孢菌素（如头孢拉定胶囊、头孢克洛缓释片等）、青霉素类（如阿莫西林分散片、氨苄西林胶囊等）。

②注意事项：使用时应根据病原体类型和部位选择有效药物，避免滥用抗生素。

（2）抗感染类：治疗生殖系统炎症，提高精子质量和数量。

①常用药物：盐酸左氧氟沙星胶囊、罗红霉素颗粒等广谱类抗生素。

②注意事项：在专业医生指导下使用，避免自行使用或过量使用。

（3）性激素类：调节内分泌功能，改善生精环境，促进精子生成。

①常用药物：雌激素类如苯甲酸雌二醇注射液、炔诺酮片等；雄激素类如甲睾酮软胶囊、丙酸睾酮注射液等；人绒毛膜促性腺激素类如重组人促卵泡激素-β制剂等。

②注意事项：使用性激素类药物时需严格遵医嘱，注意剂量和用药时间，避免过量或长期使用。

（4）其他药物：

①迈之灵片：适用于因精索静脉曲张导致的男性不育症。

②甲睾酮片：适用于因睾丸功能低下引起的男性不育症。

3. 中成药治疗

（1）六味地黄丸：一次6粒，一日3次。滋肾养阴。适用于肾阴亏损型男性不育症。

（2）右归丸：一次6粒，一日3次。温肾壮阳，填精益髓。适用于肾阳不足型男性不育症。

（3）锁阳固精丸：一次6粒，一日3次。温肾固精。适用于肾虚型滑精男性不育症。

（4）参茸卫生丸：一次6粒，一日3次。滋阴补肾，益气填精。适用气血两虚型男性不育症。

（5）知柏地黄丸：一次6粒，一日3次。滋阴降火。适用于阴虚火旺型男性不育症。

（6）金匮肾气丸：一次6粒，一日3次。温补肾阳，化气行水。适用于肾虚水泛型男性不育症。

（7）生精片：一次4片，每日3次。促进精子发生，提高精子活力。主治肾阳不足引起的少、弱精子症和单纯性精液量减少。

4. 中医外治法

针灸辨证治疗是根据中医经络理论，通过刺激穴位来调整人体气血、脏腑功能，从而改善男性不育症的治疗方法。针对不同病因的男性不育症患者，采用不同的针灸方法，如补肾壮阳、活血化瘀、疏肝解郁等以达到治疗目的。针灸治疗无创伤、无副作用，适用于多种类型的男性不育症患者。

推拿、按摩、拔罐、艾灸等多种治疗手段旨在通过刺激体表穴位或经络，调整人体气血、脏腑功能，改善男性不育症。中医外治法具有操作简便、安全无副作用的特点，适用于各种类型的男性不育症患者。

5. 心理疗法

男性不育症患者常伴有焦虑、抑郁等心理问题，心理疗法可帮助患者调整心态、增强治疗信心。常见心理疗法包括认知行为疗法、放松训练等。

6. 性行为疗法

性行为疗法主要是通过改善性行为习惯和技巧，提高性生活质量和受孕机会。包括掌握正确的性交时机、避免过度性刺激等。

7. 气功疗法

气功疗法作为一种传统的养生方法，可帮助患者调节呼吸、意念等，增强身体抵抗力。但需注意选择正规的气功教练进行指导。

（六）预防与调摄

1. 保持健康的生活方式

避免长期熬夜、吸烟、酗酒等不良习惯，保持规律的作息和充足的睡眠。

2. 合理饮食

多食用富含锌、硒等微量元素的食物，如海鲜、瘦肉等，有助于提高精子质量。同时，避免摄入过多咖啡因和刺激性食物。

3. 锻炼身体

适当进行体育锻炼，如游泳、慢跑等，有助于提高身体素质和免疫力。

4. 避免过度性生活

掌握正确的性交频率和技巧，避免过度性刺激对精子质量产生负面影响。

5. 定期体检

定期进行生殖系统体检和精液分析检查，及时发现并治疗男性不育症。

通过以上措施的实施，可以有效降低男性不育症的发病率，提高患者的生活质量和家庭幸福指数。

第三节　前列腺疾病

一、前列腺增生

(一) 概述

前列腺增生，又称为良性前列腺增生，是男性常见的泌尿系统疾病，主要表现为前列腺组织增生，压迫尿道，导致排尿困难、尿频、尿急、夜尿增多等症状。随着年龄的增长，前列腺增生的发病率逐渐增加，主要影响 50 岁以上的男性。在中医理论中，前列腺增生多属于"癃闭""淋证"等范畴。中医认为，前列腺增生与肾虚、膀胱湿热、气滞血瘀等因素密切相关。肾虚导致膀胱气化不利，膀胱湿热则使尿液排泄受阻，气滞血瘀则导致前列腺组织增生。因此，中医治疗前列腺增生主要强调辨证施治，针对不同的病因病机采取相应的治疗方法。

(二) 病因

1. 西医观点

前列腺增生的具体发病机制尚未完全明确，但普遍认为与年龄、激素失衡（特别是雄激素与雌激素的比例失衡）、细胞凋亡受阻等因素有关。此外，与遗传因素、生活习惯、环境因素等有关。

年龄：前列腺增生通常在男性进入中老年后开始出现，年龄增长是前列腺增生的主要风险因素。

激素失衡：雄性激素，特别是睾酮及其代谢产物，对前列腺的生长和发育具有重要影响。随着年龄的增长，男性体内睾酮水平下降，而雌激素对前列腺组织的作用增强，可能导致前列腺增生。

遗传因素：前列腺增生具有一定的家族聚集性，可能与遗传基因有关。

生活习惯：长期久坐、缺乏运动、不良饮食习惯等生活习惯可能增加前列腺增生的风险。

2. 中医观点

中医认为该病病因为年老肾气渐衰，中气虚弱，痰瘀互结水道，三焦气化失司，或房劳竭力，或过食辛辣，瘀结膀胱，久成癥块，阻塞水道，导致尿液排出受阻。

（三）症状

1. 排尿异常

（1）尿频：是前列腺增生最常见的早期症状，尤其是夜尿次数增多。由于膀胱有残余尿，使膀胱有效容量减少，导致排尿次数增多。当残余尿量增多或膀胱黏膜有炎症时，尿频现象更为严重。

（2）排尿困难：随着病情的发展，逐渐出现排尿困难的症状。具体表现为排尿起始缓慢、排尿断续、射程短、尿线细小、终末滴沥、排尿时间延长等。如梗阻严重，患者可能需要用力增加腹压帮助排尿，排尿终末常有尿不尽的感觉。

（3）尿失禁：当前列腺增生引起的梗阻达到一定程度时，膀胱内残余的尿量不断增加。当膀胱内积存大量残余尿时，由于膀胱过度充盈膨胀，膀胱内压力增高至超过尿道阻力后尿液可随时自行溢出，称充盈性尿失禁。

（4）急性尿潴留：在排尿困难的基础上，如果因为受凉、饮酒、劳累等诱因导致腺体及膀胱颈部充血水肿，就可能发生急性尿潴留。此时患者可能会感到膀胱极度膨胀，下腹胀痛，尿意频繁但不能排出尿液。

2. 疼痛与不适

（1）局部疼痛：前列腺增生患者可能出现小腹、会阴、腰骶部不适或疼痛症状。

（2）全身不适：部分患者还可能出现全身关节疼痛、身体乏力、酸软、抑郁、烦躁不安等症状。

3. 性功能障碍

前列腺增生可能影响性功能，如勃起功能障碍、早泄等症状，这与腺体增生导致表面血管曲张，出现尿血症状，严重者引起尿路感染有关。

4. 血尿

增生的前列腺腺体表面毛细血管充血、小血管曲张，当前列腺段尿道及膀胱颈黏膜下血管受到体积增大腺体的牵扯，膀胱收缩时可以破裂出血，引起镜下或肉眼血尿。

（四）诊断

本病发病年龄大多在 50~70 岁。轻症患者并不引起尿路梗阻而发生小便障碍；随着病情的加重，小便次数增多，以夜间为主，随着小便排出困难，有尿意不尽之感，重则用力努挣才能排出。由于尿液长期不能排尽，继发慢性尿潴留，发生充盈性尿失禁时尿液自行溢出或夜间遗尿。在病变过程中，常因受寒、劳累、房事过度、过食辛辣刺激等突然发生排尿困难，甚至尿闭，膀胱胀痛，辗转不安。辅助检查：直肠指检，前列腺常有不同程度的增大，表面光滑而无结节，边缘清楚，中等硬度而富有弹性，中央沟变浅或消失。此外，可进行泌尿系彩超检查、CT 检查、膀胱造影检查、膀胱镜检查及残余尿测定、尿流率测定等以协助诊断。

（五）治疗原则

前列腺增生的病理基础是年老肾气虚衰，肾阴阳不足，气化不利，血行不畅，致前列腺阴血凝聚而增生。然而增生的前列腺并不一定出现前列腺增生症，一部分人前列腺增生发展到一定程度即不再发展，因而不出现症状或仅出现轻微症状；另一部分人则呈进行性发展，但由于发展方向不同，可压迫前列腺尿道而出现症状，亦可不压迫前列腺尿道而不出现症状。本节论治的即前列腺压迫尿道出现前列腺增生症。前列腺增生症发病有急有缓，治疗当"缓则治其本，急则治其标"的原则；"癃闭"以调和阴阳、软坚散结为主，防止前列腺增生进一步发展；"闭证"以缓解急症为主，保证尿液的排出，防止肾功能损害的产生。

（六）治疗

1. 中药汤剂治疗

（1）肺热失宣

临床表现：小便不畅或点滴不通；咽干、口燥，胸闷，气短，呼吸不利，咳嗽咳痰。舌红，苔薄黄，脉数。

治法：清宣肺热，通利水道。

代表方剂：黄芩清肺饮加减。

（2）湿热下注

临床表现：尿少黄赤，尿频涩痛，点滴不畅，甚至尿闭，小腹胀满；口渴不欲饮，发热，或大便秘结。舌红，苔黄腻，脉滑数。

治法：清热利湿。

代表方剂：八正散加减。

（3）中气下陷

临床表现：小腹坠胀，小便欲解不爽，尿失禁或夜尿遗尿；精神倦怠，少气懒言。舌淡，苔薄白，脉细弱。

治法：补中益气，升阳举陷。

代表方剂：补中益气汤加减。

（4）肾阴亏虚

临床表现：小便频数不爽，淋漓不尽；头晕目眩，腰酸膝软，失眠多梦，咽干。舌红，苔薄，脉细数。

治法：滋阴补肾。

代表方剂：知柏地黄汤加减。

（5）肾阳虚损

临床表现：排尿无力，失禁或遗尿，点滴不尽；面色㿠白，神倦畏寒，腰膝酸软无力，四肢不温。舌淡，苔白，脉沉细。

治法：温肾助阳，化气行水。

代表方剂：济生肾气丸加减。

（6）气滞血瘀

临床表现：小便努挣方出或点滴不出，小腹胀痛，偶有血尿或血精；舌紫黯或有瘀斑，脉沉涩。

治法：活血祛瘀，通气利水。

代表方剂：抵当汤加减。

2. 西药治疗

（1）α受体阻滞剂

①作用机制：通过阻滞分布在前列腺和膀胱颈部平滑肌表面的肾上腺素能受体，松弛平滑肌，从而缓解膀胱出口的动力性梗阻。

②药物举例：多沙唑嗪、阿夫唑嗪、特拉唑嗪、坦索罗辛（是 α_1 受体阻滞剂的一个非常有效的成分）

③注意事项：此类药物有一个副作用是降血压，因此，对于低血压患者尤其需要注意。

（2）5α-还原酶抑制剂

①作用机制：通过抑制体内睾酮、双氢睾酮的转变，进而降低前列腺内双氢睾酮的含量，达到缩小前列腺体积、改善下尿路症状的治疗目的。

②药物举例：非那雄胺、度他雄胺。

③注意事项：通常需要长期服用才能达到显著的治疗效果，患者应定期进行前列腺检查以评估药物疗效。

此外，还有一些其他常用的西药，如保前列、通尿灵、前列康和舍尼通等，也在临床上用于治疗前列腺增生。

3. 中成药治疗

中成药作为中医治疗前列腺增生的重要手段之一，具有携带方便、服用简便、疗效确切等优点。以下是一些常用的治疗前列腺增生的中成药：

（1）前列舒通胶囊：一次3粒，一日3次。清热利湿，通淋利尿。适用于膀胱湿热型前列腺增生患者。

（2）前列安通胶囊：一次4~6粒，一日3次。补肾益气，通利水道。适用于肾虚型前列腺增生患者。

（3）前列康片：一次 3~4 片，一日 3 次。活血化瘀，行气止痛。适用于气滞血瘀型前列腺增生患者。

需要注意的是，在使用中成药治疗前列腺增生时，应严格按照说明书或医嘱服用，注意观察药物疗效及不良反应，如有异常应及时就医。同时，中成药治疗前列腺增生需长期坚持服用，才能达到较好的治疗效果。

4. 中医外治法

如针灸、艾灸、拔罐等，可通过刺激穴位、疏通经络，改善局部血液循环，缓解前列腺增生症状。微波、射频等，通过热疗使增生的前列腺组织凝固坏死并脱落。

5. 手术疗法

前列腺增生的治疗方法多样，包括非手术治疗和手术治疗两大类。具体治疗方法应根据患者年龄、症状严重程度、前列腺大小等因素综合考虑。

6. 性行为疗法

通过调整性行为习惯，如减少性生活频率、避免过度性刺激等，可减轻前列腺增生症状。

7. 气功疗法

气功疗法通过调整呼吸、意念等方式，可增强机体抵抗力，改善前列腺增生症状。但需注意选择正规的气功教练进行指导。

（七）预防与调摄

（1）养成良好的生活习惯：避免久坐、久站，保持规律的作息和适当的运动。

（2）合理饮食：饮食应清淡、易消化，避免辛辣、刺激性食物，适当摄入富含维生素和纤维素的食物。

（3）多喝水：保持充足的饮水量，有助于增加尿量，促进排尿。

（4）避免憋尿：及时排尿，避免长时间憋尿导致膀胱过度充盈。

（5）定期体检：定期进行前列腺检查，及时发现并治疗前列腺疾病。

（6）注意卫生：保持私处清洁干燥，避免感染。

二、前列腺炎

（一）概述

前列腺炎是以尿频、尿急、尿不尽、尿道灼热，常伴有性功能紊乱、会阴区胀满、耻骨上不适、小腹部隐痛不适等一系列症状的疾病。前列腺炎属于中医学"精浊""白浊""滴白"等疾病的范畴。目前前列腺炎可分为急性细菌性前列腺炎、慢性细菌性前列腺炎、慢性无菌性前列腺炎以及慢性骨盆疼痛综合征四类。本病在男性青少年时期很少发生，多发于男性性成熟后。青壮年嗜食烟酒，纵情生活与相火旺盛的特点，传统医学认为痰湿为病，瘀浊阻滞，或伤于阴或伤阳是本病的特点。《素问·痿论》所谓："思虑过度，所愿不得，意淫于外，入房太过，宗筋弛纵，发为浊人。"《医宗必读》亦云："心动于肾，肾伤于色，或强忍房事，或多服方，败精流溢，乃为白浊。"因此下焦"精室"是为发病本位，与肝、肾二经关系最为密切。临床多为痰湿、瘀血、寒热、虚实错杂之象。治疗以祛瘀排浊为原则，或佐以清热解毒、利尿通淋、行气导滞，或佐以养阴，或佐以温阳。

（二）病因

1. 西医观点

细菌性前列腺炎的感染途径首先为含菌尿液逆行进入后尿道而进入前列腺导管中，例如前列腺结石常伴有细菌性前列腺炎。其次是血性播散、呼吸道感染、肠道感染、皮肤感染进入血液，带菌血液扩散至前列腺，引发前列腺增生感染病灶。再者是邻近直肠细菌直接或经淋巴播散、全身其他病灶的传播等引起的前列腺发病。慢性无菌性前列腺炎约占前列腺炎发病率的80%，慢性无菌性前列腺炎和细菌性前列腺炎的临床症状有相似之处，炎症细胞可在前列腺液中被找到，但二者的重要区别是：慢性无菌性前列腺炎的细菌培养是阴性的，既往可无明确的细菌感染病史。尽管其前列腺液中白细胞及含脂肪的巨噬细胞均增高，但非细菌性前列腺炎是否由一种尚未发现的致病菌引起尚不肯定。

2. 中医观点

中医学认为本病的病机特点是湿热之邪久郁不清，致腺体脉络瘀阻，腺管排泄不畅，呈现瘀浊阻滞的病理改变，其致病原因可综合为以下四方面：

（1）饮食不节：嗜食辛辣肥甘厚味、烟酒，致脾胃运化失常，湿热内生，下注精室而发为本病。

（2）纵欲无度：不洁性交，恣意性交，安全措施不足，性生活不洁，外感湿毒之邪内犯精室而为病。

（3）忍精不泄：青壮年心火炽盛，相火妄动，所愿不遂，常手淫自娱，喜忍精不泄，气血郁结于精室，排泄不畅，湿浊留滞，感受外邪，内外相搏发为此病。

（4）他病传授：既往慢性尿道炎、膀胱炎、肾盂肾炎、急性细菌性前列腺炎迁延不愈转为慢性，夹湿、夹瘀、夹热多邪汇聚，虚实夹杂，邪聚精室，发为本病。

（三）症状

前列腺炎急性期以会阴、耻骨上部烧灼疼痛，可伴寒战、高热，尿频、尿急、尿痛，尿道烧灼感，或尿道口黄白色脓性分泌物排出。病情迁延不愈转为慢性期后主要表现为：尿频、尿急、尿不尽，尿道灼热及尿末滴沥不尽或尿道口有少量白色分泌物溢出。时有少腹隐痛，耻骨上不适，或者见会阴、腹股沟、阴囊及睾丸隐痛，或伴有性欲亢进，或性欲减退，或早泄、阳痿、遗精等症。

（四）诊断

首先询问临床症状，前列腺炎的典型临床症状为寒战、高热，尿频、尿急、尿痛，尿道烧灼感，少腹隐痛，耻骨上不适伴或不伴性欲亢进，性欲减退，早泄、阳痿、遗精等症。检查体征：直肠指诊前列腺肿胀，触痛明显，局部温度升高，整个或部分腺体质韧不规则。前列腺液检查提示有大量白细胞以及卵磷脂小体减少，细菌培养提示细菌生长。急性期前列腺指诊是禁忌证之一，避免此种检查，以免引起败血症。

（五）治疗原则

清利湿热、祛瘀排浊是本病的治疗原则，临床治疗可根据辨证情况，或以清利湿热为主，或以活血祛瘀为主，或偏于排浊为主。病程日久，还可出现寒热错杂之象，或伤于阴，或伤于阳，治疗需寒热之品并投。

（六）治疗

1. 中药汤剂治疗

（1）湿热蕴结

临床表现：前列腺急性期排尿自觉尿频、尿急、尿痛，尿道灼热感，尿道有透明性或黄白色液溢出，会阴、腰骶、睾丸、少腹坠胀疼痛。舌质红，苔黄腻，脉滑数。

治法：清热利湿。

代表方剂：八正散加减。

（2）气血瘀滞

临床表现：耻骨上、会阴、腹股沟、双侧睾丸下坠、疼痛不适，血尿、血精或周身刺痛。舌紫或有瘀点，苔白，脉细涩。

治法：活血止痛，化瘀行气。

方药：失笑散合金铃子散加减。

（3）阴虚火旺

临床表现：烦躁易怒，遗精，阳事易举；腰膝酸软，头昏眼花，失眠多梦。舌红少苔，脉细数。

治法：滋阴降火。

代表方剂：知柏地黄汤加减。

（4）肾阳虚

临床表现：房事稍劳后尿道有透明黏液溢出；头昏神疲，腰膝酸软，形寒肢冷。舌淡，舌体大，苔白，脉沉细。

治法：温阳固肾。

代表方剂：右归丸加减。

（5）寒热错杂

临床表现：本病迁延日久，尿频，尿道酸涩、胀痛不适，尿不尽，伴会阴部、耻骨上、腹股沟区不适，可见腰膝酸软，下腹部冰冷，足心发凉，或手足心发热，潮热盗汗，口干。舌质偏暗，脉弦细或细数。

治法：寒热平调，化浊行瘀。

代表方剂：薏苡附子败酱散加减。

2. 西药治疗

诊断细菌性前列腺炎可根据细菌培养结果使用相对应的敏感抗生素，细菌培养结果未出者，推荐使用氧氟沙星每次 0.2g，每日 2 次；或环丙沙星每次 0.25g，每日 2 次。

特异性感染的治疗以淋球菌与衣原体、支原体感染为主，淋球菌感染推荐根据药敏结果进行抗生素使用，避免细菌耐药性发生；衣原体、支原体感染推荐口服大环内酯类、四环素类等抗生素治疗。

无菌性慢性前列腺炎主要以改善临床症状、提升患者生活质量为主，推荐使用：α 受体阻滞剂：坦索罗辛胶囊，每次 0.2mg，每日 1 次，改善患者排尿症状；肛门纳入非甾体消炎药：双氯芬酸钠栓剂 1 粒，改善疼痛症状。

3. 中成药治疗

（1）前列舒通胶囊 ：一次 3 粒，一日 3 次。清热利湿，化瘀散结。适用于湿热瘀阻性前列腺炎。

（2）前列康：一次 5 片，一日 3 次。温肾助阳。适用于肾阳虚型前列腺炎。

（3）六味地黄丸：一次 5 粒，一日 3 次。滋补肾阴。适用于阴虚火旺型前列腺炎。

（4）龙胆泻肝丸：一次 5 粒，一日 3 次。清泻肝经湿热。适用于肝经湿热型前列腺炎。

4. 外治法

（1）针灸疗法

主要选取：前列腺、肾俞、次髎、太溪、太冲穴，采取平补平泻法，得气后留针。另可采用灸法，于气海、关元艾灸治疗。湿热蕴结者，取穴秩边、三阴交、气海；气滞血瘀者，取穴秩边、太冲，用泻法。

（2）耳针

取穴：前列腺、肾脏、内分泌等，皮下内埋或王不留行籽穴位留压，3d 更换 1 次，本人需有节律地按压，两耳交替进行。

（3）坐浴

热水坐浴，水温 42~43℃，每日 1~2 次，每次 20min。未生育者禁用。

（4）肛塞栓剂

前列安栓、吲哚美辛栓等栓剂肛门塞入，每日 1 次，10d 为 1 疗程。

（5）前列腺按摩

前列腺定期按摩，每周 1 次。可疏通前列腺腺体管腔，排出因炎症腺管阻塞的腺液排泄，对于梗阻引起的前列腺炎症治疗效果明确。

5. 心理疗法

（1）认知重塑治疗：纠正和改变患者对前列腺炎固有的认知，以健康、积极、可改善的方法重塑患者认知，继而产生患者情感及行为的变化，以促进心理障碍的好转。

（2）支持心理治疗：通过建立医患之间良好关系，帮助患者消除疑虑和应激因素，发挥医师的专业知识，对病人进行说服劝慰、启发建议和激励鼓舞，以最大限度地发挥病人的内在潜力，从心理态度向肢体改善循序渐进。

（3）松弛训练治疗：通过意念、默想、暗示、沟通指导患者身心的自我放松，或采用"松弛椅""松弛室"等进行放松，使患者的身体状态、精神状态都处于松弛状态，以消除紧张和焦虑，从而达到治疗疾病的目的。

（七）预防与调摄

（1）急性前列腺炎禁忌前列腺按摩，以免炎症扩散。

（2）急性期忌房事，慢性者应建立合理的性生活，避免频繁的性冲动，戒除手淫恶习。

（3）禁酒，忌过食肥甘及辛辣炙煿食物。

（4）慢性病患者应调节情志，积极有规律地治疗，保持乐观情绪，树立起战胜疾病的信心。

（5）生活规律，劳逸结合，不要久坐或骑车时间过长。增加营养，加强锻炼，增强体质，预防感冒。

三、前列腺癌

（一）概述

前列腺癌是发生在男性前列腺组织的上皮性恶性肿瘤，腺癌占95%以上。前列腺是男性生殖系统的重要腺体，位于膀胱下方、直肠前方，主要负责产生部分精液。前列腺癌的发病率随着年龄增长而增加，在70~80岁之间达到高峰。该病在世界范围内的男性癌症中发病率和死亡率较高，是中国男性肿瘤学关注的重点。在历史医学文献中虽然没有直接提到前列腺癌或前列腺，但描述了与前列腺癌相似的症状，如排尿不尽、尿流中断、尿频、尿急、排尿困难、前列腺硬结和会阴疼痛等。早在《黄帝内经》中就有"热入膀胱，则结石而血尿"的记载。《灵枢·百病始生》曰："积之始生，得寒乃生，厥乃成积也。"清代沈金鳌在《杂病源流犀烛》描述："血淋者，小腹硬，茎中痛欲死"；"闭癃之异，究何如哉，新病为溺闭，点滴难通也，久病为溺癃，屡出而短少"。根据这些症状，前列腺癌可以归入中医古籍中的"癃闭""血淋""劳淋"等范畴。

（二）病因

1. 西医观点

前列腺癌的确切病因尚不清楚，但遗传因素、性活动和饮食习惯等因素被认为是前列腺癌发病的原因。遗传因素在前列腺癌的发病中起着至关重要的作用，有家族史的人患前列腺癌的风险更高。此外，频繁的性活动、高脂肪饮食和慢性前列腺炎等也被认为是前列腺癌发病的危险因素。

2. 中医观点

传统中医认为前列腺位于下焦，为藏精之所，属命门之肾。前列腺癌病位在精室，主要涉及肾脏与膀胱。在老年男性中，肝、脾、肾虚损，肾精气不足、阴阳失调是前列腺癌发展的基础。前列腺位于下焦，是水液代谢重要的途径，痰湿易积聚于此，导致阻塞，最终形成癌症。早期以邪气盛行、湿热瘀滞为主；晚期则为脏腑虚损，伴有湿热、瘀滞、痰湿、气滞。虚损主要涉及肾脏，但也可能包括肝脏、脾脏、肺脏的虚损，临床需要仔细鉴别。

（三）症状

前列腺癌早期常无明显症状，不易发现。随着疾病的进展，可能会出现排尿困难、尿频、尿急、尿痛等症状。肿瘤压迫直肠可引起排便困难或梗阻，压迫精囊可导致射精困难，神经压迫可导致会阴疼痛。前列腺癌还可转移，导致骨痛、病理性骨折和截瘫等。

（四）诊断

前列腺癌的诊断主要依靠直肠指检（DRE）、血清前列腺特异抗原（PSA）、经直肠前列腺超声磁共振（MRI）。DRE 是重要的初筛方法，可以发现前列腺质地变硬、坚硬及质硬结节。血清 PSA 水平的异常升高也是前列腺癌的重要提示。MRI 和超声等影像学检查有助于发现前列腺内的病变结节。确诊前列腺癌需要进行前列腺穿刺活检以进行病理检查。Gleason 评分系统进行评估前列腺癌的恶性程度，分数越高，恶性程度越高。

（五）治疗原则

恶性肿瘤的治疗原则为祛邪扶正，前列腺癌亦不例外，早期以祛邪为先，中期祛邪扶正兼施，晚期以扶正为主。根据前列腺癌的病机转变及虚实变化，早期治以清热解毒为主；中期痰瘀互阻治以化痰软坚、祛瘀散结；晚期正气消残、阴阳皆虚，治以补益气血、滋阴和阳。

（六）治疗

1. 中药汤剂治疗

（1）湿热蕴结

临床表现：小便不利，偶有血尿黏稠，口渴不欲饮，腰痛时有时无，腹胀，会阴疼痛。舌红，苔黄腻，脉滑数。

治则：解毒清热，利湿散结。

代表方剂：八正散加减。

（2）瘀毒内结

临床表现：小便淋沥不尽，尿细如线，时断时续，腹胀疼痛，或有腹部包块，尿紫暗带血，腰背、会阴疼痛，活动不便。舌质紫暗或有瘀点，苔薄，脉弦或细数。

治则：化瘀散结，活血止痛。

代表方剂：桃仁红花煎加减。

（3）肾阳亏虚

临床表现：小便不利或淋漓不尽，小便无力，尿流细弱，乏力，腰膝酸软，四肢畏寒，喜温，便溏。舌淡苔润，脉沉细。

治则：温补肾阳，利水渗湿。

代表方剂：真武汤加味。

（4）肝肾阴虚

临床表现：小便不利，尿细，尿痛，日久不愈，时有血尿，腰腹疼痛，头晕耳鸣，口干，心烦失眠，盗汗，大便干燥。舌红少苔，脉细数。

治则：滋肝养肾，清泄相火。

代表方剂：六味地黄丸合左归丸加减。

2. 西医治疗

（1）根治性前列腺切除术：直接切除肿瘤组织以达到治疗目的。

（2）放射治疗：通过放射线杀死癌细胞并控制前列腺癌的扩散。

（3）雄激素阻断疗法：使用比卡鲁胺片、恩杂鲁胺和醋酸阿比特龙等药物降低体内雄激素水平来抑制前列腺癌细胞的生长。

（4）靶向治疗：这类药物通过针对前列腺癌细胞的特定靶点进行治疗，能够更精确地杀死癌细胞。如注射用曲妥珠单抗、达罗他胺等。

（5）免疫疗法：是一种利用免疫系统来攻击癌细胞的治疗方法。如 PD-1/PD-L1 抗体等。

（6）化学治疗：化疗药物通常与其他治疗方法联合使用以增强治疗效果。如环磷酰胺片、多西他赛注射液、卡铂注射液等。

（7）睾丸切除术：切除双侧睾丸，使血清睾酮降低至原来的 1/10，有效阻止大多数雄激素依赖性前列腺癌代谢，从而促进癌症消退。

3. 中成药治疗

（1）柴胡疏肝丸：一次 7g，一日 2 次，温开水送服。疏肝理气，消胀止痛。适用于肝气郁结型前列腺癌。

（2）黄连解毒片：一次 3 片，一日 2~3 次，温开水送服。清热解毒，退热消炎。适用于湿热型前列腺癌患者。

（3）普乐安片：一次 3~4 片，一日 3 次，温开水送服。补肾固本。适用于前列腺癌伴有尿频、尿急、小腹胀满等症状的患者。

（4）前列平胶囊：一次 5 粒，一日 3 次，温开水送服。清热利湿，化瘀止痛。适用于前列腺癌伴有疼痛、发热等症状的患者。

（5）十全大补丸：大蜜丸一次 1 丸，一日 2~3 次，温开水送服。温补气血。适用于前列腺癌患者伴有贫血、乏力等症状。

4. 外治法

（1）针灸

根据病情需要选择不同的穴位。

①小便淋沥不畅或癃闭：实证者常选用肾俞、膀胱俞、中极、三阴交等穴位，中弱刺激，留针 15min，间歇运针。每日 1 次，10 次为 1 疗程。虚证选用肾俞、关元、中极、膀胱俞等穴位，轻刺激，再用艾条灸，并针足三里。

②小便灼热或血尿：选用肾俞、京门、血海、委中、中极等穴位，肾俞、京门用平补平泻，余穴均用泻法，留针 15min。每日 1 次，10 次为 1 疗程。

③小便疼痛及少腹疼痛：选肾俞、足三里、三阴交、膀胱俞、关元俞、委中、承山、阴陵泉、中极、关元等穴轻刺激，留针 15min。每日 1 次，10 次为 1 疗程。

（2）耳针

取前列腺、肾、膀胱、内分泌穴等穴，皮针内埋或王不留行籽穴位留压，时间为 3~5d。在此期间，患者需每天自行按压豆粒数次。

（3）药物外用

①冰片 1g，白胡椒 8 粒，研末。洗净、消毒脐部。将冰片置于脐部，再填入白胡椒粉，盖上保鲜膜，用胶布固定。每 7~10d 换 1 次，5 次为 1 疗程，适用于前列腺癌引起的小便不利或滴沥不畅。

②大葱白 9cm，白矾 15g，捣烂糊敷于脐部。每日 1 次，至小便通畅为止，适用于前列腺癌引起的小便不通、点滴难出。

③白颈蚯蚓 5 条，小田螺 5 个，荜澄茄 15g，捣烂用米饭包裹为丸，敷于肚脐。适用于前列腺癌所致癃闭、尿塞不通、少腹胀痛难忍者。

④甘遂 2g，研为细末，加醋调成糊状，用纱布包好，敷于脐部，至小便畅通为止。适用于前列腺癌引起的小便淋沥不畅或癃闭。

（4）中药灌肠：将虎杖、蒲公英、紫花地丁、白茅根、石韦、皂角刺等原料煮成 1500ml，冷却至 40℃，每日保留灌肠 1 次。适用于前列腺癌引起的尿频、尿急、尿痛。

（5）中药熏洗：将白芷、萆薢、山药、甘草等一起煎汤放入盆中，患者端坐并按摩小腹至外阴部至温热，每次 30min，每日 1 次。适用于前列腺癌引起的尿痛、排尿困难、腰骶部疼痛。

（6）艾灸治疗：选用局部阿是穴为灸点，可采用回旋灸、雀啄灸、循经灸、温和灸等方法。

5. 心理疗法

前列腺癌患者在治疗过程中，心理压力和情绪波动较大，因此心理治疗也显得尤为重要。心理治疗可以帮助患者缓解焦虑、抑郁等负面情绪，提高心理承受能力，从而更好地应对疾病。

（1）认知行为疗法

认知行为疗法（CBT）是一种通过改变患者的思维方式、情感表达和行为模式来缓解症状的心理治疗方法。可以帮助患者重新审视自己的疾病观念，调整对病情的认知，提高应对疾病的能力。还可以帮助患者学习有效的情绪调节技巧，如深呼吸、冥想等，以缓解焦虑、抑郁等负面情绪。

（2）放松训练

放松训练是一种通过训练患者达到深度放松状态来减轻压力和焦虑的心理治疗方法。可以帮助患者缓解因治疗引起的疼痛、不适和紧张感。常用的放松训练包括渐进性肌肉松弛法、自我暗示法、生物反馈法等。

（3）音乐疗法

音乐疗法是一种利用音乐作为治疗手段来调节患者情绪、减轻疼痛和改善生活质量的方法。音乐疗法可以通过营造舒适的音乐环境，帮助患者缓解焦虑、抑郁等负面情绪，提高心理承受能力。此外，音乐疗法还可以与其他心理治疗方法相结合，形成综合性的治疗方案。

（七）预防与调摄

1. 预防

《黄帝内经》中提出"不治已病治未病"。"治未病"这一理念对于前列腺癌的健康管理至关重要。

（1）一级预防，包括增加筛查和在普通人群中推广健康生活方式。任何尿路阻塞或疼痛等症状都应立即就医，以减少接触前列腺癌风险因素。

（2）二级预防，确诊的前列腺癌患者要重视早期干预和治疗，以防止确诊的前列腺癌患者病情进展。

（3）三级预防，包括治疗后或手术后随访，以防止前列腺癌患者复发。

2. 生活起居

慎起居，保持规律的生活习惯；适当进行体育锻炼，劳逸结合。

3. 保持健康饮食

多吃蔬菜、水果、粗粮等营养丰富的食物，避免过量摄入高脂肪、高糖、高盐的食物。

4. 调摄

保持心情舒畅，避免七情过极、情志失常。

第四节　男性生殖系统感染

一、性传播疾病

（一）梅毒

1. 概述

梅毒是由梅毒螺旋体（苍白螺旋体）感染引起的一种慢性、系统性性传播疾病。它可以侵犯皮肤、黏膜及其他多种组织器官，病程中有时呈无症状的潜伏状态。梅毒对人体的危害极大，可侵犯全身各组织器官或通过胎盘传播，引起流产、早产、死产或新生儿垂直感染等。梅毒在《中华人民共和国传染病防治法》中属于乙类防治管理的病种。

2. 病因

（1）西医观点

①梅毒螺旋体：梅毒的病原体是梅毒螺旋体，这是一种细长且两端尖直的螺旋体，运动活泼，表面有脂多糖组成的荚膜样物质，因其透明，不易着色，故又称苍白螺旋体。

②性接触传播：这是梅毒最主要的传播途径。梅毒螺旋体可通过阴道、肛门、口腔等黏膜部位的小破损口侵袭到体内，引起感染。约95%的感染者通过不洁性行为感染，传染性最强在感染的前2年内。

③母婴传播：如果母体患有梅毒，梅毒螺旋体可通过胎盘及脐静脉等途径进入胎儿体内，引起先天性梅毒，即胎传梅毒。此外，在分娩过程中，如果新生儿的头部、肩部等部位出现擦伤，也可能引起感染。

④血液传播：梅毒螺旋体可在血液内存在，且具有很强的耐寒力。因此，当接触携带有梅毒螺旋体的血液后也可能被感染，例如与梅毒患者共用针头注射药物、剃须刀等。

⑤间接传播：虽然较为少见，但如果接触了短期内释放的梅毒螺旋体，且皮肤部位有外伤、破损时，有可能感染梅毒。梅毒患者使用过的衣服、被褥、物品、用品、用具、便器、马桶和浴巾等均可能被病人的分泌物污染而带上梅毒螺旋体，与梅毒病人密切生活在一起的健康人，当轻微的伤口接触到这些沾有病原菌的物品时，就容易感染上。

⑥其他途径：如接吻（尤其是长时间的接吻或婴幼儿口对口喂食）、哺乳等，在存在唾液交换的情况下，理论上存在传播梅毒的可能性，但相对较为少见。此外，医疗器械等途径也可能感染梅毒螺旋体。

（2）中医观点

中医将梅毒归为"疮疡"类疾病，并称之为"癞疾"或"霉疮"。其病因核心在于"毒"，这种"毒"既可来自外界，也可因体内脏腑功能失调而生。梅毒的中医病因病机理论认为，梅毒是由于外邪侵入体内、营卫失调、气血不畅等因素所致，最终导致机体阴阳失衡、气血瘀滞，从而诱发梅毒的症状。

3. 症状

根据病程可分为三个阶段：

（1）一期梅毒：主要特点是感染部位出现一个或多个疳（硬下疳），并伴有全身性症状，如发热、头痛、关节疼痛等。

（2）二期梅毒：梅毒扩散到身体的其他部位，引起皮肤黏膜、骨骼、内脏和眼睛的多种损伤，如头痛、视力模糊、疲劳等。

（3）三期梅毒：梅毒进一步扩散，引起骨骼、心血管和神经系统的多种严重损伤，如头痛、视力模糊、听力丧失、记忆力丧失等。

4. 诊断

梅毒的诊断通常基于患者的症状、体征以及实验室检查，实验室检查包括梅毒螺旋体抗原血凝试验、梅毒螺旋体血细胞凝集试验等，中医诊断则侧重于望闻问切，结合患者的症状、脉象和舌苔等进行综合判断。

5. 治疗原则

梅毒的中医治疗原则主要依据其病程和临床表现，以祛邪为主，兼顾扶正，旨在清除体内的邪毒，同时增强机体的正气。首先祛邪，针对梅毒螺旋体这一病原体，中医治疗强调清热解毒、利湿排毒，通过药物的作用来抑制病原体的活性，减少其对机体的损害。其次扶正，梅毒病程较长，易耗伤人体正气，因此中医治疗也注重扶正固本，通过补益气血、滋养肝肾等方法来增强机体的抵抗力，促进病情的恢复。再就是分期治疗，一期梅毒以湿热邪毒为多见，治疗原则为清热利湿、解毒驱梅；二期梅毒主要以毒邪入里为主，治疗需注重内调理和治疗恶寒发热等症状；三期梅毒为热毒内蕴、正气亏虚，治疗原则为滋阴补肾、益气活血。

6. 治疗

（1）西医治疗

早期梅毒（包括一期、二期梅毒及早期潜伏梅毒）的治疗：

①抗生素治疗。常用药物有苄星青霉素G（苄星青霉素）：240万U，分两侧臀部肌注，每周1次，共2~3次。普鲁卡因青霉素G：80万U/d，肌注，连续10~15d，总量800万~1200万U。对青霉素过敏者，盐酸四环素：500mg，4次/d，口服，连服15d。多西环素：100mg，2次/d，连服15d。

②其他药物。对青霉素过敏的患者可选用盐酸四环素、头孢曲松钠等药物。

（2）中医治法

①湿热下注证

症状：多见于一期梅毒，皮疹为疳疮，色红质硬，溃烂而润，或伴有横痃（腹股沟淋巴结肿大）。全身症状可能包括胸胁胀痛、心烦易怒、口苦纳呆、尿短赤、大便秘结等。舌质红，苔黄腻，脉滑。

治法：清热利湿，解毒祛毒。

方药：龙胆泻肝汤加减。

②热毒炽盛证

症状：多见于二期梅毒，全身出疹，形态各异，疹色暗红或古铜色，无痛痒。全身症状包括全身不适、咽干而红、便干溲赤等。舌质红，苔黄。

治法：清热解毒，凉血散瘀。

方药：清营汤合桃红四物汤加减。

③痰湿凝聚证

症状：疳疮呈暗红，四周坚硬突起，或横痃坚硬，或结节破溃，反复缠绵。全身症状包括食少纳呆、倦怠乏力等。舌质淡，苔白腻，脉濡。

治法：祛痰解毒，燥湿散结。

方药：海藻玉壶汤加减。

④脾虚湿蕴证

症状：疳疮破溃，疮面淡润，结毒遍生，皮色褐暗。全身症状包括筋骨酸痛、胸闷纳呆、食少便溏、肢倦体重等。舌质淡，苔滑腻，脉细。

治法：健脾化湿，解毒祛浊。

方药：参苓白术散加减。

⑤气血两虚证

症状：病程日久，结毒破溃，肉芽苍白，脓水清稀，久不收口。全身症状包括面色萎黄、头昏眼花、心悸怔忡、气短懒言等。舌质淡，少苔，脉弦数。

治法：益气养血，扶正固本。

方药：八珍汤加减。

⑥肝肾亏损证

症状：见于三期梅毒脊髓痨者，患病可达数十年之久，逐渐两足瘫痪或萎弱不行，肌肤麻木或如虫行作痒，筋骨窜痛；腰膝酸软，小便困难。舌质淡，苔薄白，脉沉细弱。

治法：滋补肝肾，填髓熄风。

方药：地黄饮子加减。

⑦心肾亏虚证

症状：见于心血管梅毒患者，症见心慌短气，神疲乏力，下肢浮肿，唇甲青紫，腰膝酸软，动则气喘。舌质淡有齿痕，苔薄白而润，脉沉弱或结代。

治法：养心补肾，祛瘀通阳。

方药：苓桂术甘汤加减。

（3）中成药

①龙胆泻肝丸：每次 8 粒，每日 2 次。清肝胆，利湿热。可以帮助清除体内的湿热邪毒。

②安宫牛黄丸：每次 1 丸，每日 1 次。虽然并非专门用于治疗梅毒的中成药，但其清热解毒、镇惊开窍的功效对于缓解梅毒引起的某些症状可能有一定的帮助。

③复方羊角颗粒：每次 1 袋（8g），每日 2~3 次。不是专门用于治疗梅毒的中成药，但其具有疏风止痛、通络止痉的功效，对于因梅毒引起头痛、眩晕等症状可能有一定的缓解作用。

7. 预防

（1）避免不洁性行为：保持性道德，实现一夫一妻制，反对性泛滥。

（2）加强宣传教育：普及梅毒防治知识，提高公众对梅毒的认识和防范意识。

（3）婚前和产前检查：坚持进行梅毒血凝试验，及时发现并治疗梅毒患者。

（4）注意个人卫生：保持良好的生活习惯，避免与梅毒患者共用衣物、毛巾等个人物品。

（5）正规治疗：一旦发现梅毒感染，应及时到正规医院接受规范治疗，避免病情恶化和传播。

（二）淋病

1. 概述

淋病是由淋病奈瑟菌（简称淋球菌）引起的泌尿生殖系统的化脓性感染，也可侵犯眼睛、咽部、直肠和盆腔等处，甚至引起血行播散性感染。淋病是常见的性传播疾病之一，具有高传染性和广泛流行的特点。其疾病分类包括男性急性淋病、男性慢性淋病、女性急性淋病、女性慢性淋病、妊娠合并淋病、播散性淋病、淋病后综合征等。

2. 病因

（1）西医观点

①病原体。淋病的主要病原体是淋病奈瑟菌（简称淋球菌），这是一种革兰阴性双球菌，对单层柱状细胞和移行上皮细胞特别敏感，如尿道、子宫颈、后尿道、膀胱黏膜等。

②传播途径。

性接触传播：是淋病的主要传播途径，多数病例通过不洁的性交行为感染。

间接接触传播：在性接触或密切接触过程中，接触携带淋病患者分泌物的物品，而后接触一些淋病球菌易感部位，如口腔黏膜、眼结膜等，从而造成传播。此外，孕妇淋病患者还可能通过胎膜破裂，继发羊膜腔内感染传给胎儿。

（2）中医观点

中医学认为，淋病多因房事不洁，直接或间接感受疫疠秽浊之邪，致湿热内生，湿热毒邪搏结侵犯下焦，流注于膀胱熏灼尿道，使膀胱气化失司，水道不利。或因湿热毒邪与秽浊邪气互结，导致肝郁气滞，郁而化火，下侵膀胱，气化不行，水湿不利而为淋；或肝郁化火，日久灼伤阴液，阴虚火旺，亦可导致膀胱气化失常而为病。

3. 症状

淋病的症状主要与感染的部位有关，具体表现如下：

（1）尿道感染：男性患者初起自觉尿道口灼痒、红肿，并有少量黏液性分泌物流出，数日后症状加重，分泌物变为黄白色脓性，量多，从尿道口溢出。此时患者可能出现尿痛、排尿困难等尿道刺激征状。女性患者主要表现为宫颈炎，宫颈口红肿、触痛，并伴有脓性分泌物流出。

（2）其他部位感染：如淋球菌感染直肠可引起淋球菌性直肠炎，表现为肛门瘙痒、烧灼感及黏液和脓性分泌物排出；感染咽部可引起淋球菌性咽炎，表现为轻微咽痛及脓性分泌物产生；感染眼部可引起淋球菌性结膜炎，表现为结膜充血水肿及脓性分泌物产生，严重时可致角膜溃疡和失明。

4. 诊断

淋病的诊断需要综合考虑患者的接触史、临床表现和实验室检查的结果。

（1）接触史：询问患者是否有不洁性交史或接触淋病患者分泌物的历史。

（2）临床表现：观察患者的症状表现，如尿痛、尿急、尿频、尿道分泌物等。

（3）实验室检查：包括涂片检查、淋菌培养、基因诊断等。其中淋菌培养是确诊的金标准。

5. 治疗原则

淋病的治疗原则在于清热解毒与利尿通淋。针对淋病多由湿热毒邪侵袭的特点，中医治疗首要任务是清除体内的湿热毒邪，从根本上消除病因。同时，通过利尿作用，促进体内湿热毒邪的排出，有效缓解尿道刺激症状，如尿频、尿急、尿痛等，从而达到标本兼治的目的。

6. 治疗

（1）西医治疗

①药物治疗：西医治疗淋病主要采用抗生素类药物，具体选择需根据患者病情、药物敏感性及是否有并发症等因素综合考虑。常用药物包括：

a. 头孢曲松：作为首选药物之一，头孢曲松对淋球菌具有高度敏感性，常通过肌肉注射给药。

b. 大观霉素：对于不能接受头孢类药物的患者，大观霉素是另一种有效选择，同样通过肌肉注射给药。

c.其他抗生素：如四环素、红霉素、诺氟沙星、头孢曲松、氧氟沙星（泰利必妥）、阿奇霉素等，这些药物在特定情况下（如青霉素过敏、耐青霉素菌株感染等）可作为替代治疗方案。

②局部治疗：对于某些特殊部位的感染，如眼部感染，西医常采用局部用药的方式进行治疗。例如，使用抗生素滴眼液或眼膏直接作用于感染部位，以控制病情。

③一般治疗：

a.卧床休息：在急性发作期间，建议患者卧床休息，避免过度劳累。

b.严禁性生活：治疗期间严禁性生活，以防交叉感染。

c.饮食调整：保持良好的饮食习惯，避免食用刺激性食物，如辣椒、胡椒等。

d.心理支持：给予患者必要的心理支持，减轻其焦虑、烦躁等不良情绪对病情的影响。

（2）中医治疗

①中药治疗

a.湿热下注证（或湿热毒蕴证）

临床表现：发病急，尿道肿胀，尿道口红肿，有黄色脓液流出，尿频，尿急，尿痛。可伴有发热、局部淋巴结肿大等全身症状。舌红，苔黄腻，脉弦数。

治法：清热利湿，解毒化浊。

方药：龙胆泻肝汤加减。

b.湿热瘀阻证

临床表现：脓尿减少，但小便涩痛，小腹胀痛。严重者可能出现尿道狭窄、输精管梗死。伴心烦口渴，渴不欲饮，失眠多梦，头昏头痛等症状。舌暗红或有瘀斑，苔黄腻，脉沉细滑或细涩。

治法：需根据具体病情调整治疗方案，以活血化瘀、清热利湿为主。

方药：通窍活血汤加减。

c.肾气虚弱证（或阴虚毒恋证）

临床表现：晨起排尿有隐痛，或有白色分泌物。伴有腰酸腿软，会阴部或少腹部冷痛憋胀，头晕耳鸣，疲乏无力，不孕不育，手足不温，失眠多梦等症状。舌红少苔或舌淡苔白，脉细数或沉细。

治法：滋阴降火，利湿祛浊。

方药：知柏地黄丸加减。

②中成药

a.银花泌炎灵片：每次4粒，每日4次。具有清热解毒、利湿通淋的作用。适用于下焦湿热引起的淋病，可缓解小便短赤、尿道涩痛等症状。

b.热淋清颗粒：每次1袋，每日3次。具有清热泻火、利尿通淋的功效。适用于下焦湿热引起的淋病，可缓解小便短赤、尿道涩痛等症状。

c.前列舒通胶囊：每次3粒，每日3次。清热利湿，化瘀散结。适用于淋病性前列腺炎的治疗，可促进前列腺功能的恢复。

d.宁泌泰胶囊：每次3粒，每日3次。具有清热解毒、利湿通淋的作用。可用于淋病性前列腺炎的治疗。

e.清淋颗粒：每次1袋，每日2次。具有清热泻火、利水通淋的作用。适用于由膀胱湿热引起的小腹胀满、小便不利、尿痛等症状。

（3）中药外治

除了内服中药外，中医还常采用中药外治的方法辅助治疗淋病。例如，使用具有清热解毒、利尿通淋作用的中药煎汤外洗或坐浴，以缓解尿道刺激征状、促进病情恢复。

（4）非药物疗法

中医治疗淋病还包括针灸、艾灸等非药物疗法。这些疗法通过刺激特定穴位、调节人体气血运行等方式，达到辅助治疗的目的。然而，需要注意的是，非药物疗法通常作为辅助手段使用，不能替代药物治疗。

7. 预防

（1）增强性健康意识

①洁身自好：避免不安全的性行为，特别是与未知健康状况的性伴侣发生性关系。这是预防淋病及其他性传播疾病的最有效方法。

②正确使用安全套：在进行性行为时，应全程正确使用质量合格的安全套，以减少病原体传播的风险。需要注意的是，安全套并不能完全消除感染风险，因此洁身自好仍是关键。

（2）加强个人卫生

①日常清洁：保持个人卫生，勤洗澡、勤换内衣裤，尤其是私密部位的清洁。内衣裤应单独清洗，避免与其他衣物混洗，以减少交叉感染的风险。

②避免共用物品：不与他人共用毛巾、浴巾、剃须刀等个人物品，以减少病原体通过间接接触传播的机会。

（3）注意公共场所卫生

尽量避免使用公共澡堂，尤其是盆浴。如必须使用，应选择淋浴方式，并避免坐在公共座椅上。在公共泳池游泳时，选择卫生条件良好的场所，并注意个人卫生。使用公共厕所时，尽量选择蹲式马桶，以减少与坐便器的直接接触。如必须使用坐便器，可在使用前垫上一次性坐垫纸或使用消毒剂擦拭。

（4）定期健康检查

①性病筛查：定期进行性病筛查，包括淋病在内。这有助于及时发现并治疗感染，防止病情恶化和传播给他人。

②配偶或性伴侣检查：如发现一方感染淋病，另一方也应及时进行检查和治疗，以避免交叉感染。

（5）宣传教育

①普及性病知识：加强对淋病等性传播疾病的宣传教育，提高公众对疾病的认知度和防范意识。通过媒体、网络、社区讲座等多种形式普及性病防治知识。

②倡导健康生活方式：倡导健康、文明的生活方式，避免不洁性行为和不安全的性行为。同时，加强性道德教育，提高公众的性健康素养。

（三）非淋菌性尿道炎

1. 概述

非淋菌性尿道炎是一种常见的性传播疾病。它通常由淋菌以外的病原体引起，主要包括沙眼衣原体、支原体、滴虫、单纯疱疹病毒、肝炎病毒、白念珠菌、包皮杆菌等。其潜伏期一般为 1~3 周，发病后症状多样。

2. 病因

（1）西医观点

非淋菌性尿道炎主要由沙眼衣原体、支原体等病原体感染所致。30%~50%的非淋菌性尿道炎与沙眼衣原体有关，20%~30%为解脲支原体感染，10%由阴道毛滴虫、白念珠菌、单纯疱疹病毒、生殖支原体、腺病毒和杆菌等微生物引起。患病者大多数有不洁的性交史，在感染致病菌后，潜伏期常为 1 周左右，但有时长达 1 个月或更久。部分患者可能因长期使用抗生素导致菌群失调，或因免疫力低下而发病。

从西医的角度来看，非淋菌性尿道炎的感染途径主要是性传播。比如，不安全性行为、多个性伴侣等都增加了感染的风险。此外，一些特殊的情况也可能引发该病，如长期使用抗生素导致体内菌群平衡被打破，使得原本不致病的微生物有了致病的机会；个体免疫力低下时，身体对病原体的抵抗力减弱，也容易受到感染。例如，长期处于高压力、缺乏休息或患有其他慢性疾病的人群，其免疫系统可能会受到影响，从而更容易患上非淋菌性尿道炎。

（2）中医观点

非淋菌性尿道炎属中医"淋证""白浊"等范畴。其病机主要包括：性交不洁，湿热淫毒由下窍上侵，蕴结膀胱，膀胱气化不利而生本病；肾阴不足，湿热邪毒上犯于肾，耗伤肾阴，肾阴不足，正虚邪恋，而使本病缠绵不愈。此外，下焦湿热、肝郁气滞、脾肾亏损，致脾、肾、膀胱功能失调，三焦水道通调不利也是非淋菌性尿道炎的主要病因病机。

中医认为，性生活不节制、不卫生是导致非淋菌性尿道炎的重要原因之一。湿热之邪通过不洁性交侵入人体，积聚在膀胱，影响膀胱的正常气化功能，从而引发疾病。同时，如果肾阴不足，湿热邪毒就容易侵袭肾脏，进一步损伤肾阴，导致病情迁延不愈。另外，情绪不畅导致肝郁气滞，或者脾肾本身虚弱，都会影响脾、肾、膀胱的功能，使得三焦水道的通调出现问题，进而引发或加重非淋菌性尿道炎。比如，长期情绪抑郁或焦虑的人，肝气郁结，气血运行不畅，容易出现体内湿热积聚，增加患病的可能性；而脾肾虚弱的人，身体的代谢和排泄功能较差，也容易受到湿热之邪的侵袭。

3. 症状

男性无症状患者为 20%~50%，女性无症状患者 70% 左右。

有症状的患者典型临床表现：男性患者主要表现为尿道刺痒，伴有尿急、尿痛及排尿困难，症状比淋菌性尿道炎轻。长时间不排尿或清晨首次排尿前，尿道口可分泌出少量黏液性分泌物，有时表现为尿道口被封住或裤裆污染。部分男性患者还可能出现阴茎红肿、疼痛，并发附睾炎时会有睾丸肿大和疼痛现象。

女性患者累及宫颈时，近半数无明显症状或症状缺乏特异性，仅表现为白带增多。有症状者可能出现白带数量增多、变黄或带有血丝、伴有臭味，还可能出现尿道口充血、尿频甚至排尿困难等泌尿系症状，也可能出现阴道异常流血。

非淋菌性尿道炎反复发作可能与多种因素有关。一方面，治疗不彻底是常见原因之一。部分患者可能由于治疗不规范、用药疗程不足等，导致病原体未被完全清除，从而埋下复发的隐患。例如，有些患者可能会自行用药或随意中断治疗。另一方面，再次感染也是一个重要因素。治愈后，如果不注意个人卫生、有不洁性行为等，可能会再次接触到病原体，导致旧病复发。此外，如果患者合并有糖尿病、艾滋病等疾病，由于身体免疫力下降，也容易使非淋菌性尿道炎反复发作。夫妻之间没有同步治疗也可能导致交叉感染，进而引发复发。

非淋菌性尿道炎可能会引发多种并发症。其中，慢性尿道炎是常见的一种，若未能及时治疗，长期滞留在尿道内，会逐渐发展成慢性尿道炎，其症状轻微，但病程长，治愈难度较大。尿道狭窄也是可能出现的并发症，病情严重时可导致排尿困难，引起膀胱炎、尿路感染不断发作，甚至造成尿潴留，有时需要进行手术治疗。此外，非淋菌性尿道炎还可能导致前列腺炎，细菌可通过尿道逆行感染前列腺，引起尿频、尿急、尿痛等症状，对男性的生殖健康造成严重影响。同时，非淋菌性尿道炎若未及时治疗，致使病情加重，可导致泌尿感染扩散至肾脏、输尿管等重要器官，严重危及患者的生命安全。另外，非淋菌性尿道炎还可与包括淋病在内的其他性传播疾病一同传染，严重危害性行为不规范的人群身体健康。

4. 诊断

非淋菌性尿道炎的诊断需要进行分泌物检测等相关检查。治疗方面，建议患者去正规综合性医院就诊，不要擅自用偏方和秘方。患者需要在医生指导下根据细菌培养的药敏结果选用敏感的抗生素进行抗感染治疗，可选择的抗生素主要包括阿奇霉素、罗红霉素、左氧氟沙星、多西环素、四环素、米诺环素等。治疗期间患者应注意清淡饮食，避免进食辛辣等刺激食物，戒烟戒酒，多吃新鲜蔬菜和水果，避免不健康的生活作息方式。在病情急性期，应适当休息，避免劳累，避免性生活以免病情波动。性伴侣也应接受诊治，以防交叉感染。

5. 治疗原则

中医认为，非淋菌性尿道炎的病机是以湿热蕴结、肾阴亏损为基本特点，治疗则以清热利湿、滋阴补肾为基本原则。

6. 治疗

（1）西医治疗

非淋菌性尿道炎的治疗方式多样，主要包括一般治疗、药物治疗等。一般治疗方面，患者在治疗期间应尽量避免性接触，若无法避免则需采取必要的防护措施，同时要多喝水以保证充足尿量，注意休息保持良好身体状态。

药物治疗是关键，常用的药物有四环素类（如多西环素、米诺环素等）、大环内酯类（如红霉素、阿奇霉素、克拉霉素等）、喹诺酮类（如左氧氟沙星、环丙沙星等）。具体的用药选择需根据患者的个人情况，如尿道分泌物的培养结果、药物敏感性结果等。通常，孕妇以及哺乳期的女性可使用红霉素、阿奇霉素。治疗非淋菌性尿道炎的疗程一般为 1~2 周，但在我国，由于耐药菌株相对较多，一般建议服用 2 周药物。

（2）中医治疗

①内治法

a. 湿热下注证

临床表现：尿频、尿急、尿痛，尿道灼热，尿道口有分泌物。舌红，苔黄腻，脉滑数。

治法：清热利湿通淋。

方剂：八正散加减。药物包括车前子、瞿麦、萹蓄、滑石、栀子、大黄、甘草等。

b. 肝郁气滞证

临床表现：可见小便涩滞，淋沥不尽，情绪抑郁或烦躁，胸胁胀满。舌红，苔薄白，脉弦。

治法：疏肝理气，通淋利尿。

方剂：沉香散加减。

c. 阴虚湿热证

临床表现：有尿频而短，尿道灼热，腰膝酸软，五心烦热。舌红少苔，脉细数。

治法：滋阴清热利湿。

方剂：知柏地黄丸合八正散加减。

②中成药治疗

a. 三金片：具有清热解毒、利湿通淋、益肾的作用。适用于下焦湿热所致的热淋、小便短赤、淋沥涩痛等症状。

b.热淋清颗粒：有清热泻火、利水通淋的功效。对于湿热蕴结下焦引起的尿频、尿急、尿痛等有一定的缓解作用。

c.复方石韦胶囊：能够清热燥湿、利尿通淋。可用于小便不利、尿频、尿急、尿痛等症。

d.知柏地黄丸：滋阴降火。适用于阴虚火旺导致的尿道炎，伴见口干咽燥、手足心热等症状。

e.龙胆泻肝丸：清肝胆，利湿热。对于肝经湿热所致的非淋菌性尿道炎，出现口苦、胁痛等症状有改善效果。

③外治法

选用苦参 30g、蛇床子 30g、附子 30g、野菊花 30g、白鲜皮 30g，水煎外洗，每天晚上熏洗 1 次。或使用枸杞子、荆芥、菊花等中草药熏洗龟头部位，可起到消炎止痒、促进局部血液循环的作用。同时，配合合理的运动疗法，如慢跑、散步等有氧运动，也有益于身体的恢复。此外，针灸疗法也可用于治疗非淋菌性尿道炎，通过针刺相关穴位，如关元、中极、三阴交等，以调节气血、疏通经络，缓解症状。

7. 预防

非淋菌性尿道炎是一种常见的性传播疾病，预防措施至关重要。首先，要提倡洁身自爱，根除性混乱现象，避免性滥交，限制性伴侣的数量。对于性活动较为活跃的青年人，要进行安全性行为知识科普，使其了解不安全的性行为可能带来的严重后果。其次，在性接触时应全程规范地使用安全套，这样可以有效减少体液交换，降低感染风险。再者，要注意个人卫生，患者应专用浴盆、浴巾，连同内裤都要经常煮沸消毒，避免和他人共用可能接触到私密部位的物品。此外，还要养成良好的生活习惯，日常可以适当参加锻炼，如瑜伽、慢走、登山等，有助于提高机体免疫力；同时要保持心情愉快，养成良好的饮食习惯，增加高维生素、高蛋白质食物的摄入。

非淋菌性尿道炎是一种需要引起重视的疾病，在日常生活中，应保持良好的生活习惯和性行为，如有相关症状应及时就医诊断和治疗，以减少疾病带来的危害。

（四）尖锐湿疣

1. 概述

尖锐湿疣由人乳头状瘤病毒（HPV）感染引起的以疣状病变为主的性传播疾病。其主要症状为生殖器及肛门周围出现单个或多个淡红色小丘疹，后逐渐增大增多，形成菜花状、鸡冠状等形态的赘生物。患者可能会感到局部瘙痒、疼痛、出血等。

2. 病因

（1）西医观点

尖锐湿疣是由人乳头状瘤病毒（HPV）感染引起，主要通过性接触传播。HPV

有多种亚型，其中 6 型和 11 型与尖锐湿疣的关系最为密切。以下是常见的西医发病原因：

①不洁性行为：多个性伴侣、无保护的性行为等增加了感染 HPV 的风险。

②免疫力低下：如患有免疫缺陷疾病、使用免疫抑制剂、长期疲劳、营养不良等，导致机体对病毒的抵抗力下降，容易感染 HPV 并发病。

③间接接触：接触被 HPV 污染的物品，如毛巾、浴巾、马桶等，也可能感染。

（2）中医观点

在中医理论中，尖锐湿疣常被称为"瘙瘊""臊瘊""千日疮"等。中医认为尖锐湿疣主要由以下因素导致：

①湿热下注：外感湿热秽浊之邪，或肝经湿热下注，蕴结于阴部皮肤黏膜，导致局部气血瘀滞，发为本病。

②外染邪毒：房事不洁，直接接触秽浊之毒，毒邪蕴聚，阻滞经络，气血瘀滞而发病。

③正气不足：身体虚弱，抵抗力下降，不能抵御外邪，使得邪毒侵袭并蕴结于局部。

3. 症状

早期症状：在感染人乳头状瘤病毒（HPV）后的潜伏期内，一般没有明显症状。潜伏期长短不一，通常为 3 周至 8 个月，平均 3 个月。潜伏期过后，生殖器或肛门周围可能会出现单个或多个淡红色小丘疹，质地柔软，顶端尖锐，通常不痛不痒，患者可能不易察觉。

进展期症状：随着病情发展，这些小丘疹会逐渐增大、增多，形成各种形态的疣体，如菜花状、鸡冠状、乳头状等。疣体表面可能会变得粗糙不平，容易破裂出血。此时，患者可能会感到局部瘙痒、疼痛、异物感，在性生活或排便时可能因摩擦而引起出血。

如果疣体发生感染，还可能出现脓性分泌物、异味，以及局部红肿、疼痛加重等症状。

需要注意的是，尖锐湿疣的症状因人而异，部分患者的疣体可能生长缓慢，症状较轻；而有些患者的疣体可能生长迅速，症状较为明显。

4. 诊断

主要依据以下几个方面：

（1）病史和临床表现：询问患者是否有不洁性接触史。临床表现为生殖器或肛门周围出现单个或多个淡红色小丘疹，质地柔软，顶端尖锐，后逐渐增大增多，形成菜花状、鸡冠状、乳头状等形态的赘生物。

（2）醋酸白试验：用 3%~5% 的醋酸溶液涂抹于疣体表面及周围皮肤，3~5min 后观察，疣体变白为阳性，提示可能为尖锐湿疣，但该试验有一定的假阳性和假阴性。

（3）细胞学检查：通过对疣体进行涂片，观察是否存在挖空细胞，有助于诊断。

（4）组织病理检查：取部分疣体组织进行病理切片，观察其组织学特征，是诊断尖锐湿疣的重要方法，具有确诊价值。

（5）核酸检测：通过聚合酶链反应（PCR）等技术检测 HPV 的 DNA，明确病毒类型及含量，对诊断有重要意义。

5. 治疗原则

尖锐湿疣多由湿热毒邪侵袭肌肤所致，初期应以祛邪为要，扶正为辅，在攻邪的同时，注重扶助正气。对于久病或体质虚弱者，适当使用补气养血、滋阴助阳的中药，增强机体抵抗力，防止邪气复侵。病久气血瘀滞，运用活血化瘀、理气通络的药物，改善局部气血运行，促进疣体消退和组织修复。

6. 治疗

（1）西医治疗

①局部药物治疗

a. 0.5%鬼臼毒素酊：适用于直径小于10mm的疣体，每日外用 2 次，连续 3d、停药 4d 为 1 个疗程。最多可用 4 个疗程。

b. 5%咪喹莫特乳膏：每周外用 3 次，睡前用药，次日清晨清洗，一般需用药16周左右。

c. 三氯醋酸溶液或二氯醋酸溶液：通过化学性凝固作用破坏疣体。

②物理治疗

a. 冷冻治疗：采用液氮或二氧化碳干冰冷冻，使疣体组织坏死脱落。

b. 激光治疗：常用的有二氧化碳激光，适用于不同大小及各部位疣体。

c. 电灼治疗：采用高频电针或电刀切除疣体。

③手术治疗

适用于巨大疣体，或疣体广泛分布但其他治疗方法无效的情况。

④免疫疗法

干扰素：通过肌肉注射或皮损内注射，具有抗病毒和调节免疫的作用。

⑤光动力治疗

通过局部应用光敏剂，再以特定波长的光照射，使疣体组织凋亡。

治疗方案的选择通常取决于疣体的大小、数量、部位、患者的个体情况以及医生的经验等。同时，治疗后需要定期复查，以监测复发情况。

（2）中医治疗

①中药内服

a. 湿热下注证

临床表现：疣体潮湿，颜色偏红，伴有阴部瘙痒、灼痛，小便黄赤，大便黏腻。

舌质淡，苔滑，脉濡。

治法：清热利湿，解毒散结。

方剂：龙胆泻肝汤加减。常用药物有龙胆草、黄芩、栀子、泽泻、木通、车前子、当归、生地、柴胡、甘草等。

b.湿毒蕴结证

临床表现：疣体增大迅速，或融合成菜花状、鸡冠状，色灰或褐，有恶臭，自觉疼痛，伴有小便不利，大便干结。舌质红，苔黄腻，脉滑。

治法：清热解毒，化浊利湿。

方剂：萆薢化毒汤加减。药物包含萆薢、归尾、丹皮、牛膝、防己、木瓜、薏苡仁、秦艽等。

c.脾虚湿浊证

临床表现：疣体反复发作，疣体淡红，神疲乏力，食欲不振，腹胀便溏。舌质淡，苔白腻，脉弦数。

治法：健脾化湿，解毒消疣。

方剂：除湿胃苓汤加减。药物有苍术、厚朴、陈皮、猪苓、泽泻、赤茯苓、白术、滑石、防风、山栀子、木通、肉桂、甘草等。

d.肝肾阴虚证

临床表现：疣体干瘪，经久不愈，腰膝酸软，头晕目眩，失眠多梦，口干咽燥。舌质暗红，少苔，脉细。

治法：滋补肝肾，清热解毒。

方剂：知柏地黄丸加减。药物有知母、黄柏、熟地、山茱萸、山药、泽泻、丹皮、茯苓等。

②中成药

a.龙胆泻肝丸：具有清肝胆、利湿热的功效。适用于肝胆湿热型的尖锐湿疣，表现为阴部潮湿、瘙痒，疣体红肿等。

b.补中益气丸：能补中益气、升阳举陷。适用于正气虚弱，疣体反复发作，伴有神疲乏力、少气懒言等症状。

c.知柏地黄丸：可滋阴降火。用于阴虚火旺型尖锐湿疣，表现为口干咽燥、手足心热等。

d.血府逐瘀胶囊：具有活血化瘀、行气止痛的功效。对于疣体颜色紫暗，或有疼痛，舌有瘀斑等血瘀症状有改善作用。

③外治法

a.中药外洗：例如使用黄柏、苦参、蛇床子、板蓝根、大青叶等中药煎汤外洗患处，有清热解毒、燥湿止痒的作用。

b.针灸疗法：选取足三里、关元、肾俞等穴位，通过针刺调节人体气血、增强免疫力，辅助治疗尖锐湿疣。

c.穴位注射：将具有抗病毒、提高免疫力作用的中药制剂注射到特定穴位，如曲池、血海等，以促进疣体消退。

需要注意的是，中医治疗尖锐湿疣通常作为辅助手段，且需要在专业中医医师的指导下进行。同时，如果确诊尖锐湿疣，应及时就医，综合运用多种治疗方法，以提高疗效和降低复发率。

7. 预防

（1）安全性行为

避免多个性伴侣，保持单一、稳定的性伴侣关系。正确使用安全套，可有效降低感染风险。

（2）注意个人卫生

保持生殖器部位的清洁干燥，勤换洗内裤。避免使用他人的毛巾、浴巾、浴盆、马桶等私人用品。

（3）增强免疫力

均衡饮食，摄入富含营养的食物，如蔬菜、水果、全谷物、优质蛋白质等。规律作息，保证充足的睡眠。适度运动，增强体质。

（4）避免接触感染源

不与他人共用可能接触生殖器部位的物品。避免到消毒不严格的公共泳池游泳。

（5）定期体检

有性生活的人群应定期进行生殖系统的检查，以便早期发现和治疗。

（6）接种疫苗

对于适宜人群，可接种 HPV 疫苗，有助于预防特定亚型的 HPV 感染。

（7）增强防范意识

了解尖锐湿疣的传播途径和症状，增强自我保护意识。

预防尖锐湿疣需要从生活的多个方面入手，养成良好的生活习惯和卫生习惯很重要。

二、非性传播疾病

（一）包皮龟头炎

1. 概述

包皮龟头炎是一种常见的男性生殖系统疾病，表现为包皮和龟头的充血、红肿、糜烂、溃疡等炎性症状。中西医均对其有深入研究和治疗方法。

2. 病因

（1）西医观点

①细菌感染：如大肠杆菌、葡萄球菌等。

②真菌感染：如念珠菌。

③性传播疾病：如淋病、梅毒等。

④药物过敏及不良生活习惯。

⑤包皮过长或包茎导致的污垢积聚。

（2）中医观点

中医认为包皮龟头炎的主要病因是湿热毒邪内侵，循肝经下移至阴部，或心肝火郁日久，耗伤肝肾之阴。具体可分为以下几种证型：

①肝经湿热证：表现为包皮龟头红肿、灼热痒痛，甚至糜烂渗流黄水，有臭味，恶寒发热，口干苦，小便黄赤，大便溏泄等症状。

②阴虚内热证：病程日久，表现为包皮微肿、暗红或溃烂、久不愈合，潮热盗汗，五心烦热，口干等症状。

③毒火郁结型：包皮和龟头红肿，有红斑、丘疹、水疱或溃烂，自觉疼痛，排尿不畅，伴有口舌生疮，急躁易怒。

④湿热生虫型：龟头部潮红，起水疱或糜烂，阴茎疼痛，伴有阴部潮湿、瘙痒，口苦口黏，小便黄赤。

⑤肝肾阴亏型：包皮和龟头有斑片或有肥厚、硬化，一般没有瘙痒和疼痛，可伴有腰酸、早泄等症状。

3. 症状

中西医对包皮龟头炎的症状描述基本一致，主要包括包皮和龟头的充血、红肿、糜烂、溃疡等，可能伴有疼痛、瘙痒、排尿不畅等症状。

4. 诊断

包皮龟头炎的诊断需要结合临床表现、病史询问、实验室检查（分泌物和血常规检查）和鉴别诊断等多方面进行综合判断。中医根据患者的舌象、脉象等中医特有的诊断方法进行辨证分型。

5. 治疗

（1）西医治疗

①抗生素治疗：针对细菌感染的龟头炎，使用敏感抗生素进行治疗。

②抗真菌治疗：对于真菌感染，使用抗真菌药物如克霉唑乳膏等。

③手术治疗：对于包皮过长或包茎的患者，可考虑进行包皮环切术。

（2）中医治疗

①内治法

肝经湿热证：清利湿热，常用方药为龙胆泻肝汤加减。

阴虚内热证：滋阴清热，常用方药为知柏地黄丸加减。

毒火郁结型：清热泻火解毒，常用方剂为导赤丹加减。

湿热生虫型：清热除湿，杀虫止痒，常用方药为龙胆泻肝汤加减（加入杀虫药物）。

肝肾阴亏型：滋补肝肾，常用方药为六味地黄汤加减。

②外治法

外用冰硼散、锡类散等。鲜鱼腥草煎水后加入适量明矾外洗患处。根据具体证型，可选用适当的中药煎剂进行局部湿敷或浸泡。

6. 预防

（1）保持良好的个人卫生习惯，定期清洗包皮和龟头。

（2）避免不洁性行为，减少性传播疾病的风险。

（3）穿着宽松透气的内裤，避免紧身内裤和过度摩擦。

（4）均衡饮食，多食用富含维生素的食物，提高身体免疫力。

（5）定期体检，及时发现并治疗潜在疾病。

（二）尿道炎

1. 概述

尿道炎即尿道黏膜炎症，是临床常见的泌尿系统疾病，属于下尿路感染，指位于膀胱出口至尿道外口的尿道黏膜发生炎症。一般症状较轻，可表现为尿道口异常分泌物、尿痛、排尿不适，也可有尿频、尿急及血尿等表现。属中医"淋证"范畴。

2. 病因

（1）西医观点

①细菌感染中大肠杆菌、链球菌和葡萄球菌等致病菌最常见，多为混合感染。

②尿道炎常因尿道口或尿道内梗阻引起，如包茎、后尿道瓣膜、尿道内结石和肿瘤等。

③或因邻近器官的炎症蔓延到尿道，如前列腺炎、精囊炎、阴道炎和宫颈炎等。

④有时可因机械化学刺激引起尿道炎，如器械检查和留置导尿管等。

（2）中医观点

中医认为本病湿热蕴结下焦，肾与膀胱气化不利。其病位在膀胱与肾。其病理因素主要为湿热之邪。病理性质在病初多邪实之证，久病则由实转虚，或虚实夹杂。淋证虽有六淋之分，但各种淋证间存在着一定的联系。具体可分为以下几种证型：

①热淋：小便频数短涩，灼热刺痛，溺色黄赤，少腹拘急胀痛，或有寒热，口苦，呕恶，或有腰痛拒按，或有大便秘结。苔黄腻，脉滑数。

②石淋：尿中夹砂石，排尿涩痛，或排尿时突然中断，尿道窘迫疼痛，少腹拘急，往往突发，一侧腰腹绞痛难忍，甚则牵及外阴，尿中带血。舌红，苔薄黄，脉弦或数。

③血淋：小便热涩刺痛，尿色深红，或夹有血块，疼痛满急加剧，心烦。舌尖

红，苔黄，脉滑数。

④气淋：郁怒之后，小便涩滞，淋沥不已，少腹胀满疼痛。苔薄白，脉弦。

⑤膏淋：小便浑浊，乳白或如米泔水，上有浮油，置之沉淀，或伴有絮状凝块物，尿道热涩疼痛，尿时阻塞不畅，口干。舌质红，苔黄腻，脉濡数。

⑥劳淋：小便不甚赤涩，溺痛不甚，但淋沥不已，时作时止，遇劳即发，病程缠绵；面色萎黄，少气懒言，神疲乏力，小腹坠胀，里急后重或大便时小便点滴而出，腰膝酸软，肾阳虚见畏寒肢冷，肾阴虚见面色潮红，五心烦热。舌质淡，脉细弱。

3. 症状

中西医对尿道炎的症状描述基本一致，主要包括尿道口异常分泌物、尿痛、排尿不适，也可有尿频、尿急及血尿等伴随症状。

4. 诊断

中西医均会根据患者的病史、临床表现及实验室检查结果进行诊断。中医根据患者的舌象、脉象等中医特有的诊断方法进行辨证分型，同时根据每个人症状表现的侧重点不同，还将淋证分为气淋、血淋、热淋、石淋、膏淋、劳淋。比如：石淋与尿路结石相关性关联度较高，但尿路结石可引起尿道内梗阻，为引起尿道炎的主要原因之一；血淋主要指带有血尿的尿路感染，在淋证辨证的基础上加入凉血止血的相关药物以增强治疗效果等。其余淋证分型虽症状侧重点不同或者病性虚实不同，但基本与尿道炎的症状表现一致。

5. 治疗

（1）西医治疗

①应注意休息，多饮水，增加尿量，有利于致病菌的排出。

②采用喹诺酮类药与磺胺类药联合应用，临床效果满意。抗菌药物的使用，须待临床症状完全消失，尿道无分泌物后方可停用，否则易复发。

③慢性期间，若尿道外口或尿道内狭窄，应做相应处理，如行尿道扩张术。

④对反复发作的慢性尿道炎，除对症处理外，还应消除原发病，如对包皮口狭窄者，可在局麻下行包皮环切术；有前列腺炎或精囊炎患者，应同时应用抗生素彻底治疗；对于尿道内结石或异物，应行手术取出。

（2）中医治疗

①内治法

热淋治以清热利湿通淋。代表方：八正散。

石淋治以清热利湿、排石通淋。代表方：石韦散。

血淋治以清热通淋、凉血止血。代表方：小蓟饮子。

气淋治以理气疏导、通淋利尿。代表方：沉香散。

膏淋治以清热利湿、分清泄浊。代表方：程氏萆薢分清饮。

劳淋治以补脾益肾。代表方：无比山药丸。

②外治法

针灸：对于实证可采用毫针针刺阴陵泉、地极、三阴交、阳陵泉、筑宾等穴位行泻法以帮助其清利湿热；虚证可艾灸神阙、中极、关元等穴位以温补其不足之气。

6. 预防

（1）保持良好的个人卫生习惯，定期清洗包皮和龟头。

（2）避免不洁性行为，减少性传播疾病的风险。

（3）多饮水，勤排尿，加强锻炼，增强体质，注意休息。

（4）注意饮食清淡，不可过量食用辛辣刺激食物，戒烟戒酒。

（5）对包皮过长或包茎患者，尽快行包皮环切术。

（三）睾丸炎

1. 概述

睾丸炎是睾丸的一种炎性病变。急性睾丸炎的症状通常会突然出现，如睾丸肿胀，阴囊皮肤发红，睾丸疼痛或沉重感，可伴有发热等症状；慢性睾丸炎仅有睾丸疼痛或不适，伴睾丸肿大或萎缩。中西医均对其有深入研究和治疗方法。

2. 病因

（1）西医观点

①感染：其他泌尿生殖道感染：如尿道炎、膀胱炎、前列腺炎等，细菌经淋巴或输精管扩散至睾丸；性传播：性行为传播衣原体和淋病等感染引起；流行性腮腺炎：病毒同时攻击睾丸引起炎症。

②免疫：机体产生抗体，反映过强攻击自身睾丸。

③肿瘤：睾丸肿瘤细胞激发炎症细胞聚积至睾丸。

④外伤：睾丸严重外伤时瘀血积液引起炎症。

（2）中医观点

中医辨病属于"子痈"范畴，主要病因是湿热下注，气血壅滞，经络阻隔；或者创伤血瘀，复染邪毒，瘀血化热。两者均可因热胜肉腐而成脓。只是前者热壅久而化脓，后者一旦染毒，迅即化热酿脓。慢性期"子痈"则多为寒湿凝聚肝脉，肝寒血瘀阻络所致。主要辨证分型为：

①湿热火毒、气血壅滞型。此型主要表现为阴囊皮肤发红水肿，睾丸肿大，剧痛难忍，向腹股沟处放射，常伴有鞘膜积液，寒战高热，恶心呕吐。若睾丸肿硬不消，与皮肤粘连，阴囊光亮，出现波动感，则为肉腐成脓。舌红苔黄腻，脉数或洪数。

②寒湿凝聚、肝寒络阻型。主要表现为睾丸硬结日久不散，坠胀隐痛，阴囊潮湿发凉，遇寒加剧，得暖则缓，形寒肢冷。舌质淡润，苔薄白或白腻，脉弦细或沉弦。

3. 症状

中西医对包皮睾丸炎的症状描述基本一致，主要包括睾丸肿胀、阴囊皮肤发红、睾丸疼痛或沉重感，可伴有发热、寒战、恶心、呕吐等症状。

4. 诊断

中西医均会根据患者的病史、临床表现及实验室检查结果进行诊断。中医还会根据患者的舌象、脉象等中医特有的诊断方法进行辨证分型。

5. 治疗

（1）西医治疗

①发作期应卧床休息 3~4d，抬高阴囊以减轻症状，必要时给予止痛药如吲哚美辛。宜食清淡易消化食物，忌辛辣厚味。避免体力劳动和夫妻性生活。

②疼痛剧烈者于早期可用 1% 利多卡因 20ml 做精索封闭，冰袋置于其上。

③附睾肿胀、张力过高时，可做附睾切开减压术，一方面可缓解症状，另一方面可避免睾丸受侵犯或因血循环受压而坏死（即睾丸梗死）。

④根据药敏试验选择抗生素治疗，疗程一般为 4 周。

⑤严重者可进行手术治疗：对于不能控制的急性附睾睾丸炎进行手术探查；如已发展为睾丸梗死，行睾丸切除术；如没有累及睾丸，可仅做附睾切除术，以及时保护同侧睾丸；如果是源于尿路感染，可行同侧输精管结扎术或附睾及附着的输精管切除术，附睾切除后，尿路感染也常常不再复发而得以治愈。

（2）中医治疗

①内治法

a. 湿热火毒、气血壅滞型：此型主要用四妙丸加减以清热利湿，泻火解毒，活血消肿。如已肉腐成脓，则应用仙方活命饮加减以清热利湿，泻火解毒，和营托毒。

b. 寒湿凝聚、肝寒络阻型：用暖肝煎加减以温经散寒，化湿通络。

②外治法

外用初期可外用金黄散或玉露散水调匀冷敷；如已肉腐成脓，应及时切开引流，用凡士林纱条引流。在引流通畅的情况下，脓腐会自动外脱外引，常自收口愈合，一般不用祛腐药。若腐肉难去，可用少量九一丹，但不可涂抹在正常组织上，以防损伤睾丸组织。脓液已净，外用生肌白玉膏。

6. 预防

（1）睾丸炎多为继发性，外生殖器有包茎、龟头炎、尿道狭窄、尿路异常等，应及时治疗。尿道器械使用、前列腺切除术、留置导尿管等应注意无菌操作。因长期留置导尿而引起的，应尽早将导尿管除去。

（2）急性期患者，应卧床休息，兜起阴囊。避免体力劳动和夫妻性生活。脓成应及时切开引流。并注意引流通畅，防毒邪贯穿或内陷入血。肿胀严重、疼痛剧烈者，应做睾丸切开减压术，以免并发睾丸坏死。期间饮食清淡、易消化，忌烟禁酒。

（3）预防腮腺炎：保持口腔清洁卫生、勤通风、勤晒被子，及时接种流行性腮腺炎疫苗。

（4）注意性行为安全：使用安全套、固定性伴侣、注意卫生，这些可以在一定程度上帮助预防性传播感染。

（5）重视体检：建议每半年进行一次泌尿系统检查，有利于及时发现睾丸炎、前列腺炎、尿路感染等，尽早治疗。

（四）附睾炎

1. 概述

附睾炎是一种男性生殖系统疾病，表现为阴囊肿胀、发红或发热；患侧睾丸疼痛和压痛，通常会日渐严重；排尿疼痛，或尿急、尿频；阴茎有分泌物流出；下腹部或骨盆区域疼痛或不适；精液中带血；较少见的病例中还有发热或寒战；慢性睾丸炎可表现为附睾局限性增厚及肿大，精索、输精管可增粗等症状。中医属于"子痈"的范畴。

2. 病因

（1）西医观点

①邻近部位感染：尿路或前列腺感染的细菌可能从感染部位扩散到附睾。

②病毒感染，如腮腺炎病毒也可能导致附睾炎。

③性传播疾病：在年轻、性生活活跃的人群中，附睾炎最常见的致病菌是淋病奈瑟菌和衣原体。

④特殊感染：少数附睾炎是由结核感染所致。

⑤创伤：例如腹股沟外伤。

⑥自身免疫性疾病。

（2）中医观点

中医"子痈"急性期病因病机为：湿热下注，气血壅滞，经络阻隔；或者创伤血瘀，复染邪毒，瘀血化热。两者均可因热盛肉腐而成脓。只是前者热壅久而化脓，后者一旦染毒，迅即化热酿脓。慢性期"子痈"则多为寒湿凝聚肝脉，肝寒血瘀络阻所致，基本与睾丸炎相同。但相较于睾丸炎，附睾炎的中医辨证论治中强调了痰凝等病理产物的产生和治疗，方药加减增强了化痰软坚散结的力量。具体可分为以下几种证型：

①湿热下注、气血壅滞型。可见于急性期初起，主要表现为阴囊部突作肿痛，并迅速肿大，疼痛加剧，牵及少腹。查阴囊皮肤红热，触之附睾肿硬，痛甚拒按，甚或睾丸亦肿痛；精索粗硬，触痛明显。可伴见恶寒发热，头痛肢楚，口渴欲饮，恶心纳呆，小便短赤或频涩热痛。苔黄腻，脉滑数。方以二妙合枸橘汤加减以清热利湿，解郁消肿。

外治：金黄散或玉露散水调匀冷敷，或用绿豆衣、鲜蒲公英、鲜马齿苋捣泥以姜汁调和外敷。

②湿热下注、火毒壅盛型。此证型可见于急性期之成脓期。高热不退，阴囊肿胀不减，剧痛难忍。查附睾肿硬，与皮肤粘连，阴囊光亮，出现波动感。舌红苔黄腻，脉数或洪数。方以仙方活命饮加减以泻火解毒，活血透脓。

外治：穿刺有脓者，应及时切开引流。脓出稠厚者，用凡士林纱条引流，在引流通畅的情况下，脓腐会自动收口愈合，一般不用祛腐药。若腐肉难去，可用少量九一丹，但不可涂抹在正常组织上，以防损伤睾丸组织。脓液已净，外用生肌白玉膏。

③气滞血瘀、痰凝结聚型。主要表现为缓慢起病，附睾慢性硬结或急性期后，附睾硬结不消，微痛或不痛，坠胀不适，输精管常无改变或有轻微压痛。舌暗苔白，脉滑或弦。方以橘核丸加减以疏肝行气，活血散瘀，化痰散结。

④阳虚寒凝、痰湿结聚型。主要表现为附睾硬结日久不散，酸胀隐痛，阴囊发凉，腰酸腿软。舌淡苔白，脉濡缓。方药：阳和汤合大黄附子汤加减以温阳散寒，化痰散结。

⑤寒湿凝聚、肝寒络阻型。主要表现为附睾硬结日久不散，坠胀隐痛，阴囊潮湿发凉，遇寒加剧，得暖则缓，形寒肢冷。舌质淡润，苔薄白或白腻，脉弦细或沉弦。方用暖肝煎加减以温经散寒，化湿通络。

3. 症状

中西医对附睾炎的症状描述基本一致，主要包括阴囊肿胀、发红或发热；患侧睾丸疼痛和压痛，通常会日渐严重；排尿疼痛，或尿急、尿频；阴茎有分泌物流出；下腹部或骨盆区域疼痛或不适；精液中带血；较少见的病例中还有发热或寒战；慢性睾丸炎可表现为附睾局限性增厚及肿大，精索、输精管可增粗等症状。

4. 诊断

中西医均会根据患者的病史、临床表现及实验室检查结果进行诊断。中医还会根据患者的舌象、脉象等中医特有的诊断方法进行辨证分型。

5. 治疗

（1）西医治疗

①发作期应卧床休息 3~4d，抬高阴囊以减轻症状，必要时给予止痛药如吲哚美辛。宜食清淡易消化食物，忌辛辣厚味。避免体力劳动和夫妻性生活。

②疼痛剧烈者于早期可用 1%利多卡因 20ml 做精索封闭，冰袋置于其上。

③附睾肿胀、张力过高时，可做附睾切开减压术，一方面可缓解症状，另一方面可避免睾丸受侵犯或因血循环受压而坏死（即睾丸梗死）。

④根据药敏试验选择抗生素治疗，疗程一般为 4 周。

⑤严重者可进行手术治疗：对于不能控制的急性附睾睾丸炎进行手术探查；如已发展为睾丸梗死，行睾丸切除术；如没有累及睾丸，可仅做附睾切除术，以及时

保护同侧睾丸；如果是源于尿路感染，可行同侧输精管结扎术或附睾及附着的输精管切除术，附睾切除后，尿路感染也常常不再复发而得以治愈。

（2）中医治疗

①内治法

湿热下注、气血壅滞型：方以二妙丸合枸橘汤加减以清热利湿，解郁消肿。

湿热下注、火毒壅盛型：方以仙方活命饮加减以泻火解毒，活血透脓。

气滞血瘀、痰凝结聚型：方以橘核丸加减以疏肝行气，活血散瘀，化痰散结。

阳虚寒凝、痰湿结聚型：方以阳和汤合大黄附子汤加减以温阳散寒，化痰散结。

寒湿凝聚、肝寒络阻型：方用暖肝煎加减以温经散寒，化湿通络。

②外治法

初期用金黄散或玉露散水调匀冷敷，或用绿豆衣、鲜蒲公英、鲜马齿苋捣泥以姜汁调和外敷。穿刺有脓者，应及时切开引流。脓出稠厚者，用凡士林纱条引流，在引流通畅的情况下，脓腐会自动外脱外引常自收口愈合，一般不用祛腐药。若腐肉难去，可用少量九一丹，但不可涂抹在正常组织上，以防损伤附睾丸组织。脓液已净，外用生肌白玉膏。

6. 预防

（1）改善饮食结构

通过改善饮食结构，减少高胆固醇食物的摄入。建议少吃红肉类（如猪、牛、羊肉），因为这些肉类含有较高的胆固醇，而多吃白肉类（如鸡、鱼等），可以帮助降低胆固醇水平，对预防附睾炎有一定的意义。

（2）注意个人卫生

保持性器官的清洁可以有效避免细菌进入输精管，从而预防附睾炎的发生。此外，对于已有龟头炎的患者，应及时治疗以防止细菌进一步扩散。

（3）避免烟酒和辛辣刺激食物

烟酒和辛辣刺激食物容易引起内生湿热，导致下半身受凉、房事过度、憋尿等情况，这些因素都可能引起交感神经兴奋，诱发排尿困难。

（4）生活规律，保持大便通畅

维持规律的生活习惯，包括充足的睡眠和适量的运动，有助于增强体质，预防感冒。同时，保持大便通畅也对预防附睾炎有一定的帮助。

（5）适度性生活

性生活过频过密可能会导致生殖器官长期充血，从而引起性功能下降和睾丸炎症等问题。因此，适度的性生活才是有益健康的。

（6）积极治疗相关疾病

如果有尿道炎、前列腺炎、精囊炎等疾病，应及时治疗，以防止病情恶化并引发附睾炎。同时，对于包皮过长和包茎者，应经常翻转清洗阴茎，清除包皮垢，以防引发其他疾病。

（五）阴囊炎

1. 概述

阴囊炎是男性常见的泌尿生殖系统感染性疾病，是由各种原因引起的阴囊表面皮肤炎症反应，症状通常为阴囊处皮肤红斑、瘙痒，随病程进展，病变范围可进一步扩大、程度加重，此时瘙痒加重，常难以忍受，甚至出现疼痛，愈合后皮肤病变部位可出现色素沉着。若炎症反复发作，皮肤可出现增厚、湿疹样改变。少数情况下，阴囊感染加重可出现阴囊脓肿甚至坏疽、坏死等并发症。中医本病辨病属"肾囊风"范畴。

2. 病因

（1）西医观点

①感染。由于阴囊所处位置较为隐蔽，透气性较差，容易出现病原微生物感染所致的炎症反应。这里的病原微生物通常包括金黄色葡萄球菌、铜绿假单胞菌、厌氧链球菌等，真菌感染也相对常见。

②阴囊损伤、尿外渗、糖尿病及其他疾病等因素也可刺激阴囊皮肤引起炎症反应。

③饮食中缺乏维生素 B 也与阴囊炎的发生有一定联系。

④汗液及长期衣物摩擦也可导致阴囊皮肤受刺激，产生炎症反应，出现阴囊炎的症状。

（2）中医观点

中医认为阴囊炎的主要病因是风、湿、热客于肌肤而成，慢性则多为血虚风燥或脾虚湿盛所致。具体可分为以下几种证型：

①湿热型：此证型常见于急性阴囊部位的湿疹，表现为急性炎症，皮肤潮红、肿胀糜烂、渗液、结痂，浸淫成片，瘙痒，常伴有腹痛、便秘或腹泻，小便短赤。舌苔红润，脉滑数。

②风热型：此证型可见急性炎症渗液减少，红肿减轻，皮肤潮红浸润，见鳞屑。舌质红，苔白，脉浮数。

③血虚风燥型：此证型主要表现为病情反复、经久不愈，亚急性与慢性阶段多见此证型。皮损颜色暗淡，浸润肥厚，苔藓样变，色素沉着，脱屑。舌质淡红，苔薄白，脉弦细或沉细。

④脾虚湿盛型：反复发作，病情顽固，皮损微红，浸润，抓之糜烂、渗液、结痂，常伴倦怠乏力、纳呆食少。舌淡，苔白腻，脉濡弱无力。

3. 症状

中西医对阴囊炎的症状描述基本一致，主要包括阴囊处皮肤红斑、瘙痒，随病程进展，病变范围可进一步扩大、程度加重，此时瘙痒加重，常难以忍受，甚至出现疼痛，愈合后皮肤病变部位可出现色素沉着。若炎症反复发作，皮肤可出现增厚、湿疹样改变等症状。

4. 诊断

中西医均会根据患者的病史、临床表现及实验室检查结果进行诊断。中医还会根据患者的舌象、脉象等中医特有的诊断方法进行辨证分型。

5. 治疗

（1）西医治疗

西医阴囊炎的治疗以药物治疗为主。对于感染因素引起的阴囊炎，可采用抗生素外用或口服治疗。若为维生素 B 缺乏引起的阴囊炎，应给予维生素 B 补充治疗，尤其是维生素 B_2。若为外伤、尿外渗、糖尿病等引起的炎症，在治疗原发病同时对症治疗。

（2）中医治疗

①内治法

湿热型：方用龙胆泻肝汤、萆薢渗湿汤与二妙散加减以清热祛风利湿。

风热型：方用消风散、防风通圣散等加减以疏风清热利湿。

血虚风燥型：方用四物消风散、当归饮子等加减以养血润燥、祛风止痒。

脾虚湿盛型：方用除湿胃苓汤（《医宗金鉴》）、参苓白术散加减以健脾除湿。

②外治法

外洗或湿敷方，可用于急性、亚急性期，常用药有黄柏、地榆、青橄榄、茶叶、五倍子、苦参、蒲公英、龙胆草、千里光，或予三黄洗剂等。

针灸疗法：主穴取血海、膈俞、风市、足三里、三阴交、肺俞、脾俞、阴陵泉，每次选 2~3 穴，留针 15min，亦可加用灸法。

6. 预防

（1）不吃刺激性食物，不能搔抓，忌用热水及肥皂洗擦。

（2）护理阴囊炎疾病应注意克服烦躁易怒、焦虑不安、失眠等不良精神因素，待人接物保持随和态度。

（3）尽量避免搔抓患处。如实在奇痒难忍时，可用冷毛巾适当冷敷一下，或立即擦药，不应以热水烫来止痒。

（4）避免饮酒、饮浓茶及食用辛辣食品。有胃肠道功能失调者应予纠正。

（5）维生素 B 缺乏引起的阴囊炎，应给予维生素 B 补充治疗，尤其是维生素 B_2。

第五节　男性常见手术治疗方法

一、阴茎手术

阴茎是男性的外生殖器官，由根、体和头三个主要部分组成。根部附于骨盆的耻骨下支和坐骨支，体部呈柱形，位于耻骨联合前下方，前部属头部，尖端有尿道外口，了解阴茎的结构及功能对于维护男性生殖健康和性健康非常重要。

阴茎手术主要包括：包皮环切术、隐匿阴茎矫正术、阴茎延长术、阴茎增粗术、阴茎癌治疗手术。

（一）包皮环切术

通过切除适量包皮，使阴茎充分显露的手术。

1. 适应人群

（1）包茎：包皮口狭小，包皮不能上翻露出阴茎头，或上翻后不能复原，影响排尿或导致反复感染的情况。

（2）包皮过长：虽然包皮可以上翻，但反复发生包皮、阴茎头炎，则需要手术治疗。

（3）儿童期包茎：在青春期前，包茎可能是生理性的，但若影响阴茎发育或导致感染，需手术治疗。

（4）包皮良性肿瘤：当包皮过长并伴有良性肿瘤时，可考虑手术。

（5）预防性健康问题：包皮环切术可减少阴茎癌的发生率，同时预防性功能障碍及前列腺炎等问题。

（6）改善性功能：包皮过长可能导致早泄等问题，手术可以提高性生活质量。

（7）急性炎症控制后：若存在慢性炎症或急性炎症已得到控制，可考虑手术。

（8）影响性生活：婚后因包皮过长或包茎影响夫妻生活，或造成不育时，也应采取手术。

（9）包皮嵌顿：包皮环切术可以作为治疗包皮嵌顿的手术方法，以防止龟头坏死。

2. 术前准备

（1）由于包皮环切术后通常需要休息 3~4d，并在 2 周内适当控制活动。因此建议术前安排好时间。

（2）包皮手术采用局部麻醉，麻药效能消失后有些患者痛感会相对较明显。可准备少量止痛药，消除水肿和促进伤口愈合或控制勃起的一些措施。

（3）由于手术后伤口会有些不适，有些家属及患者会担心以后会对性生活有影响，一般来说，包皮手术不会影响正常的性功能。

（4）术前建议患者洗净手术部位，刮去阴茎及阴囊部位的阴毛，做好皮肤清洁工作。

（5）手术当天穿宽松的衣裤，减少术后衣物对伤口及龟头的摩擦。

3. 具体操作

包皮环切术的具体操作包括以下几个步骤：

（1）术前准备：患者需进行局部清洗消毒，并在手术前 3d 起每天用温水或 1:5000 高锰酸钾溶液泡洗生殖器。

（2）麻醉：成人通常使用局部浸润麻醉，小儿可能需要全麻或半身麻醉。

（3）手术体位：患者取平卧位。

（4）切口设计：在冠状沟远端约 0.5cm 处划一切痕，作为环切切口。

（5）分离粘连：如有包皮口狭窄及包皮与阴茎头粘连，先分离粘连。

（6）背侧切开：沿探针槽剪开包皮内、外板至距冠状沟缘约 0.5cm 处。

（7）切除包皮：将包皮内外板对齐后，剪去多余的包皮。

（8）止血：显露出血点后进行止血，特别注意阴茎背侧正中的阴茎背浅静脉的结扎。

（9）缝合：用细丝线进行缝合，注意不要过紧，以免勒坏皮肤。

（10）包扎：使用凡士林纱布和纱布进行包扎。

4. 术后注意事项

（1）包皮环切术后需卧床休息，减少活动，观察阴茎头颜色和排尿情况，如有不适，积极专科门诊就诊。

（2）手术当天弹力绷带包扎防止出血，术后可能需要服用镇静剂预防勃起导致的疼痛和出血；告知患者排尿时小心弄湿纱布，并在必要时更换敷料。

（3）隔日伤口换药、缝合线术后 1 周可拆线。

（4）包皮吻合钉通常在术后 2~4 周自行脱落。

（5）术后生活调整：术后应避免勃起（务必禁欲 2 个月或遵医嘱），减少活动，避免长时间步行或骑自行车等可能导致伤口出血的活动。

包皮环切术是一种相对安全且常见的手术，但手术前后需要注意局部清洁、避免急性炎症期手术，以及术后的适当护理。在考虑手术时，应咨询专业医生，确保手术适应证和禁忌证评估，重要的是，包皮环切术通常不会影响性功能，反而可能提高性生活质量。

5. 平素防护

（1）注意个人卫生：勤洗澡，沐浴时应注意翻开包皮，对包皮及阴茎头进行充分的清洗，去除包皮垢，清洗干净后用干净毛巾擦干。

（2）勤换内裤：建议穿一些宽松、透气的内裤，保持生殖器的干燥及清洁。

（3）定期体检：发现异常及时就医，无明显异常者也应定期体检，推荐每年进行一次检查。

（4）饮食调理：饮食应以清淡、易消化为主，避免辛辣刺激性食物，适当增加蛋白质摄入，有助于伤口愈合。

（5）心理准备：若考虑手术治疗，做好心理准备，了解治疗过程、可能的风险及预期效果，有助于减轻焦虑和恐惧情绪。

（6）专业咨询：对于包皮过长的情况，建议及时就医咨询专业医生的意见，医生可以根据具体情况提供最适合的建议和治疗方案。

（7）保守治疗：对于轻度的包皮过长，可以尝试保守治疗，包括定期清洁包皮、保持局部干燥等方法。

（二）隐匿阴茎矫正术

隐匿阴茎是指结构正常的阴茎埋藏于皮下，似乎融入阴囊，仅有一小段显露在皮外，在包皮包裹下形似一个鸟嘴。其病因是阴茎发育正常，但由于周边皮肤筋膜出现异常，导致阴茎被埋于皮下，未能充分显露。

1. 适应人群

主要包括以下几种情况：

（1）对于能上翻显露阴茎头的隐匿阴茎，如果随年龄增长逐渐好转，可暂不手术，但如果存在显著的外观缺陷，造成患儿和家长情感障碍（如自卑和焦虑），则需考虑手术治疗。

（2）如果存在反复泌尿道感染、包皮阴茎头炎、排尿异常，也应考虑手术治疗。

（3）阴茎肉膜挛缩所致的隐匿型阴茎，因为自愈的可能性极小，需要进行手术。

（4）手术时机一般建议在 4~5 岁，在学龄前完成，目的是扩大包皮口、显露阴茎头，松解、显露阴茎体，使阴茎外观恢复正常长度并得以正常发育。

（5）阴茎皮肤发育不良、过短；包皮腔过小；阴茎皮肤没有包着阴茎海绵体，导致阴茎海绵体无支撑而回缩体内，这些情况下也需要手术治疗。

（6）如果隐匿型阴茎导致尿路不通畅，或严重导致发生尿路潴留，以及隐匿型阴茎不做手术，时间长了不能伸直，阴茎体发育受到影响，成年后可能导致性功能障碍，引起生理、心理的障碍，这些情况下也需要手术治疗。

需要注意的是，隐匿型阴茎手术并非适用于所有患者，特发性小阴茎、肥胖儿童阴茎体部分埋藏于耻骨前脂肪堆中、由鞘膜积液或腹股沟斜疝等引起的继发性隐匿阴茎等情况下，可能不适合手术。在考虑手术之前，应咨询专业医生进行详细评估。

2. 术前准备

（1）剃除阴毛，清洗会阴部。

（2）椎管麻醉或持续硬脊膜外腔阻滞麻醉。

（3）仰卧位。

3. 具体操作

（1）用力翻转包皮，显露紧绷的包皮外口。将其纵向切开，直至阴茎头完全外露，在阴茎头端缝牵引线。包皮翻转后，此切口几乎变成一菱形切口，显露增厚的肉膜及纤维索条。

（2）游离并切除阴茎背侧特别是远端发育不良的肉膜及纤维条索组织。

（3）横行牵开原背侧纵向切口，并横行延长该切口，将剩余皮肤环形切开。

（4）继续游离并横断腹侧肉膜层，切除肉膜层中的纤维条索组织，直达阴茎根部，使阴茎完全松解并充分伸直。若阴阜脂肪垫肥厚，亦可将其切除。

（5）用不吸收线将下腹部皮肤固定于耻骨处，将阴茎皮肤固定于阴茎根部的白膜上。

（6）缝合皮肤前，先找出包皮内板皮下弹性良好的会阴浅筋膜，将其用5-0可吸收线固定于阴茎白膜上。然后将阴茎皮肤的环形切口边缘对齐，间断缝合，缝线穿过阴茎筋膜，以防退缩。

4. 术后处理

（1）酌用雌激素，以防阴茎勃起出血、水肿。

（2）7d后拔除导尿管。

（3）常规应用抗生素预防感染。

5. 术后注意事项

（1）术后局部加压包扎以达到止血的目的。平时要注意观察局部敷料是否清洁、干燥，若渗血较多时要请示医生协助查明出血原因。

（2）尽量选择平卧位，减少活动，防止伤口缝线及牵引线撕脱。

（3）保持术区清洁卫生。10d内禁止沐浴，10d后可在保护下淋浴，在沐浴时注意保护切口，保持干燥。

（4）术后1个月进清淡饮食，忌刺激、辛辣食物。

（5）预防泌尿系感染，该手术留置尿管，发生泌尿系感染可能性极高，可遵医嘱使用一些适合小儿应用的抗生素预防感染。

（6）定期来医院更换切口敷料，3d 1次，共换3次。

隐匿阴茎矫正术可以改善患者生理状况，显著降低心理不良影响，提高生活质量。

（三）阴茎延长术

阴茎延长术是根据不同男士的生理特点和/或延长需求，取适当位置切断阴茎上的浅悬韧带和深悬韧带，使埋藏在体内的那段阴茎海绵体分离出来，采用内填外拔的缝合技术，使阴茎体外部分延长3~5cm。这种手术不仅可使阴茎延伸至接近正常的长度，而且有正常的勃起和感觉功能，极大地提高了男性性生活质量。

1. 适应人群

主要包括以下几种情况：

（1）对于勃起时长度不足 10cm，且不能满足女方性要求的成年男性，可以考虑进行阴茎延长手术。

（2）如果男性由于烧伤、外伤或先天性发育不良，导致阴茎明显缺损，勃起时长度仅为 3~5cm，采取阴茎增长术就很有必要。

（3）对于勃起长度和周径在 5~8cm 之间的男性，阴茎延长术有利于阴茎的形态接近正常，增强男性自信，促进夫妻和谐生活。

（4）先天性阴茎异位畸形时，根据病情采用阴茎延长术，使阴茎延长并复位。

（5）阴茎静脉瘘性阳痿的男性，需要同时做阴茎背深、浅静脉结扎和阴茎延长术，手术同时进行，通常可以取得更好的治疗效果。

然而，阴茎延长术目前没有公认的适应证，一般都是医生根据自己的经验和患者的需求来决定是否手术。此外，手术存在一定的风险和并发症，如术后水肿、感染、影响阴茎稳定性等。因此，对于阴茎延长术的选择，患者应十分慎重，并在专业医生的指导下进行。

2. 术前准备

（1）患者需入院后反复测量阴茎长度，以入院后 3d 测量的数据为准。

（2）测量时应取站立位，室温保持在 20℃左右，以阴茎根部腹壁反折处至茎头顶端的长度为阴茎长度，并固定专人测量。

（3）术前需要停止正在使用的药物、维生素及其他营养品，以防影响伤口愈合。

（4）术前 1 周停止吸烟，24h 内停止饮酒，因为吸烟和饮酒可能影响伤口愈合和增加术中出血的风险。

（5）选择具有高技术的男科医院和经验丰富的主刀医生。

（6）局部有感染者需彻底治疗后方可手术。

3. 具体操作

（1）术前：包括清洗会阴部、备皮，以及根据手术需求可能进行的局部浸润麻醉、局部阻滞麻醉、硬膜外麻醉或全身麻醉。

（2）手术切口：在阴茎根部进行弧形、"M"形、"W"形或其他形状的切口，并切开皮肤。

（3）韧带分离与切断：分离并切断阴茎浅悬韧带和深悬韧带，以释放隐藏在体内的阴茎海绵体。

（4）海绵体延长：游离出阴茎海绵体脚 30~50mm，进一步延长阴茎。

（5）止血与修复：彻底止血，并采用不同的局部皮瓣技术包绕阴茎根部和封闭创面，常用的皮瓣有阴股沟皮瓣、下腹壁皮瓣等。

（6）牵引术（如适用）：在阴茎根部白膜上缝线，通过皮肤与白膜间的隧道牵拉，进行阴茎牵引。

（7）内镜手术（如适用）：利用内窥镜技术，在耻骨上做小切口，在内镜直视下进行海绵体的延长。

4. 术后处理

包括缝合切口，术后进行牵引，并在术后 7~10d 拆线。

5. 术后注意事项

（1）保证生殖器部位的干燥和清洁，经常裸露生殖器部位，加强通风，有利于干燥。

（2）小便时尽量不要弄湿纱布，如果弄湿，应及时更换新纱布。

（3）术后应避免鱼虾、海鲜、辛辣等食物，建议半个月内以清淡饮食为主，以减少对伤口的刺激。

（4）按照医嘱使用消炎药，年轻人可按医嘱服用抗勃起药物，以减少疼痛和出血的可能性。

（5）术后 1 个月内禁止性生活，保持会阴部清洁干燥。

（6）少数患者可能会有不适感，应禁止抓搔。

（7）伤口愈合前应依照医师要求，定期回诊追踪复查。

二、精索静脉手术

精索静脉是指睾丸内的静脉丛，这些静脉负责将血液从睾丸输送回心脏。精索静脉是男性生殖系统的一部分，在正常情况下，精索静脉的血管壁和瓣膜能够保证血液正常流向心脏，但有时这些瓣膜可能发育不全或功能失效，导致血液回流受阻，形成静脉曲张。这种情况被称为精索静脉曲张，是男性常见的疾病之一，尤其是在青春期和成年早期。精索静脉在阴囊中的睾丸周围形成网络，帮助调节睾丸的温度，确保精子的生成能在适宜的温度下进行。

手术主要包括：开放精索静脉曲张静脉结扎术、显微镜精索静脉结扎术、腹腔镜精索静脉高位结扎术、介入栓塞术等。

1. 适应人群

临床检查和超声检查进行提示精索静脉曲张是初步诊断的必要条件，伴随着以下症状：

（1）阴囊部位的不适或疼痛，尤其是在站立或体力劳动后。

（2）睾丸发育不全或萎缩。

（3）精索静脉曲张合并男性不育，精液检查存在异常。

（4）对于轻、中度精索静脉曲张伴有精液质量下降，经保守治疗精液质量不能改善，或阴囊坠胀、疼痛症状不能缓解者。

（5）年龄较大，出现睾丸萎缩及性功能下降的患者，早期进行手术可得到有效改善。

2. 具体操作

手术方式众多，具体选择哪种手术方法取决于患者的具体情况和医生的专业判断。但其目的都是治疗由精索静脉曲张引起的症状和并发症，尤其是当它影响到男性的生育能力时。手术旨在通过结扎曲张的静脉来减少血液反流，从而减轻睾丸的压力，并改善精子的生成和精液的质量。多项研究表明通过手术治疗可以在不同程度上改善精液分析结果，逐步恢复睾丸体积，使病人在生育能力方面获益。此外，精索静脉曲张手术还包括预防和治疗与精索静脉曲张相关的其他症状，如阴囊不适或疼痛，以及避免因精索静脉曲张引起的睾丸萎缩。

3. 术前准备

主要包括以下几个方面：

（1）术前检查：包括阴囊超声以明确精索静脉曲张的情况，精液质量检查以评估是否影响生育，尿常规排除尿路感染，以及血常规、凝血功能、肝肾功能电解质、心电图、胸片等常规检查。对于年纪较大的患者，可能还需进行心脏超声和肺功能的检查。

（2）生活准备：手术前 5d 应避免性生活，以防阴囊充血和精液稀薄影响手术恢复。手术前一天晚上需要剃除会阴部的阴毛，以减少感染风险并方便手术操作。此外，应避免饮酒和辛辣食物，减少剧烈活动，保证充足休息。

4. 术后注意事项

（1）避免剧烈运动：术后应避免提重物等剧烈运动，减少腹压增加，以免影响手术效果。

（2）休息与体位：建议术后 1~2 周内抬高阴囊，有助于减轻肿胀。患者应多卧床休息，避免长时间站立或行走。

（3）饮食调整：术后应保持清淡饮食，避免辛辣刺激性食物，促进伤口愈合。

（4）伤口护理：注意伤口的清洁与干燥，按医嘱更换敷料，观察有无感染迹象如红肿热痛。

（5）定期复查：术后应定期回医院进行复查，包括 B 超检查，以监测精索静脉曲张的恢复情况和手术效果。

（6）性生活与生育：术后一段时间内应避免性生活，待医生允许后可逐渐恢复。对于希望生育的患者，术后应根据医嘱进行精液质量的复查，评估生育能力的变化。

（7）穿着：建议穿着适当紧一点的内衣或内裤，以减轻阴囊水肿，并在术后约 2 周内使用。

（8）避免重体力劳动：术后 3 个月内不宜从事重体力劳动或剧烈运动，以免影响侧支循环的建立。

遵循这些术前准备和术后注意事项，有助于提高手术成功率，减少并发症，促进患者恢复。

5. 日常防护

主要包括以下几个方面：

（1）改善生活习惯：避免长时间站立或久坐，因为这些体位可能导致静脉回流不畅，从而增加精索静脉压力。如果工作需要长时间站立，应适时改变姿势或进行休息。

（2）避免过度劳累：长时间剧烈运动可能加重精索静脉曲张，因此应适当控制运动量，并在运动后适当休息。

（3）穿着合适的内衣：如果阴囊下垂症状比较明显，可以在活动时穿稍微紧身的内裤，以减轻睾丸的坠胀感。

（4）控制体重：过重可能增加腹部压力，影响血液回流，因此应通过健康饮食和适量运动来控制体重。

（5）定期体检：通过定期体检可以早期发现精索静脉曲张，及时采取措施防止病情发展。

（6）避免高温环境：长时间置身于高温环境中可能使睾丸温度升高，影响精子生成。应尽量避免长时间泡热水澡或使用桑拿等。

（7）戒烟限酒：吸烟和过量饮酒都可能对血管健康产生负面影响，增加静脉曲张的风险。

（8）饮食调整：保持饮食清淡，多吃蔬菜水果，预防便秘，因为用力排便会增加腹压，可能加重精索静脉曲张的症状。

虽然精索静脉曲张的先天因素无法预防，但通过上述措施可以减缓疾病的进展和复发。如果出现相关症状，应及时就医进行诊断和治疗。

三、前列腺手术

前列腺是男性生殖系统的附属腺，位于膀胱与尿生殖隔之间，形状和大小类似一个稍扁的栗子。

手术通常分为两大类：前列腺增生手术、前列腺癌手术。

（一）前列腺增生手术

经尿道前列腺电切术（TURP）：这是一种常见的治疗前列腺增生的手术方法，通过尿道切除增生的前列腺组织，以缓解尿流受阻症状。

经尿道前列腺悬扩手术（PUL）：这是一种微创手术，通过尿道植入特殊的结构将前列腺组织收紧，扩开尿道，恢复尿流通畅。

1. 适应人群

主要包括以下几种情况：

（1）因前列腺增生引起的尿频、尿急、夜尿增多、尿不尽等下尿路症状

(LUTS)。

（2）继发于良性前列腺增生症的肾功能不全、难治性尿潴留、反复尿路感染、反复膀胱结石、BPH引起的反复肉眼血尿。

（3）对药物治疗无效或不耐受的患者。

（4）前列腺体积较大，引起明显的膀胱颈梗阻症状，残余尿量大于50ml。

（5）前列腺增生合并膀胱结石、膀胱憩室，以及上尿路积水等情况。

2. 术前准备

（1）详细的病史记录和体格检查。

（2）进行AUA症状指数（AUASSISI）评估、尿常规分析、残余尿测定（PVR）、尿流率测定。

（3）通过腹部或经直肠超声、膀胱镜检查、横断面影像学检查（如MRI、CT）评估前列腺大小和形状。

（4）停止服用可能增加手术风险的药物，如阿司匹林等类固醇类消炎药物，并预防性使用抗生素。

3. 具体操作

手术的主要目的是缓解由于前列腺增生引起的下尿路症状，如排尿困难、尿频、尿急和尿不尽等，以及治疗因前列腺增生引起的并发症，比如尿潴留、反复尿路感染、血尿、膀胱结石、上尿路积液和肾功能损害等。手术旨在改善患者的生活质量，减轻症状，并防止长期梗阻导致的潜在膀胱和肾脏损害。在选择手术方法时，医生会根据患者的具体情况进行综合评估和个体化治疗。

4. 术后注意事项

（1）术后1~2d内卧床休息，1周至1个月内避免剧烈运动。

（2）术后6周内避免性生活。

（3）大量饮水，帮助排出血凝块和前列腺残渣。

（4）术后应停用α受体阻滞剂及5α-还原酶抑制剂等药物，高血压药物可继续服用，抗凝药物需在医师指导下使用。

（5）膀胱冲洗，减少术后并发症风险。

（6）饮食上宜清淡，避免辛辣、刺激性食物，多吃蔬菜水果，保持大便通畅。

（7）短期内不宜抽烟饮酒，避免久坐，注意保暖，防止尿潴留。

5. 平素防护

（1）避免过度劳累和长时间久坐，减少前列腺的压迫和充血。

（2）饮食均衡，多摄取富含纤维的蔬菜水果，预防便秘，减少排便时的腹压增加。

（3）适量饮水，避免尿液浓缩，减少尿路感染和结石的风险。

（4）定期体检，尤其是中老年男性，注意前列腺的检查，及时发现并治疗前列腺疾病。

（5）避免自行服用可能影响前列腺的药物，如抗胆碱药、抗组胺药等，如需用药应在医生指导下进行。

（二）前列腺癌手术

开放式根治性前列腺切除术：通过下腹部或会阴部切口摘除整个前列腺、精囊以及部分输精管，可能包括淋巴结摘除。腹腔镜或机器人辅助腹腔镜根治性前列腺切除术：通过较小的切口完成手术，术后疼痛和失血较少，恢复较快。神经存留根治性前列腺切除术：在进行前列腺切除时，尽量不触及控制勃起的神经，以降低勃起功能障碍的风险。

除了上述手术方法，还有其他治疗前列腺癌的手术方式，如高强度聚焦超声（HIFU）和冷冻疗法等，但它们可能不是首选治疗方法。在选择手术方法时，医生会根据患者的具体情况进行综合评估和个体化治疗。

1. 适应人群

主要包括前列腺癌患者，特别是那些预期寿命在 10 年以上的患者，以及那些临床分期为 T1 或 T2 且肿瘤未侵犯包膜外或未发生远处转移的患者。手术前需要进行全身和直肠指检等检查，评估重要脏器功能、肿瘤分期、病灶大小、范围及有无转移。

2. 术前准备

（1）完成血常规、尿常规、心电图、肺功能等常规检查。

（2）手术前 1d 进行流质饮食，服用泻剂并清洁灌肠，手术当天禁食。

（3）术前半小时预防性应用抗生素。

3. 具体操作

目的是根治前列腺癌，即彻底去除肿瘤组织以及可能受侵犯的周围组织，以期达到治愈效果。在选择手术方法时，医生会根据患者的具体情况进行综合评估和个体化治疗。

4. 术后注意事项

（1）术后第一周内禁食，逐渐转为流质饮食，如米汤、菜汤和鱼肉汤，注意营养均衡。

（2）避免食用上火、麻辣、高盐高糖、刺激性食物，减少易胀气食物和高脂食物的摄入。

（3）推荐高蛋白食物如鸽子汤、黑鱼、甲鱼等，以促进伤口愈合。

（4）术后应遵循适量、轻度运动原则，如太极拳、散步等，根据体力状况调整运动时间和强度。

（5）保持合适体重，劳逸结合，并注意观察排尿功能和性功能的变化。

需注意具体的手术适应证，术前准备和术后注意事项应根据患者的具体情况和医生的建议来确定。

5. 平素防护

（1）定期进行体检，特别是中老年男性，注意前列腺的检查。

（2）饮食均衡，适量饮水，避免尿液浓缩。

（3）避免自行服用可能影响前列腺的药物，如需用药应在医生指导下进行。

（4）注意观察排尿功能和性功能的变化，如有异常应及时就医。

四、睾丸手术

睾丸是男性的主要性器官，位于阴囊内，负责产生精子和分泌男性激素（主要是睾酮），睾丸的健康状况对男性生育能力至关重要，任何影响其正常功能的疾病，如睾丸扭转、炎症或肿瘤，都可能导致生育问题或性激素水平的变化。

手术主要包括：睾丸切除术（Hysterectomy）：这是治疗睾丸癌的主要手术，涉及切除整个受影响的睾丸以及可能受到影响的精索部分。对于早期的睾丸癌，这种手术通常足以治愈疾病。隐睾手术：用于治疗隐睾，即将未降入阴囊的睾丸移至正常位置，以减少癌变风险并改善生育能力。睾丸扭转复位术：睾丸扭转是一种紧急情况，需要立即手术以减少睾丸组织坏死的风险，可能涉及将睾丸放回正常位置并固定以防止再次扭转。睾丸囊肿或肿瘤切除术：对于良性的囊肿或肿瘤，可能需要手术切除以防止症状加重或进行确诊。睾丸探查术：在一些情况下，可能需要进行手术探查以评估睾丸组织的状况，尤其是在诊断不明确的情况下。睾丸修复术：在睾丸受到损伤后，可能需要手术修复受损的组织。去势手术：出于医疗原因（如前列腺癌治疗）或性别重置手术，可能需要进行去势手术，即切除双侧睾丸。睾丸植入物手术：在睾丸切除术后，可能为了外观或心理原因选择植入睾丸假体。这些手术的指征、方法和术后恢复各有不同，需要根据患者的具体情况和医生的建议来决定。

（一）隐睾手术

1. 适应人群

手术的目的是将睾丸固定在阴囊中，减少进一步损害，修补隐睾伴有的疝囊，防止扭转和恶变，并获得心理上的安慰；主要包括儿童单侧或双侧隐睾，尤其是经过荷尔蒙治疗仍未下降的儿童双侧隐睾，以及成人隐睾等情况。

2. 术前准备

术前准备涉及剃去阴毛，清洗会阴部皮肤，以及可能需要的抗感染和抗结核治疗。

3. 具体操作

隐睾手术的分类主要基于隐睾的位置，包括可扪及隐睾和未扪及隐睾两个亚型。可扪及隐睾约占所有隐睾病例的80%，通常采用开放的微创手术即可解决，而未扪及隐睾则需要腹腔镜手术探查。手术步骤包括取腹股沟斜切口，显露睾丸，松解精索，关闭腹膜鞘状突，扩大阴囊，固定睾丸，牵引睾丸，关闭切口。在选择具体手术方法时，医生会根据患者的具体情况进行综合评估和个体化治疗。

4. 术后注意事项

（1）术后休息，避免剧烈活动，减少创面水肿和出血风险。

（2）隐睾手术的完成并非治疗的结束，术后随访也是治疗的重要组成部分。观察伤口有无红肿、渗液、流脓或裂开等情况，及时就诊。

（3）术后饮食要清淡，避免辛辣油腻食物。

（4）定期复查，了解睾丸发育情况，包括术后 7d、1 个月、3 个月、半年和 1 年，之后每年复查随诊。

（5）应用抗菌药物防治感染，卧床休息 7d，根据张力大小牵引睾丸，并注意伤口缝线拆除时间。

（6）避免过早下床活动，注意伤口护理，保持敷料清洁干燥，及时换药。

5. 平素防护

（1）进行定期的自我检查，注意睾丸的形态变化。

（2）保持健康的生活方式，均衡饮食，适量运动，避免吸烟和过量饮酒。

（3）注意观察排尿情况，避免伤口浸湿。

（4）患儿在治疗后应保持正常生活，无特殊禁忌。

（二）睾丸扭转复位术

1. 适应人群

睾丸扭转是一种泌尿外科急症，需要立即治疗，主要包括确诊或疑诊为睾丸扭转者，尤其是当手法复位失败或不能除外睾丸扭转时，应及时急诊手术。如果扭转发生后 6h 内进行手术，睾丸保留率较高；而超过 24h，睾丸可能因缺血坏死而需切除。因此，早期诊断和治疗对于预防睾丸丧失至关重要。

2. 术前准备

涉及对症状严重者进行对症处理，以及术前清洁会阴部皮肤。

3. 具体操作

手术步骤包括阴囊前壁切口、复位扭转的睾丸、固定睾丸等。在选择具体手术方法时，医生会根据患者的具体情况进行综合评估和个体化治疗。

4. 术后注意事项

（1）术后应卧床休息 5~7d，并抬高阴囊以避免阴囊水肿。

（2）观察伤口有无渗血、渗液，注意保持手术部位清洁及各管道通畅固定。

（3）术后使用抗生素，注意伤口渗出，引流条 48h 后拔除。

（4）注意复发扭转，当小儿主诉睾丸疼痛，即使触诊睾丸正常，亦要考虑复发睾丸扭转，并及时采取手术治疗。

（5）术后 1 个月内应避免剧烈运动和抬举重物，防止拉伤。

（6）阴囊症状消退后方可进行性生活。

5. 平素防护

（1）定期进行自我检查，注意睾丸的形态变化。

（2）保持健康的生活方式，均衡饮食，适量运动。

（3）注意观察排尿情况，避免伤口浸湿。

（4）避免穿过紧的裤子，以免对睾丸造成压迫或损伤。

（5）在康复过程中保证充足睡眠，进食营养丰富的食物，注意保暖同时预防感冒，合理安排休息。

五、阴囊成形术

阴囊是一个位于阴茎根与会阴之间的皮肤囊袋，阴囊内藏有睾丸、附睾和精索下部，位于耻骨联合下方，两侧股上部的前内侧，阴囊的形态会因个体差异而有所不同，通常处于收缩状态。

手术主要包括：阴囊中隔皮瓣尿道成形术、阴囊成形术、阴囊镜微创手术、阴囊癌手术。

1. 适应人群

主要用于治疗丝虫性阴囊象皮肿、慢性炎症或双侧腹股沟淋巴结切除术后所致阴囊象皮肿。

2. 术前准备

（1）术前 1 周卧床休息，术前 3~5d 进无渣饮食。

（2）术前 3~5d 开始清洗阴囊、阴茎及会阴部，每天 2 次；洗后再用新苯扎氯铵液湿敷。

（3）术前 1d 剃除阴毛。如需要植皮者，应准备大腿及下腹部皮肤。

（4）术前行清洁灌肠。

3. 具体操作

第一步：根据阴囊象皮肿的大小范围设计手术切口。

第二步：切除病变阴囊和肉膜，直达睾丸鞘膜，从切口皮肤缘向睾丸鞘膜和精索表面细心分离，将病变的阴囊组织整块切除。

第三步：再将阴囊两侧残存的正常皮瓣做浅层剥离，创面彻底止血。

第四步：缝合、引流。

4. 术后注意事项

（1）应用抗菌药物防治感染。

（2）进流质饮食并服用控制大便的药物 4~5d，再改为低渣半流质饮食数天，以防止过早大便污染伤口。

（3）伤口引流物于术后 2~3d 拔除，10~14d 拆除伤口缝线。

（4）为防止术后尿液污染伤口，可留置导尿管保持尿管通畅，尿管于术后 2 周拔除。

（5）术后托起阴囊 3 个月，以防阴囊下垂水肿。

（6）明确丝虫感染者，术后应用抗丝虫药物治疗。

（7）术后进食富含营养、清淡饮食，忌辛辣刺激食物。

5. 平素防护

阴囊象皮肿多由丝虫病引起，故要保持个人卫生，并积极预防丝虫病，积极治疗丝虫病患者，消灭蚊虫和蚊虫孳生地，流行地区全民服用相关药物。

六、输精管手术

输精管是男性生殖系统的重要组成部分，长约 50cm，是附睾管的直接延续，主要负责输送精子。

手术主要包括：输精管结扎术：这是一种男性的永久性节育方法。输精管再通术：是输精管结扎术后的复通手术，目的是恢复生育能力。输精管固定术：这种手术通常在输精管结扎术中使用，通过固定输精管来防止其移动，确保结扎效果。输精管切除术：输精管切除术是输精管结扎术的另一种称呼，手术过程和目的与输精管结扎术相同，主要是通过切断并结扎输精管来实现永久性避孕。输精管灌注术：在某些情况下，手术中可能会进行精囊灌注，以确保手术效果。

（一）输精管结扎术

1. 适应人群

（1）已婚男子为实行计划生育，经夫妻双方一致同意，行双侧输精管结扎术。

（2）其他情况：如一侧附睾结核且不希望生育者，在切除病侧附睾时结扎对侧输精管，以防病变蔓延至对侧附睾。前列腺切除时，为了预防术后并发附睾炎，也可施行输精管结扎术。

2. 术前准备

（1）解释工作：向接受手术者做好解释工作，消除思想顾虑。

（2）泌尿系感染：对泌尿系急慢性感染、阴囊皮肤疾病及阴囊内疾病，待治愈后再行输精管结扎术。

（3）药物过敏史：注意有无药物过敏史，做普鲁卡因皮试。

（4）清洁外阴部：手术前晚沐浴，清洁外阴部，手术前剃去阴毛。

（5）消毒皮肤：用肥皂水清洗阴茎及阴囊 5min，术前再用 1:1000 苯扎氯铵溶液消毒皮肤。

3. 具体操作

简单来说是在阴囊上切开皮肤，分离输精管，再用输精管分离钳提出输精管，结扎输精管。结扎完成后，将输精管还纳，最后缝合各层组织直至皮肤，无菌敷料包扎。

4. 术后注意事项

（1）继续避孕：在结扎输精管前可不注射杀精子的溶液，但因精囊内尚存有活的精子，术后避孕应更严格要求，避孕时期应予延长。

（2）避免剧烈活动：手术后需要避免任何剧烈活动，包括避免在至少 48h 内提起超过 4.5kg 的重物。

（3）伤口护理：术后需继续避孕 3 个月，直到通过精液分析确认精液中已不含精子。

（4）感染预防：注意伤口的清洁和护理，避免感染。

5. 平素防护

（1）避免劳累：术后两周内禁房事，注意休息，避免重体力劳动和剧烈运动。

（2）定期检查：术后需定期进行精液检查，确保无精子存在。

（3）心理调适：保持良好的心理状态，避免因手术产生不必要的心理负担。

（二）输精管再通术

1. 适应人群

做过输精管结扎术的男性、梗阻性无精子症患者、意外损伤输精管者、先天性输精管节段性闭塞者，重新连接输精管，恢复精子的输送通道，从而提高生育能力。

2. 术前准备

（1）病史和体检：查看患者的病史并对患者进行体检，确保没有其他可能导致手术更加复杂的健康问题。

（2）精子检查：检查患者是否能产生健康的精子，可能需要在手术前进行一些检查。

（3）伴侣生育能力检查：确认伴侣有生育能力，特别是伴侣从未生育过孩子或年龄已超过 40 岁。

（4）停止某些药物：医生可能会要求患者停止服用某些药物，包括血液稀释药物和止痛药，例如阿司匹林或布洛芬，因为这些药物会增加出血的风险。

（5）衣物和个人物品：带上紧身内衣（如运动绷带）以在手术后穿戴，这将支撑阴囊并将绷带固定在适当的位置。

3. 具体操作

在阴囊上造一个阴囊中线切口（通常不会比最初的输精管结扎术所需的切口大多少），分离输精管，切除远、近残端瘢痕确保输精管的断端清晰可见，引入支架线、吻合输精管，检查精子（从开放的输精管的睾丸端采集精液样本，在显微镜下对这些精液进行分析，确定是否存在精子。如果精液中含精子，则可以直接重新连接输精管；如果不含精子，则可能需要进行输精管附睾吻合术）。

4. 术后注意事项

（1）术后当天医生会用绷带包扎伤口，患者需要穿上紧身内衣（如运动束缚带），并冰敷 24~48h 以减轻肿胀。

（2）术后前 2d，保持手术部位清洁干燥。

（3）术后至少 6~8 周内，尽量避免任何可能拉扯睾丸或阴囊的活动，如慢跑、骑自行车或提重物。

（4）医生同意前，应避免性交或射精。大多需要在术后 2~3 周内避免射精。

（5）术后的某个时间，医生会检查患者的精液，看手术是否成功。医生可能会定期检查患者的精液。

5. 平素防护

（1）避免感染：术后可用广谱抗生素预防术后感染。

（2）保持敷料包扎：术后保持敷料包扎和使用阴囊托，72h 可去除敷料，但阴囊托要在术后 3 周昼夜使用。

（3）避免体力劳动和性生活：术后 3 周避免体力劳动和性生活。

（4）及时处理异常：术后出现发热、出血或过度疼痛、阴囊肿胀应立即就医处理。

（5）定期复查：术后 3 个月复查精液，然后每 3 个月复查 1 次，直至精液参数稳定。

七、精囊手术

精囊也称为精囊腺，是男性生殖系统的重要组成部分。

手术主要包括：一般怀疑精囊的病变首选精囊镜检查，所以一般手术称为阴囊镜手术，属于一种微创技术。

1. 适应人群

（1）血精待查：持续或反复发作血精 3 月以上，经 4 周以上抗生素及规范药物治疗效果不佳者。

（2）男性不育症：精液量显著减少，水样精液伴无精子症、少精子症、弱精子症等精液异常，怀疑射精管存在梗阻者。

（3）会阴部顽固性疼痛：射精疼痛、睾丸疼痛、腰骶部、会阴部胀痛不适，经保守治疗无效者。

（4）经相关检验检查高度怀疑存在射精管区域囊肿、结石及肿瘤等病变者。

2. 术前准备

（1）术前进行阴囊超声，明确阴囊内容物（睾丸、附睾和精索）的情况，检查是否有炎症、肿瘤等病变；进行精液质量检查，评估是否存在男性不育的情况。

进行尿常规检查，排除尿路感染；进行血常规、凝血功能、肝肾功能电解质、心电图、胸片等检查，特别是对于年龄较大的患者，还应进行心脏超声和肺功能检查。

（2）手术前5d内避免性生活，以减少射精管和阴囊的充血，避免影响手术恢复，手术前一天晚上剃掉会阴部的阴毛，减少手术切口的感染风险。

（3）术前需要清洁手术区皮肤，顺毛发方向剔除阴毛，减少感染风险。

3. 具体操作

尽可能熟悉解剖，操作轻柔，控制冲洗液压力和速度，准确寻找到射精管开口。

4. 术后注意事项

（1）术后适当休息，避免剧烈运动，避免术后出血和感染的风险。

（2）术后需注意保持会阴部的清洁、干燥，避免发生生殖道的感染。

（3）术后2周内禁止性生活和盆浴，避免病原体逆行性感染，增加炎性疾病的发生风险。

（4）术后需观察阴道流血情况，对于少量、时间短的出血，可不予治疗；对于出血量较大、时间较长的情况，需及时去医院就诊查看出血情况。

（5）术后用药：术后需要服用几天的消炎药物，避免发生感染。

（6）术后视情况放置引流膜，24~48h去除引流膜，保持敷料干燥，如湿即换。

5. 平素防护

（1）定期清洁尿道及会阴部，避免细菌滋生，减少感染风险。

（2）避免长时间处于高温环境，如桑拿、热水浴等，高温会影响精子的生成和质量。

（3）穿着宽松的内裤和衣物，避免紧身衣物对阴囊的压迫，影响血液循环。

（4）可进行阴囊彩超检查，及时发现和处理任何异常情况，如肿块、疼痛等。

（5）保持健康的生活方式，避免吸烟、饮酒和过度疲劳，增强身体免疫力。

八、尿道手术

男性尿道是男性生殖系统和泌尿系统的重要组成部分，全长17~20cm，起始于膀胱底部的尿道内口，终止于尿道外口。

手术主要包括：尿道镜检查、尿道内切开术、尿道口切开术、尿道成形术、尿道扩张术、阴囊中隔皮瓣尿道成形术。

（一）尿道镜检查

1. 适应人群

通过尿道镜代替人眼观察尿道内部情况，用于诊断尿道狭窄、结石等病变，必要时手术治疗。

2. 术前准备

（1）手术前一晚清洁灌肠 1 次，必要时术晨再灌 1 次。

（2）术前患者清洁会阴部，剃毛、洗澡、排空膀胱，清洗外阴部。

（3）对于精神比较紧张的患者，检查前或当天早上可给予适量镇静药，以减轻紧张情绪。

3. 具体操作

包括麻醉、插入尿道镜、观察尿道内部情况、进行必要的治疗如尿道扩张或结石取出。

4. 术后注意事项

多饮水、勤排尿，遵医嘱服用抗生素预防感染。

5. 平素防护

保持个人卫生，避免尿道感染；避免长时间憋尿，及时排尿；避免过度的性生活或手淫，减少尿道损伤的风险。

（二）尿道扩张术

1. 适应人群

尿道狭窄者、外伤性尿道损伤者。

2. 术前准备

同膀胱镜检查。

3. 具体操作

（1）在尿道内注入利多卡因进行局部麻醉，上提阴茎消除耻骨前弯。

（2）将尿道探子轻轻插入尿道口，一般在膜部时会遇到阻力，此时应当轻轻下压探杆尾部，同时嘱患者张口呼吸，保持局部肌肉的松弛。

尿道探子逐步扩张，每次增加不建议超过 3 个型号，扩张到 24 号即可。扩张时不要选择太细的尿道探子，尽可能选择 16 号以上的尿道探子。

（3）尿道探子进入膀胱，保持 5~10min，将尿道探子拔出，顺序同插入时刚好相反。

4. 术后注意事项

（1）尿道狭窄扩张术后一般均应服用抗菌药物 1~2d，并嘱多饮水。

（2）尿道狭窄扩张术后有尿道出血者，应留观数小时，待出血停止后方可离去。

（3）术后定期门诊复查及治疗，治疗尿道狭窄两次扩张的间隔时间应在 1 周以上。

5. 平素防护

（1）外伤是导致尿道狭窄的主要原因，避免外伤损伤尿道。

（2）发现尿道感染时要及时诊疗，平素注意个人卫生。

（3）有尿道狭窄风险的患者，定期进行尿道检查。

（三）阴囊中隔皮瓣尿道成形术

1. 适应人群

阴茎阴囊交界处尿道下裂，阴囊发育良好者。

2. 术前准备

（1）对于阴茎过小的患者，可能需要先使用雄激素治疗，等阴茎发育后再行手术。

（2）术前一天开始预防性使用广谱抗生素，并持续至伤口愈合。

（3）用刺激性小的肥皂液清洗手术部位皮肤，避免使用任何可能使皮肤染色的清洗剂。

（4）麻醉后，清除包皮垢，并用 0.5% 苯扎氯铵或稀碘液冲洗尿道。

3. 具体操作

包括矫正阴茎下曲、切取阴囊中隔皮瓣、阴茎头隧道及尿道成形、覆盖创面等。

4. 术后注意事项

（1）术后需要禁食或进食流质 3d，以防止过早排大便污染伤口。

（2）对于 10 岁以上的小儿，需要使用雌激素及镇静剂抑制阴茎勃起。

（3）尿道支架管会阴造口术后，需要每日 1~2 次从支架远端插入针头冲洗尿道分泌物。

（4）术后 4d 拆除网眼纱，7~8d 拆线；切口愈合良好的情况下，10~14d 拔除支架管或导尿管排尿。

5. 平素防护

尿道下裂是一种先天性疾病，应避免有害物质接触、避免药物滥用、补充维生素。

九、性别重塑手术

男性性别重塑手术，是指通过外科手段（组织移植和器官再造）切除原有的生殖器官，并重建受术者认同性别的体表生殖器官和与之相匹配的第二性征的医疗技术。

手术主要包括：喉结整形术、隆乳术、睾丸切除术、尿道口成型、阴唇成型、阴道再造。

适应人群：性别重塑手术需满足以下条件：对性别重塑的要求至少持续 5 年，且无反复过程。术前已接受心理、精神治疗 1 年以上且无效者。未在婚姻状态。年龄大于 20 岁，具备完全民事行为能力。无手术禁忌证。

（一）喉结整形术

也称为喉结缩小术，是一种通过外科手段改变喉结外观，使喉结更加平滑，符合女性化特征。

1. 具体操作

甲状软骨是喉结的主要组成部分，通过切除其突出部分，可以缩小喉结。

2. 术后注意事项

（1）术后需要冷敷，以减少术区肿胀和出血。

（2）术后数小时内避免饮食和发声，以减少对手术部位的刺激。

（3）如需镇痛，请与医生沟通，避免自行用药。

（4）可使用祛疤药物（疤痕膏或疤痕贴）以减轻疤痕。

（5）喉结整形术理论上不影响发声，但如需在术后进行嗓音女性化训练，请提前告知训练师。

（二）男性隆乳术

男性隆乳术是一种通过外科手段增加乳房体积的手术。

1. 具体操作

男性变女的胸部整形一般是用硅胶假体做胸部整形。男性乳房组织不足且胸腔宽，在隆胸时要选择容量更大的乳房假体并将切口选在比较隐蔽的地方。常见的切口位置包括腋前皱襞，使术后疤痕隐形。植入物可放置在胸大肌下。

2. 术后注意事项

假体植入隆胸后需要让假体固定在理想位置。如果不进行适当塑形包扎，假体容易发生移位。

变性手术成功后，患者仍需在医生的具体指导下长期大量服用性激素，以此调节体内激素水平。

十、性功能手术

性功能障碍常见的有勃起功能障碍、射精障碍。

手术主要包括：人工阴茎假体植入术、阴茎动脉重建术、阴茎延长术、阴茎增粗术、阴茎成形术、射精管切开术、睾丸移植术、阴茎静脉结扎术等。

1. 具体操作

（1）人工阴茎假体植入术：用于治疗器质性的勃起功能障碍。阴茎假体由液泵阀、贮液囊和圆柱体三部分组成，通过液压技术原理使阴茎勃起。患者可以通过挤压液压泵，将液体挤压入圆柱体内从而使阴茎勃起。

（2）阴茎动脉重建术：用于治疗因动脉血流不足导致的勃起功能障碍。通过手术重建阴茎动脉，增加阴茎的血流量，从而改善勃起功能。

（3）阴茎延长术：通过手术方法增加阴茎的长度，通常用于治疗阴茎短小症或满足患者的个人需求。

（4）阴茎增粗术：通过植入材料或自体组织增加阴茎的周径，改善外观和功能。

（5）阴茎成形术：用于治疗阴茎弯曲、阴茎畸形等问题，通过手术矫正阴茎的形状，改善性功能。

（6）射精管切开术：用于治疗逆行射精，通过切开射精管，使精液能够正常射出。

（7）睾丸移植术：用于治疗睾丸损伤或缺失，通过移植健康的睾丸组织，恢复男性的生育能力和性功能。

（8）阴茎静脉结扎术：用于治疗静脉瘘型勃起功能障碍，通过结扎异常的静脉，减少血液从阴茎静脉流出，从而维持勃起。

2. 平素防护

阴茎是男性重要的生殖器官，平时的防护和护理非常重要，以下是一些建议：

（1）保持清洁：每天清洗阴茎，特别是包皮内侧，以防止细菌和污垢的积累，减少感染的风险。

（2）避免过度清洁：清洁时不要使用刺激性强的肥皂或洗涤剂，以免损伤阴茎皮肤。

（3）穿着合适的内裤：选择透气性好的棉质内裤，避免紧身内裤，减少摩擦和压迫，保持阴茎的舒适和干燥。

（4）避免高温环境：长时间暴露在高温环境中（如桑拿、热水浴）可能会影响精子的质量和数量，尽量减少这类活动。

（5）定期检查：定期进行自我检查，注意阴茎的外观和感觉，发现异常应及时就医。

（6）避免不安全的性行为：使用避孕套可以减少性传播疾病的风险，保护阴茎免受感染。

（7）保持健康的生活方式：健康的饮食、适量的运动和良好的睡眠习惯有助于维持整体健康，也有利于阴茎的健康。

（8）避免滥用药物：避免滥用药物，特别是一些可能影响性功能的药物，如某些抗抑郁药、抗高血压药等。

（9）避免过度手淫：适度的手淫对健康无害，但过度手淫可能会对阴茎造成一定的损伤，影响性功能。

（10）心理调适：保持良好的心理状态，避免过度焦虑和压力，这些情绪可能会影响性功能。

（11）避免外伤：在运动或日常活动中注意保护阴茎，避免受到撞击或挤压。

通过以上措施，可以有效保护阴茎的健康，预防相关疾病。如果有任何不适或疑问，请及时咨询专科医生。

十一、生殖及辅助生殖手术

男性生殖手术类似于性功能手术。

男性辅助生殖手术是帮助不孕不育夫妇实现怀孕的技术，包括人工授精和体外受精–胚胎移植（试管婴儿）及其衍生技术。人工授精是将精液注入女性体内以取代性交途径使其妊娠的一种方法。体外受精–胚胎移植则是从女性体内取出卵子，在体外培养后，加入经技术处理的精子，待卵子受精后，继续培养，形成胚胎时，再转移到子宫内着床，发育成胎儿直至分娩的技术。

1. 适应人群

专指男性。

（1）适用于男方有严重的少、弱、畸形精子症。

（2）适用于因梗阻性无精症导致的不孕。

（3）适用于男性生精功能障碍导致的不孕。

（4）适用于存在免疫性不孕症的夫妇。

（5）适用于3次人工授精未妊娠者或年龄≥38岁行人工授精2周期未妊娠者。

（6）高风险人群：适用于可能生育遗传性疾病患儿的高风险人群。

（7）适用于有染色体疾病的夫妻和一些特殊情况。

2. 具体操作

操作技术的选择及具体术式应根据患者的具体病情和需求进行，建议在专业医生的指导下进行详细咨询和评估。

（1）在决定进行任何手术之前，务必咨询专业的泌尿科或男科医生，进行全面的评估和讨论，以确保手术的必要性和可行性。

（2）所有手术都存在一定的风险和并发症，包括感染、出血、疼痛和恢复时间延长等。了解这些风险并做好相应的心理准备是非常重要的。

（3）手术后的护理同样重要。遵循医生的指导，进行适当的休息和恢复，避免剧烈运动和性行为，直到医生允许为止。

（4）手术可能会带来一定的心理压力，特别是在涉及性功能和生育能力的情况下，寻求心理支持和咨询可以帮助缓解焦虑和压力。

（5）对手术结果保持合理的预期，理解手术可能带来的改善和限制。与医生充分沟通，了解手术可能的效果和可能需要的后续治疗。

（6）手术并不是解决问题的唯一方法。保持健康的生活方式，如戒烟戒酒、均衡饮食、适量运动和避免过度压力，对整体健康和生殖健康都有积极影响。

（7）手术后定期复查是必要的，以监测手术效果和及时发现并处理可能出现的问题。

（8）对于某些无法通过手术解决的生殖问题，辅助生殖技术（如体外受精、人工授精等）可能是一个有效的选择。与医生讨论这些选项，了解其适用性和成功率。

（9）生殖健康不仅是个人的问题，也是伴侣共同面对的挑战。伴侣的支持和理解对于应对手术和恢复过程至关重要。

（10）生殖健康是一个持续的过程，手术后仍需持续关注和维护。保持与医生的沟通，及时反馈任何问题或变化。

希望以上措施可以提高手术成功率，改善大众的生活质量，并实现生育目标。

第四章　男性健康问题与策略

第一节　中医与男性健康

一、补肾

肾为"先天之本"，密切影响人体的生长发育、生殖功能和衰老过程。男性肾气充足，不仅有助于维持人体的精力充沛、体力旺盛，还能提高人体的生殖功能和免疫力，因此，"肾"被认为是人体健康的根本，在男科疾病的预防和治疗中具有重要意义。

（一）肾主藏精

1. 肾藏精的定义

肾藏精，是指肾具有贮存、封藏人体精气的生理功能。这里的"精"，包括先天之精和后天之精。先天之精来自父母的遗传，是人体生命的根本；后天之精来自饮食水谷之精微物质，通过脾胃的运化吸收而成，是构成人体和维持人体生命活动的基本物质，具有促进人体生长发育和生殖功能等作用。肾的生理机制，主藏精依赖于肾气的闭藏作用和激发作用的协调，肾气充足则能闭藏精气而不致无故流失；肾气也能激发精气化生为各种生理功能所需的物质和能量。这种闭藏与激发的协调作用，是肾主藏精得以实现的生理基础。

2. 精的来源与分类

（1）精的来源

①先天之精：是父母遗传的，是"生殖之精"，与生俱来，藏于肾中，是构成胚胎的原始物质，具有促进生长发育和生殖的功能。

②后天之精：是通过脾胃消化吸收而来的水谷之精气以及脏腑之精气，故又称"脏腑之精"。后天之精不断滋养先天之精，使其得以充盛，从而维持人体的生命活动。

（2）精的分类

①肾精：肾精是肾所藏之精的总称，包括先天之精和后天之精。肾精具有促进人体生长发育和生殖功能的作用，是维持人体生命活动的重要物质。

②肾气：肾精化生肾气，肾气是人体各种生理功能的动力源泉。肾气分阴阳，即肾阴和肾阳，二者相互对立、相互为用，共同维持人体的阴阳平衡。

（3）肾主藏精的影响因素

①先天禀赋：先天之精的充足与否与父母的遗传基因密切相关，直接影响个体的生长发育和体质强弱。

②饮食营养：后天之精的来源是饮食水谷，因此饮食营养的均衡与否直接关系到肾精的化身和充养。

③生活习惯：过度劳累、熬夜等不良生活习惯会耗伤肾气，从而影响肾精的封藏和化生。

④情志调养：情志不畅、长期精神压力大也会损伤肾气，进而影响肾精的充足和稳定。

3. 肾藏精的生理功能

（1）促进生长发育：肾精和肾气具有促进人体生长发育的作用。从婴儿到成年，人体的生长发育过程都离不开肾精和肾气的滋养。例如，小儿牙齿的生长、骨骼的发育等都与肾精和肾气的充足与否密切相关。

（2）影响生殖功能：肾精是生殖功能的物质基础。肾精充足，则生殖功能正常；肾精不足，则可能导致生殖功能减退或丧失。例如，男性可能出现阳痿、早泄等问题；女性可能出现月经不调、不孕等问题。

（3）可以强筋健骨：肾精可以填精益髓，肾精的充足与否直接影响到人体的髓海和骨骼的强壮。肾精充实，则骨骼强壮。

（4）保卫机体：肾精还可以保卫机体，抗御外邪侵袭入内。当人体正气充足时，外邪难以入侵；而当人体正气不足时，则容易遭受外邪的侵袭。肾精作为人体正气的重要组成部分之一，在保卫机体方面发挥着重要作用。

4. 肾精不足的表现

（1）生长发育迟缓

①儿童：表现为身材矮小，发育迟缓，智力低下。

②青春期：第二性征发育不良，性成熟延迟。

（2）生殖功能低下

①男性：阳痿，早泄，精子质量差，不育等。

②女性：月经不调，痛经，不孕等。

（3）体质虚弱

①免疫力低下：易感冒，易疲劳，易患病。

②衰老加速：早衰，白发早生，皮肤松弛，骨质疏松。

（4）精神萎靡

①精神不振：疲乏无力，注意力不集中，记忆力减退。

②情绪低落：情绪不稳，易怒，抑郁倾向。

5. 肾主藏精与其他脏器的关系

在中医理论中，五脏之间相互制约、相互滋生，共同维持人体的生命活动。

（1）与脾的关系：脾为后天之本，主运化水谷精微。脾运化生成的后天之精可以充养先天之精，从而维持肾精的充足和稳定。反之，肾精充足也能促进脾胃的运化功能，形成良性循环。

（2）与肝的关系：肝主疏泄，能调畅气机、促进血液运行和津液的输布代谢。肝血的充足与否也关系到肾精的化身和充养。同时，肾精也能滋养肝血，维持肝的正常生理功能。肝血与肾精之间存在着相互滋生、相互为用的关系。

（3）与心的关系：心主血脉，藏神。心血的充足与否也关系到肾精的化身和充养。同时，肾精也能滋养心血和心神，维持心的正常生理功能。心肾相交、水火既济是人体正常生理功能的重要体现之一。

（4）与肺的关系：肺主气，司呼吸，朝百脉，主治节。肺气的宣发肃降与肾气的升降出入相互协调，共同维持人体的气机调畅和呼吸运动。肺肾相生、金水相生也是中医理论中的重要概念之一。

6. 肾藏精的保养方法

为了保持肾藏精的生理功能正常发挥，日常生活中需要注意以下几点：

（1）合理饮食：避免食用辛辣、油腻的食物以及过多寒凉食物以免损伤肾气。可以适量食用具有补肾作用的食物如黑芝麻、黑豆、核桃等。

（2）适量运动：适当的运动锻炼如瑜伽、游泳、爬山等有助于增强体质、提高肾气水平。但应避免过度劳累以免耗伤肾气。

（3）规律作息：保证充足的睡眠时间有助于肾脏的修复和再生。长期熬夜会损伤肾气，因此需要尽量避免。

（4）情志调养：保持心情愉悦、避免长期精神压力大有助于维持肾脏功能的稳定。可以通过冥想、深呼吸等方式进行情志调养。

（二）肾主水

肾主水，通调水道，肾脏在人体水液代谢中起着调节作用，对体内水液的生成、分布、排泄等全过程进行调节和控制。肾主水对于维持人体水液代谢平衡至关重要。水液是体内正常液体的总称，包括血液、津液等，它们在体内循环流动，滋养着各个脏腑组织和器官。肾脏通过其主水功能，确保水液的正常代谢和排泄，从而维持机体内环境的稳定。

1. 肾主水在中医理论中的作用和意义

（1）调节水液代谢：肾脏通过其气化作用，将体内的水分和电解质进行调节，以维持体液代谢平衡。这一过程中，肾脏与其他脏腑如肺、脾、三焦、膀胱等密切配合，共同完成水液的代谢和排泄。

（2）促进尿液生成与排泄：肾脏的主要作用之一是促进尿液的生成与排泄。当肾脏功能正常时，能够及时将体内多余的水分和代谢废物排出体外，防止水液潴留和毒素积累。

（3）维持内环境稳定：肾主水功能的正常发挥，有助于维持机体内环境的相对稳定，包括电解质平衡、酸碱平衡等，为细胞的正常代谢和生理功能提供有利条件。肾脏功能一旦受损，出现水液代谢障碍，就可能引发一系列疾病，如水肿、尿少、尿频等。因此，保持肾主水功能的正常发挥，对于预防和治疗相关疾病具有重要意义。

2. 肾主水的影响因素和生理机制

（1）生理机制：肾主水的生理机制主要依赖于肾脏的气化作用。气化作用是指肾脏通过其蒸腾气化功能，将体内的水液进行调节和转化，以维持体液代谢平衡，这一过程涉及多个脏腑的协同作用，如肺的宣发肃降、脾的运化转输、三焦的通调水道、肝脏的疏泄等共同发挥作用。

（2）肾气充足与否：肾气是肾脏功能活动的动力源泉。肾气充足则肾主水功能正常；肾气不足则可能导致水液代谢障碍。

（3）肾阴肾阳平衡：肾阴和肾阳是肾脏阴阳二气的两个方面，它们相互制约、相互滋生，共同维持肾脏的正常生理功能。肾阴肾阳的平衡与否，直接影响到肾主水功能的正常发挥。

（4）外感六淫与内伤七情：外感风寒暑湿燥火等六淫邪气，以及内伤喜怒忧思悲恐惊等七情过极，都可能损伤肾气或导致肾阴肾阳失衡，进而影响肾主水功能。

3. 肾主水功能失调的表现

（1）水肿

①局部水肿：肾气化功能不足，水液不能正常排出，滞留在体内，常见的表现为眼睑浮肿、下肢浮肿等。

②全身水肿：严重时，水液滞留可遍及全身，表现为全身浮肿、体重增加、皮肤松弛等。

（2）尿少尿闭

①尿少：肾气化功能失调，尿液生成减少，排尿困难，表现为尿量减少、排尿不畅。

②尿闭：严重时可导致尿闭，即无尿排出，可能引发急性肾功能衰竭，需紧急处理。

（3）水湿停滞

①湿气重：肾气化功能失调，体内水湿滞留，表现为头重如裹、四肢沉重、关节疼痛等湿气重的症状。

②痰湿阻滞：水液代谢紊乱，痰湿内生，导致肥胖、痰多、咳嗽等痰湿症状。

（4）乏力倦怠

①精神不振：肾阳虚弱，气化功能不足，导致水液代谢障碍，机体内水湿重，表现为乏力、倦怠、精神不振。

②寒冷怕冷：肾阳不足，机体温煦功能减弱，表现为畏寒怕冷、手足不温、腰膝酸软等。

4. 肾主水与其他脏器的关系和相互影响

（1）与肺的关系：肺主宣发肃降，通调水道。肺通过其宣发作用将津液输布全身以滋养脏腑组织；通过其肃降作用将代谢后的水液下输至膀胱排出体外。这一过程与肾脏的气化作用密切相关。肾主水功能的正常发挥有助于肺的宣发肃降和通调水道功能的正常进行；反之亦然。

（2）与脾的关系：脾主运化水液和转输精微物质。脾将饮食水谷转化为津液并上输至肺以滋养全身；同时将代谢后的水液下输至肾与膀胱排出体外。脾与肾在水液代谢过程中相互配合、相互制约，共同维持水液代谢平衡。

（3）与三焦的关系：三焦为水液运行之道路，具有通调水道的作用。三焦水道畅通无阻则水液得以正常流通和代谢；水道受阻则可能导致水液潴留和代谢障碍。肾脏气化作用的正常发挥有助于三焦水道的畅通无阻；反之亦然。

5. 辅助肾主水的方法

（1）中药补肾：熟地黄、山药、茯苓、泽泻、车前子、黄芪、党参等，这些药物通过滋补肾阴、温补肾阳、利水渗湿等不同的作用，调理肾气，恢复气化功能。

（2）食疗养肾：黑芝麻、黑豆、薏苡仁、冬瓜、鲤鱼、莲子、银耳等，合理饮食有助于补充肾气，改善水液代谢。

（3）针灸推拿：肾俞、命门、关元、中极、太溪等，通过针灸和推拿，刺激这些穴位，疏通经络，调节气血，增强肾的气化功能。

（4）起居调养：保持规律的作息，避免熬夜和过度劳累，适度运动，戒烟限酒，保持良好的心理状态，有助于调节水液代谢，改善肾主水功能。

（三）主纳气

肺主呼吸，肾主纳气，二者相互配合，使呼吸顺畅。肾主纳气，是指肾脏具有摄纳肺所吸入的清气，保持吸气的深度，防止呼吸表浅的生理功能。这里的"纳"，即受纳、摄取之意，强调肾脏在呼吸过程中的重要作用。呼吸是生命活动的基本过程，肾气充足则肾主纳气功能正常，能够确保呼吸运动的平稳和深沉，从而保证体内外气体得以有效地交换。反之，若肾气不足，纳气功能减退，则可能出现呼吸表浅、动则气喘等病理现象，影响人体的正常生理功能。

1. 肾主纳气在中医理论中的作用和意义

（1）保持呼吸深度：肾主纳气使肺吸入的清气能够深入肺脏，达到一定的深度，从而增加肺泡与血液之间的气体交换面积，提高气体交换效率。

（2）调节呼吸节律：肾气充足有助于维持呼吸运动的平稳和节律性，防止呼吸紊乱和表浅，保持呼吸的均匀和调。

（3）支持肺脏功能：肾的纳气作用与肺脏的呼吸功能相辅相成，共同维持人体的正常呼吸。肾气的充足能够增强肺脏的生理功能，提高呼吸系统的整体效能。

（4）维持生命活动：呼吸是生命活动的基本过程之一，肾主纳气功能的正常发挥对于维持人体的生命活动具有重要意义。

（5）预防疾病：肾气充足、纳气功能正常有助于预防呼吸系统疾病的发生和发展。例如，在慢性气管炎、肺气肿等疾患中，常可见到肾不纳气的征象，通过补肾纳气的方法治疗往往能取得较好的效果。

（6）指导治疗：中医在治疗呼吸系统疾病时，常从肾入手，通过补肾纳气的方法来达到治疗目的。这一理论为中医临床实践提供了重要的指导依据。

2. 肾主纳气的影响因素和生理机制

（1）肺肾协调：肺主呼气、肾主纳气，二者在呼吸运动中相互协调、相互制约。肺气下降有助于肾气的上升和纳气功能的发挥；肾气上升也有助于肺气的下降和呼气功能的正常进行。这种协调关系体现了中医理论中"五脏一体观"的理念，即人体各脏腑之间在生理功能上相互联系、相互制约构成一个有机整体。

（2）肾气充足与否：肾气是肾脏功能活动的动力源泉，肾气充足则肾主纳气功能正常；肾气不足则纳气功能减退。这与人体的年龄、体质、疾病状态等因素密切相关。

（3）疾病因素：某些疾病如慢性肺病、肾病等可能损伤肾气或影响肺脏功能，从而导致肾主纳气功能失常。

（4）生活习惯：长期过度劳累、熬夜等不良生活习惯也可能耗伤肾气，影响肾主纳气功能的正常发挥。

（5）肾气推动：肾气充足能够推动呼吸运动深入进行，保持吸气的深度和稳定性。这体现了中医理论中"气为血之帅"的理念，即气的运动是推动血液和津液运行的动力源泉。

3. 肾主纳气功能失调的表现

（1）呼吸急促

①气短：肾气不足，纳气无力，表现为吸气浅短、气短乏力。

②呼吸急促：肾气虚弱，难以平稳呼吸，容易出现呼吸急促、喘息等症状。

（2）乏力倦怠

①体力不足：肾气虚弱，纳气能力差，体力不支，活动后易感疲劳，甚至在静息状态下也感到乏力。

②精神萎靡：肾气不足，导致精力不济，精神萎靡，注意力难以集中，记忆力减退。

（3）气息不稳

①气逆：肾纳气功能失调，气息不稳，容易出现气逆上冲、气喘吁吁等症状。

②气滞：气机不畅，气息难以顺畅流通，表现为胸闷、气塞、呼吸不畅等。

4. 肾主纳气与其他脏器的关系

（1）与肺的关系：肺主呼气、肾主纳气，二者在呼吸运动中密切配合共同维持呼吸系统的正常功能。肺气肃降而吸气依赖肾的纳气作用保持深度；肾气上升而助肺呼气顺畅。这种关系体现了中医理论中"金水相生"的理念即肺属金、肾属水，金能生水，肺脏功能强盛有助于滋养肾脏。

（2）与脾的关系：脾主运化水谷精微生成气血以滋养全身各脏腑组织。脾的运化功能正常有助于肾气的生成和充养从而支持肾主纳气功能的正常发挥。反之肾气不足也可能影响脾的运化功能导致气血生成不足等病理变化。这种关系体现了中医理论中"后天之本"与"先天之本"相互依存的理念，即脾脏为后天之本，负责运化水谷精微生成气血；肾脏为先天之本，贮藏精气支持生长发育和脏腑功能。

（3）与心的关系：心主血脉藏神与呼吸运动密切相关。心气的充足与否影响到血液的运行和氧气的输送，从而间接影响到肾主纳气功能的正常发挥。同时肾气的充足也有助于心气的稳定和支持心脏的正常生理功能。这种关系体现了中医理论中"心肾相交"的理念，即心火下降以温煦肾水，肾水上济以滋养心火，二者相互制约、相互滋生，共同维持人体的生理平衡。

5. 补肾纳气的方法

（1）中药补肾纳气：熟地黄、山药、枸杞子、黄芪、党参、冬虫夏草等，这些药物通过滋补肾阴、温补肾阳、益气固精等不同的作用，增强肾气，改善纳气功能。

（2）食疗养肾纳气：黑芝麻、黑豆、核桃、山药、枸杞、海参、牛羊肉等，通过合理的饮食搭配，补充肾气，改善纳气功能。

（3）针灸推拿：肾俞、命门、关元、太溪、中极等，通过针灸和推拿刺激穴位，疏通经络，调节气血，增强肾的纳气功能。

（4）起居调养：保持规律的作息，避免熬夜和过度劳累，适度运动，戒烟限酒，保持良好的心理状态，有助于调节气机，改善肾纳气功能。

（四）主骨生髓

中医认为"肾主骨，生髓通脑"，指肾精的充盈与否直接影响骨骼的生长发育和坚固程度，骨髓的生化及脑髓的充养，肾精充足，骨骼坚强，髓海充盈，精力旺盛。骨髓是人体的重要组织，不仅为骨骼提供营养和支撑，还参与造血和免疫调节等生理过程。肾主骨生髓确保了骨髓的正常生成和功能，从而维持了人体的生长发育、骨骼健康以及血液生成和免疫系统的稳定。因此，肾主骨生髓对于人体的整体健康至关重要。

1. 肾主骨生髓在中医理论中的作用和意义

（1）化生骨髓：肾精化生骨髓，为骨骼提供充足的营养，使骨骼得以生长、发育并保持强健。

（2）滋养骨骼：骨髓充满于骨骼之中，对骨骼起到滋养作用，使骨骼保持坚固有力。

（3）参与造血：骨髓是造血的重要场所，肾主骨生髓间接促进了血液的生成，维持了人体的血液循环和生命活动。

（4）维持生长发育：肾精充足则骨髓化生有源，骨骼得以正常生长发育，儿童表现为骨骼健壮、生长迅速；青少年则表现为筋骨强健、肌肉丰满。

（5）预防骨骼疾病：肾主骨生髓有助于预防骨质疏松、骨折等骨骼疾病的发生，保持骨骼的健康状态。

（6）促进整体健康：通过滋养骨骼和参与造血等生理过程，肾主骨生髓促进了人体的整体健康，提高了机体的抵抗力和免疫力。

2. 肾主骨生髓的影响因素和生理机制

（1）肾精化生骨髓：肾精通过化生作用转化为骨髓，骨髓再进一步滋养骨骼。这一过程体现了中医理论中"精化为气，气生形"生理机制。

（2）肾脏与骨髓的相互作用：肾脏通过调节肾精的生成和运行来影响骨髓的生成和功能；同时，骨髓的健康状态也反映了肾脏的功能状况，这种相互作用体现了中医理论中的整体观念"脏腑相关"。

（3）肾精的盛衰：肾精充足则骨髓化生有源，骨骼得以滋养；肾精亏虚则骨髓化生无源，骨骼失去滋养，出现骨质疏松等症状。影响肾精盛衰的因素主要有：

①年龄因素：随着年龄的增长，肾精逐渐衰减，骨髓的生成和功能也会受到影响，表现为骨骼脆弱、易于骨折等。

②疾病因素：一些慢性疾病如肾病、肝病等也可能影响肾精的生成和骨髓的功能，导致骨骼健康受损。

3. 肾主骨生髓功能失调的表现

（1）骨骼发育迟缓

①儿童：表现为身材矮小，骨骼细弱，发育迟缓。

②青春期：第二性征发育不良，身高增长缓慢，骨骼发育不完全。

（2）骨质疏松和骨折

①骨质疏松：肾精不足，导致骨密度降低，骨质疏松，容易发生骨折。

②骨折不愈：骨折后愈合慢，恢复效果差，容易反复骨折。

（3）贫血和免疫力低下

①贫血：骨髓生化不良，造血功能减弱，导致贫血，表现为面色苍白、乏力、心悸等。

②免疫力低下：造血功能不全，免疫细胞生成减少，导致免疫力低下，易患感染性疾病。

（4）脑髓空虚

①头晕健忘：肾精不足，脑髓空虚，表现为头晕目眩、记忆力减退、健忘。

②失眠多梦：脑髓不足，导致失眠多梦、精神不振。

4. 肾主骨生髓与其他脏器的关系

（1）与肺的关系：肺主气司呼吸，吸入的清气与肾精相结合化生为宗气，宗气再进一步化生为元气等人体所需之气。肺气的充足与否也影响到肾精的化身和骨髓的生成。

（2）与脾的关系：脾为后天之本，气血生化之源。脾运化的水谷精微可以化生为气血以滋养全身各脏腑组织包括肾脏和骨髓。同时肾精也可以滋养脾脏促进脾的运化功能。

（3）与肝的关系：肝主疏泄，调畅气机有助于肾精的化身和骨髓的生成。同时肾精也可以滋养肝脏促进肝的疏泄功能。此外肝藏血肾藏精，精血同源，二者在生理上相互滋生、相互转化，共同维持人体的生命活动。

（4）与心的关系：心主血脉、藏神，与骨髓的生成和功能也有密切关系。心血充足则心气旺盛可以推动血液在脉管中运行，包括滋养骨髓和骨骼；同时肾精也可以滋养心脏促进心的生理功能。

5. 辅助肾主骨生髓的方法

（1）中药补肾生髓：熟地黄、山药、枸杞子、杜仲、巴戟天、仙灵脾、龟板、鹿茸等，这些药物通过滋补肾阴、温补肾阳、益气固精等不同的作用，调理肾精，促进骨骼和骨髓的生长。

（2）食疗养肾生髓：黑芝麻、黑豆、核桃、山药、枸杞、海参、牛羊骨髓等，通过合理的饮食搭配，补充肾精，促进骨骼和骨髓的健康。

（3）针灸推拿：肾俞、命门、关元、中极、太溪等，通过针灸和推拿刺激穴位，疏通经络，调节气血，增强肾的生髓功能。

（4）起居调养：保持规律的作息，避免熬夜和过度劳累，适度运动，戒烟限酒，保持良好的心理状态，有助于调节气机，改善肾主骨生髓功能。

（五）开窍于耳及二阴

1. 肾开窍于耳及二阴的定义和重要性

肾开窍于耳及二阴是指肾脏的生理功能与耳、前阴（尿道和生殖器）及后阴

(肛门) 的功能密切相关。具体而言，其精华通过耳部的通道外泄，肾精充足，听力敏锐。肾与二阴 (前阴和后阴) 也有密切关系，肾的气化功能正常，二阴的排泄功能正常，若肾气虚衰，则会出现耳鸣、听力减退、小便失禁等症状。这种联系不仅有助于理解肾脏的生理功能，还为中医诊断和治疗相关疾病提供了重要依据，通过观察和调治耳及二阴的功能状态，可以间接反映肾脏的健康状况，从而采取相应的治疗措施。

2. 肾开窍于耳及二阴在中医理论中的作用和意义

(1) 肾开窍于耳：肾的精气上达于耳，使听觉灵敏。肾精充足则听觉敏锐，能闻五音；肾精不足则听力减退，甚至出现耳聋。老年人听力衰退多与肾精亏虚有关。

(2) 肾开窍于二阴：肾主水液代谢，与前后二阴的排尿和排便功能紧密相关。肾气充足则尿液排泄正常，生殖功能强健；肾气不足则可能出现尿频、尿急、遗尿、阳痿、早泄等症状。同时，大便的排泄也与肾的气化、封藏功能有关，肾气不足可能导致便秘或泄泻。

(3) 诊断价值：通过观察耳及二阴的功能状态，可以初步判断肾脏的健康状况。例如，听力减退、耳鸣、耳聋等症状可能提示肾精不足；排尿异常、生殖功能减退等症状则可能提示肾气不足。

(4) 治疗指导：根据肾开窍于耳及二阴的理论，中医在治疗相关疾病时可以采取针对性的治疗措施。例如，通过补益肾气、滋补肾精等方法来改善听力、排尿和排便功能。

3. 肾开窍于耳及二阴的影响因素和生理机制

(1) 肾精上达于耳：肾精通过经络上达于耳，滋养耳窍，使听觉灵敏。肾精充足则耳窍得养，听力正常；肾精不足则耳窍失养，听力下降。

(2) 肾主水液代谢：肾主水液代谢，通过气化作用将体内多余的水分转化为尿液排出体外。同时，肾的气化作用还影响着大便的排泄。肾气充足则水液代谢正常，排尿和排便功能顺畅；肾气不足则水液代谢失常，出现排尿和排便异常。

(3) 年龄因素：随着年龄的增长，肾精逐渐衰减，导致听力减退、排尿和排便功能下降。

(4) 疾病因素：一些慢性疾病如肾病、糖尿病等可能影响肾脏功能，进而影响耳及二阴的功能。

(5) 生活方式：不良的生活方式如熬夜、过度劳累、饮食不节等也可能损伤肾脏精气，导致耳及二阴功能异常。

4. 肾开窍于耳及二阴功能失调的表现

(1) 听力问题

①耳鸣：肾精不足，导致耳鸣，表现为耳内嗡嗡作响，影响听觉。

②耳聋：严重时，可导致耳聋，听力减退，甚至完全失去听觉。

（2）性功能障碍

①阳痿：肾精不足，导致阴茎勃起功能障碍，表现为阳痿。

②早泄：肾气不足，控制力减弱，导致早泄，性生活质量下降。

③性欲减退：肾精亏虚，性欲减退，甚至完全丧失性欲。

（3）泌尿问题

①尿频尿急：肾气不足，导致排尿功能异常，表现为尿频、尿急。

②尿痛尿血：肾精亏虚，导致尿液异常，表现为尿痛、尿血。

③尿失禁：肾气虚弱，控制力减弱，导致尿失禁，无法自控排尿。

（4）排便问题

①便秘：肾气不足，影响肠道蠕动，导致便秘，排便困难。

②腹泻：肾阳虚弱，不能温煦脾土，导致腹泻，尤其是五更泻（清晨腹泻）。

5. 肾开窍于耳及二阴与其他脏器的关系和相互影响

（1）与心的关系：心开窍于耳，心肾互济。心血充足则能滋养耳窍；心火过旺则可能循经上扰耳窍导致耳鸣、耳聋等症状。同时，肾水能够制约心火防止其过旺；心火则能温暖肾水防止其过寒。二者相互制约、相互依存，共同维持耳窍的正常功能。

（2）与肝的关系：肝经循行于耳部周围，与耳窍有密切联系。肝气郁结、肝火上炎等病理变化可能循经上扰耳窍导致耳鸣、耳聋等症状。同时肾藏精、肝藏血，精血同源，二者在生理上相互滋生、相互转化，共同维持人体的生命活动。

（3）与脾的关系：脾主运化水谷精微，为气血生化之源。脾气健运则水谷精微得以化生为气血滋养全身各脏腑组织包括肾脏和耳窍，同时肾气充足也有助于脾的运化功能防止水湿内停，二者相互配合共同维持人体的水液代谢和耳窍功能。

（4）与肺的关系：肺主气、司呼吸、通调水道，与肾脏的水液代谢功能密切相关。肺气宣降有序则水道通调，有助于尿液的生成和排泄；肾气充足则能蒸化水液化为尿液排出体外。二者相互协调，共同维持人体的水液平衡和排尿功能。

6. 补肾调理耳及二阴的方法

（1）中药补肾：熟地黄、山药、枸杞子、杜仲、巴戟天、仙灵脾、鹿茸等，通过滋补肾阴、温补肾阳、益气固精等不同的作用，调理肾精，改善听力和泌尿生殖功能。

（2）食疗养肾：黑芝麻、黑豆、核桃、山药、枸杞、海参、牛羊肉等，通过合理的饮食搭配，补充肾精，改善听力和泌尿生殖功能。

（3）针灸推拿：肾俞、命门、关元、中极、太溪、三阴交等，通过针灸和推拿刺激穴位，疏通经络，调节气血，增强肾的开窍功能。

（4）起居调养：保持规律的作息，避免熬夜和过度劳累，适度运动，戒烟限酒，保持良好的心理状态，有助于调节气机，改善肾开窍功能。

（六）其华在发

肾其华在发，肾精的充盈与否直接影响头发的生长、光泽和脱落情况。肾精充足，头发乌黑亮丽；若肾精不足，则会出现脱发、早白等现象。肾脏与头发之间的内在联系为中医诊断和治疗与肾脏相关的疾病提供了依据。通过观察头发的生长状况，可以初步判断肾脏的健康状态，从而采取相应的治疗措施。

1. 肾其华在发中医理论的作用和意义

（1）反映肾脏健康：头发的生长状况是肾脏精气盛衰的外在表现。肾精充足，则头发浓密、乌黑、有光泽；肾精不足，则头发稀疏、干枯、易脱落。

（2）辅助诊断：中医通过望诊观察头发的状态，可以初步判断患者是否存在肾脏方面的问题，如肾虚、肾精不足等。

（3）深化对肾脏功能的认识：肾其华在发理论加深了人们对肾脏在人体生长发育和生命活动中作用的认识。

（4）指导治疗：该理论为中医在治疗与肾脏相关的疾病时提供了重要的参考依据，如通过补肾填精的方法来治疗脱发、白发等症状。

2. 肾其华在发的影响因素和生理机制

（1）肾精化生血液滋养毛发：肾精在肾气的作用下化生为血液，血液进而滋养毛发，使其生长茂盛有光泽。

（2）肾精化生元气激发毛发生长：肾精还能化生为元气，激发和推动毛发的生长。

（3）督脉的经气作用：督脉从脊柱的脊髓里分出属于肾，毛发的营养来源于气血，其根在肾。当肾中精气旺盛时，随督脉之经气上行滋养头发，促进头发生长。

（4）肾精的充盛与否：肾精是头发的生长之源，肾精充足则头发茂盛有光泽；肾精不足则头发干枯易脱落。

（5）年龄因素：随着年龄的增长，肾精逐渐衰减，头发的生长状况也会受到影响，如出现白发、脱发等症状。

（6）生活习惯：不良的生活习惯如熬夜、过度劳累、饮食不节等也可能损伤肾脏精气，进而影响头发的生长状况。

3. 肾其华在发功能失调的表现

（1）脱发

①肾精不足：肾精亏虚，无法充分滋养毛囊，导致毛囊功能减退，头发易脱落，出现脱发症状。

②斑秃：严重时，可能出现斑秃，即头发成片脱落。

（2）头发早白

①肾精亏虚：肾精不足，黑色素生成减少，导致头发过早变白，常见于年轻人群中。

②整体白发：随着年龄增长，肾精进一步衰退，头发逐渐变白。

（3）发质变差

①干枯无光：肾精不足，头发失去滋养，变得干枯、无光泽。

②易断分叉：头发缺乏营养和弹性，容易断裂、分叉，触感变差。

4. 肾其华在发与其他脏器的关系

（1）与心的关系：心主血脉，心血充足则能滋养毛发；同时，心肾相交，水火既济，二者相互协调共同维持人体的生命活动。

（2）与肝的关系：肝藏血，发为血之余。肝血充足则能滋养毛发使其生长茂盛；同时，肝肾同源，肾精也能滋养肝血进而促进毛发的生长。

（3）与脾的关系：脾为后天之本，气血生化之源。脾气健运则能化生充足的气血以滋养毛发；同时肾精的化生也需要后天之精的滋养，而后天之精主要来源于脾胃的运化功能。

（4）与肺的关系：肺主皮毛，肺气的宣发肃降作用有助于将气血和津液输送到全身包括毛发在内；同时肾精的化生也需要肺气的辅助作用。

5. 补肾养发的方法

（1）中药补肾养发：熟地黄、山药、枸杞子、何首乌、黑芝麻、女贞子、桑椹子等，通过滋补肾阴、温补肾阳、益气固精等不同的作用，调理肾精，促进头发的生长和健康。如七宝美髯丹，由何首乌、旱莲草、补骨脂等组成，常用于肾虚引起的头发早白、脱发。

（2）食疗养肾养发：黑芝麻、黑豆、核桃、山药、枸杞、海参、牛羊肉、鱼类等，通过合理的饮食搭配，补充肾精，改善头发的生长和质量。避免过食辛辣、油腻、甜食，保持均衡饮食，多食用富含蛋白质、维生素和微量元素的食物。

（3）针灸推拿：肾俞、命门、关元、太溪、三阴交、足三里等，通过针灸和推拿刺激穴位，疏通经络，调节气血，增强肾的滋养功能。通过头部按摩，促进头皮血液循环，改善毛囊营养，促进头发的生长和健康。

（4）起居调养：保持规律的作息，避免熬夜和过度劳累，适度运动，戒烟限酒，保持良好的心理状态，有助于调节气机，改善肾的功能。避免频繁染发、烫发，选择温和的洗发护发产品，保持头发的清洁和健康。

二、健脑养生策略

男性随着年龄的增长，特别是步入中年以后，脑细胞会逐渐减少，脑功能也会相应衰退，健脑对于男性而言至关重要，它直接关系到男性的认知能力、记忆力、情绪状态以及整体生活质量，一个健康的大脑不仅能提高男性的工作效率和创造力，还能增强他们的自信心和幸福感。中医认为"脑为元神之府"，是精髓和神明高度汇聚之处，这里的"元神"指的是人体内在的精神意识活动，包括思维、记忆、情感等高级神经活动，因此，健脑在中医中指的是通过各种方法维护和增强脑的功能，保持精神意识活动的健康与活跃。

健脑是指通过各种方法来促进脑部健康，增强脑功能，预防和改善与脑相关的疾病。中医健脑强调通过调理全身的气血阴阳、平衡五脏六腑的功能，以达到脑部健康的目的。

（一）阴阳平衡与健脑

中医理论强调人体的阴阳平衡和五行协调，阴阳失衡或五行不调都会导致身体机能的失调，特别是影响脑部健康，通过健脑养生，可以调节人体的阴阳平衡，使五脏功能得到协调，进而维护脑部健康。

1. 阴阳失衡与脑健康

（1）阴虚：阴虚表现为阴液不足，可能导致脑部失去滋养，表现为头晕、健忘、失眠、多梦等症状。

（2）阳虚：阳虚表现为阳气不足，可能导致脑部功能减退，表现为精神疲惫、注意力不集中、反应迟钝等症状。

2. 通过阴阳调和健脑

中医健脑养生强调调和阴阳来恢复脑部健康，具体方法包括：

（1）滋阴养脑：通过滋阴的中药和饮食如熟地、龟甲、百合等来补充阴液，改善脑部功能。

（2）补阳健脑：通过补阳的中药和饮食如人参、鹿茸、桂圆等来增强阳气，提高脑部活力。

（3）阴阳双补：一些中药和方法既能滋阴又能补阳，如黄芪、枸杞等，综合调理阴阳，全面促进脑健康。

（二）五行学说与健脑

五行学说认为自然界和人体由木、火、土、金、水五种基本元素构成，五行之间相生相克，维持动态平衡。

1. 五脏与脑的关系

五行对应五脏，而五脏的功能对脑的健康有直接影响：

（1）肝木与脑：肝主疏泄，调节情志，肝血充足能滋养脑部，帮助保持清醒和专注。肝血不足则会导致脑部供血不足，引起头晕、失眠等症状。

（2）心火与脑：心主神明，心火旺盛能促进脑部的思维和记忆功能。心血不足或心火亢盛都会影响脑的功能，表现为失眠、焦虑、记忆力减退等。

（3）脾土与脑：脾主运化，为气血生化之源，脾胃功能正常，气血充足，脑部得以充分滋养。脾虚则会导致气血不足，脑部功能减退。

（4）肺金与脑：肺主气，司呼吸，肺气充足，脑部氧气供应充分，有助于保持清醒和思维敏捷。肺虚则会导致脑部供氧不足，引起疲倦、思维迟缓。

（5）肾水与脑：肾藏精，主骨生髓，脑为髓海，肾精充足则脑髓充盈，脑功能健全。肾虚则会导致脑髓不足，表现为记忆力减退、注意力不集中等。

2. 五行调理健脑

中医健脑养生通过五行的相生相克关系，全面调理五脏，促进脑健康，具体方法包括：

（1）疏肝解郁：通过调理肝脏，如食用柴胡、龙胆草等，改善情绪，促进脑部健康。

（2）养心安神：通过调理心脏，如食用人参、酸枣仁等，改善睡眠，提高记忆力。

（3）健脾益气：通过调理脾胃，如使用黄芪、党参等，增强气血生化功能，滋养脑部。

（4）补肺益气：通过调理肺脏，如使用白术、黄芩等，增强供氧功能，提高脑部活力。

（5）补肾填精：通过调理肾脏，如使用熟地、山茱萸等，增强肾精，促进脑髓充盈。

（三）气血与脑健康的关系

1. 气血理论

气血充足是健康的基础，"脑为髓海"，气血的充盈对脑的功能至关重要，健脑养生能够促进气血运行，改善脑部供血，增强记忆力和认知功能。

（1）气的概念

气是构成人体并维持生命活动的最基本物质。它无形但有质，存在于人体各个部位，推动和调节各脏腑的功能。气分为元气、宗气、营气和卫气等类型。

（2）血的概念

血是有形之物，由脾胃运化水谷精微而生成，循行于脉中，滋养全身。血液的充盈和运行是生命活动的物质基础。

（3）气与血的关系

气与血关系密切，气为血之帅，血为气之母；气能推动血的运行，血能载气的运动，二者相互依存，维持人体的生理功能。

2. 脑为髓海，赖气血充盈

大脑需要充足的气血来滋养和维持其功能。气血充盈则脑功能健全，思维敏捷，记忆力强；气血不足则脑功能减退，表现为头晕、健忘、失眠等症状。

3. 气血运行与脑的功能

气的推动作用使血液在脉中正常运行，确保脑部得到足够的养分和氧气。若气虚无力推动血液运行，或血虚无法承载气的运动，均会导致脑部供血不足，功能下降。

4. 气血失调与脑疾病

气血失调会导致多种脑部疾病。如气滞血瘀会导致头痛、头晕等症状；气血两虚则可能引发记忆力减退、注意力不集中等问题。

5. 气血调理实现健脑

（1）补气养血

通过补气养血的方法，可以增强气血的生成和运行，从而改善脑功能。常用的补气养血中药包括人参、黄芪、当归、熟地等，可以增强气血，改善脑部供血，提升脑功能。

（2）活血化瘀

气血运行不畅会导致脑部供血不足，通过活血化瘀的方法，可以促进血液循环，改善脑部供血。例如丹参、川芎、红花等中药具有活血化瘀的功效，常用于治疗脑供血不足引起的头痛、头晕等症状。

（3）补气养血的饮食调理

合理的饮食调理对气血的充盈和运行至关重要，男性在日常饮食中应多摄入富含蛋白质、铁、维生素 B 的食物，如红肉、鱼类、蛋类、豆制品等，这些食物有助于气血的生成和运行，改善脑功能。

（4）针灸推拿

针灸推拿通过刺激特定穴位，可以调节气血运行，改善脑部供血。例如针灸百会、四神聪、风池等穴位，可以有效促进气血运行，提升脑功能，推拿则可以通过按摩经络，疏通气血，增强脑部供血。

（5）气功和太极拳

气功和太极拳等传统中医运动通过调节呼吸和肢体运动，可以促进气血运行，增强脑部供血，改善脑功能，定期练习这些运动有助于保持气血充盈，提升脑健康。

（四）精神调养

中医强调"形神合一"，认为精神调养在整体健康中占有重要地位。脑为神明之府，精神状态直接影响脑的功能，平稳的情绪和精神状态有助于脑功能的正常发挥，通过调节情志、养护心神来维护和促进脑的健康。

1. 精神与神

中医的"神"不仅指精神状态，还包括思维、意识和情感。神居于心，而表现于脑。中医认为，心主神明，心的功能正常则神明清晰，思维敏捷，情绪稳定。

2. 缓解压力

现代男性常常面临巨大的工作和生活压力，长期会损害脑功能，导致记忆力减退、注意力不集中等问题，通过精神调养，可以有效缓解压力，改善脑功能。

3. 改善情绪

七情（喜、怒、忧、思、悲、恐、惊），情绪的波动直接影响脑的健康，负面情绪如焦虑、抑郁会损害脑功能，而通过精神调养可以改善情绪状态，促进脑健康。通过音乐、书法、绘画等艺术活动，放松身心，调节情志。此外，通过倾诉、冥想、深呼吸等方法，缓解压力，平衡情绪。

4. 提高睡眠质量

良好的睡眠对脑健康至关重要，精神调养有助于改善睡眠质量，提高脑的恢复能力和工作效率。服用安神益智的中药如酸枣仁、龙眼肉、柏子仁等，能够镇静心神，改善睡眠。还可以通过练习太极拳、气功等调节心神，增强脑的功能。

5. 增强脑的灵活性

精神调养可以提高脑的灵活性和适应能力，使思维更加敏捷，反应更加迅速。

6. 动静结合

动静结合即通过适度的运动和静养结合来调节精神状态，促进脑的健康。通过适度的运动，如散步、慢跑、打太极等，增强体质，改善心情。然后通过静养，进行冥想、静坐，放松身心，达到动静结合的效果。保持规律的作息时间，避免熬夜，保证充足的睡眠，早睡早起，适应自然界的变化，保持身心的平衡。

（五）健脑与各脏腑间的关系

1. 心与脑的关系

心主神明，心的功能直接影响到脑的健康，通过调养心脏，可以改善脑部的血液供应，增强脑功能。

（1）心与脑的生理关系

①心主神明，脑为髓海

心主神明，主宰人的精神活动、意识、思维和情感，心神的健全直接影响脑的功能；而脑为髓海，是神明活动的物质基础，脑的健康依赖于心神的调控和滋养。

②心血充盈，脑得滋养

心主血脉，推动血液运行，心血充盈则脑得以充分滋养。脑的功能需要充足的血液供应，心血不足会导致脑部供血不足，引起记忆力减退、注意力不集中等问题。

③心神安宁，脑功能正常

心神安宁，情志调和，脑的功能才能正常发挥。心神不宁，如过度思虑、忧郁、焦虑等，会影响脑的健康，导致失眠、多梦、头痛等症状。

（2）心与脑的病理联系

①心血不足与脑功能减退

心血不足表现为气短、乏力、心悸等症状，同时也会影响脑的供血，引起头晕、健忘、失眠等问题。这类患者常见于体虚久病、营养不良或过度劳累者。

②心火亢盛与脑神不宁

心火亢盛表现为烦躁、失眠、口舌生疮等症状，心火上炎则会扰乱脑神，导致失眠、多梦、易怒、精神不振等。这类患者多见于长期压力大、情绪波动大者。

③心阳虚衰与脑力不足

心阳虚衰表现为畏寒、乏力、心悸、胸闷等症状，心阳虚则推动无力，导致脑供血不足，表现为记忆力减退、注意力不集中、反应迟钝等。这类患者常见于老年人或久病体虚者。

④心神失调与脑病

情志不遂、过度思虑、惊恐等会导致心神失调，进而影响脑的健康，表现为头痛、失眠、健忘、神志恍惚等症状。这类患者多见于精神压力大、情绪不稳定者。

2. 肝与脑的关系

肝主疏泄，调节情志，肝功能的正常与否对情绪和精神状态有重要影响。通过调理肝脏，可以缓解情绪压力，促进脑健康。

（1）肝与脑的生理关系

①肝主疏泄，调节情志

肝主疏泄，调节气机、疏通经络，肝气疏泄正常，情志调和，脑的功能也会正常，肝的疏泄功能失调，会导致情志不畅，影响脑的健康。

②肝藏血，养脑

肝具有藏血功能，调控全身血液的贮藏和释放。夜间静卧时，血归于肝；白天活动时，血循行于经脉。肝血充足，脑得以滋养，功能健全。若肝血不足，则会影响脑的供血，导致记忆力减退、思维迟钝等问题。

③肝与筋的关系

肝主筋，筋的功能与肝的疏泄和藏血功能密切相关，脑通过神经系统控制筋的运动，肝的功能正常，则脑的控制功能也能正常发挥。

3. 肝与脑的病理联系

（1）肝血不足与脑功能减退

肝血不足表现为眩晕、目干、肌肉痉挛等症状，同时会影响脑的供血，导致记忆力减退、注意力不集中、失眠多梦等问题，这类患者常见于营养不良、长期疲劳或失血过多者。

（2）肝阳上亢与脑神不宁

肝阳上亢表现为头痛、眩晕、面红目赤、急躁易怒等症状，肝阳上亢则会扰动脑神，导致失眠、多梦、烦躁不安等，这类患者多见于长期情绪紧张、压力大者。

（3）肝气郁结与脑功能障碍

肝气郁结表现为胸胁胀痛、情志抑郁、易怒等症状，肝气郁结会影响气机的调畅，导致脑功能障碍，如头痛、头晕、健忘等。这类患者多见于长期情绪压抑、精神紧张者。

（4）肝火上炎与脑神失常

肝火上炎表现为头痛、目赤、口苦、易怒等症状，肝火上炎会扰乱脑神，导致失眠、多梦、易怒、精神不振等，这类患者多见于过度饮酒、暴饮暴食或长期情绪不稳定者。

4. 脾与脑的关系

脾为后天之本，气血生化之源。脾胃健旺，能够熏蒸腐熟五谷，化生精微物质，这些精微物质上达于脑，滋养脑髓，使脑的功能得以正常发挥；脾胃虚衰则九窍不通，清阳之气不能上行达脑，导致脑失所养，出现头晕、健忘、思维迟钝等症状；脾主升清，能升水谷精微等营养物质上达于头目而荣脑，使髓海充盈。脑为元神之府，脑髓得充，则元神健旺，表现为精神饱满、思维敏捷。

（1）脾与神志活动

脾藏意，在志为思。脾意舒畅，则思想开明，元神正常，脾的功能状态直接影响人的思维、记忆等神志活动，脾胃为气机升降出入的枢纽，通过调节全身脏腑气机以维持脑部气血的正常功能，保证元神守正。

（2）脾虚与脑病

脾虚是多种脑病的重要病机之一，脾虚不能化生水谷精微，导致气血亏虚，髓海失充，可引发头晕、健忘、失眠等症状，脾虚还可能导致痰湿内生，痰浊阻滞脑络，引发中风、痴呆等严重疾病。

（3）免疫调节

脾为淋巴系统的一部分，具有强大的免疫防御功能。近年来的研究表明，大脑与脾之间存在复杂的神经免疫调节网络，大脑可以通过自主神经系统调控脾的免疫功能，从而影响机体的整体免疫状态。

（4）神经递质与肽类物质

现代医学发现，一些神经递质和肽类物质在神经系统和消化道中双重分布，如脑肠肽。这些物质在调节脾胃功能和神经系统功能方面发挥着重要作用，进一步揭示了脾胃与中枢神经系统之间的密切关系。

（5）营养吸收与代谢

脾在营养物质的吸收和代谢过程中起主要作用，脾功能正常时，能够充分吸收和利用营养物质，为大脑提供充足的能量和原料；脾功能失调时，则可能导致营养不良和能量供应不足，影响大脑的正常功能。

5. 肺与脑的关系

肺主气，司呼吸，为氧气供应的主要途径。肺功能的正常与否直接关系到脑部的氧气供应，调养肺脏，可以增强脑的活力。

（1）气血充盈与髓海有余

肺功能正常，则气充血足，髓海有余。"髓海"指脑，因为脑为髓之海，髓由精生，精由气化，肺主一身之气，故肺与脑在气血生成和滋养方面有着密切的关系。肺气充盛时，能够助心行血，使全身血液运行顺畅，从而保证脑部得到充足的血液供应和营养滋养，维持脑的正常生理功能。

（2）体魄与运动感觉

肺藏魄，魄是精神活动的一部分，与人的运动感觉和本能反应密切相关。肺气充足则魄生而感觉运动正常，在病理情况下，若肺功能失常，气血化生不足，则可能影响魄的功能，进而出现感觉运动障碍等病理表现。

6. 肾与脑的关系

肾藏精，精生髓，髓聚于脑，形成脑髓，脑髓是脑功能活动的物质基础，而肾精则是生成脑髓的源泉，肾精的充沛与否直接影响到脑髓的充盈程度和脑的功能状态，肾精是脑功能正常发挥的重要保障。肾与脑通过经络相联系，主要是督脉、足太阳膀胱经等。这些经络将肾与脑直接联系起来，使肾精能够上输至脑，滋养脑髓；同时，脑中的气血也能通过这些经络回流至肾，形成循环往复的生理过程。

（1）肾精不足影响脑功能：当肾精不足时，脑髓失养，脑的功能活动受到影响，可能出现记忆力减退、注意力不集中、头晕耳鸣、思维迟钝等，严重者可能引发痴呆等严重疾病。

（2）肾病累及脑：某些肾脏疾病（如慢性肾衰竭）可能导致体内毒素积聚、电解质紊乱等，这些变化可能通过血液循环影响到脑部组织细胞的功能和结构，从而引发肾性脑病。

（3）脑病影响肾：脑部疾病（如中风、脑炎等）也可能通过神经-体液调节机制影响到肾脏的功能状态。

（六）健脑的保健方法

1. 中药调养

中药在健脑方面有着悠久的应用历史。例如，人参、黄芪、当归、枸杞子可用于增强脑功能，改善记忆和专注力；天麻、石菖蒲等具有宁神益智的功效，可以缓解压力和焦虑。

2. 针灸与推拿

针灸和推拿通过刺激特定穴位，能够调节气血，促进脑部血液循环。例如，百会、四神聪、风池等穴位常用于健脑，针灸与推拿结合，可以显著改善脑功能，缓解精神紧张和疲劳。

3. 均衡饮食

大脑需要多种营养物质来保持健康，包括优质蛋白质、必需脂肪酸、各种维生素和微量元素。鱼类（如沙丁鱼、大马哈鱼）、蛋类、豆类和新鲜果蔬都是良好的选择，这些食物富含卵磷脂、脑磷脂、谷氨酸以及 DHA 等有助于大脑健康的成分；核桃、鱼肉、豆制品等富含大量的营养元素，有利于促进脑细胞的发育，延缓脑细胞退化。

4. 充足睡眠

成年人每晚至少应睡 6~8h，以确保大脑细胞得到充分休息，从而保持最佳状态，良好的睡眠有助于大脑细胞的自我修复和记忆的巩固。

5. 智力锻炼

通过下棋、阅读、做数学题和玩魔方等益智活动，可以刺激大脑神经，使其保持活跃状态，这些活动有助于增加神经细胞上的树突，从而延缓大脑的衰老速度。

6. 体育锻炼

定期进行适度的体育锻炼，如跑步、瑜伽、羽毛球和篮球等，不仅可以增强免疫系统，还能促进全身的血液循环，为大脑提供充足的氧气和营养物质。

7. 戒除不良习惯

烟酒能"毒害"脑细胞，导致大脑代谢异常，加速脑细胞死亡。

8. 调节情绪与压力

做一些愉悦身心的事情，如听音乐、参加社交活动等，有助于缓解压力，保持良好的情绪状态，这对大脑健康也是有益的。

9. 改善生活环境

工作或学习的环境对于养护大脑十分重要。应选择安静、清凉或保暖、空气流通的环境，避免在闷热或寒冷的环境中长时间工作或学习。在光线适中的场合学习或工作最有利于护脑、健脑。光线太强或太弱都可能对大脑产生不良影响。

10. 科学用脑

用进废退，人的大脑应当经常使用，但也要做到劳逸结合。避免长时间连续用脑，每隔一段时间应适当休息，以恢复精力。

三、房事养生原则

人之性事，当顺四时阴阳消长，万物盛衰更变，法阴阳，和术数，慎起居，则四季房帏有度，养生不竭。春谓发陈，天地俱生，万物以荣，于化主生，宜：以使志生，生而勿杀，予而勿夺。春季性生活，使升发之性充分展现，身心调畅，意气风发，但又不能任其滋生放荡。夏月万物茂盛，于化主长，宜：无厌于日，使志无怒，使华英成秀，使气得泄。此时性事可较春为多，然欲不可纵，尚须节欲。秋谓容平，万物萧条，于化为收，宜：使志安宁，以缓秋刑，收敛神气，无外其志，应修心养性，性生活应有所减少。冬月万物闭藏，于化为藏，应于肾水，大地收藏，万物皆伏，肾气内藏，宜：使志若伏若匿，当节制性生活。元代医学家提出"欲不可绝，欲不可早，欲不可纵，欲不可强"作为房事养生的准则。欲不可绝说明了房事的必要性；欲不可早论述了早婚的弊端；欲不可纵指反对放纵情欲；欲不可强专指不可强力入房，以防耗精伤肾。阴阳的对立统一是自然界的普遍规律，适度的性生活是调和人身阴阳的重要手段之一；性生活既不可缺少，也不可放纵，以保持人体阴阳平衡。性欲要求是人的生理需要，不能绝对禁止，也不可太过，贵在有节。

首先，要保持清洁卫生，同房时双方都应注意身体、口腔和生殖器官的清洁，采取保护措施避免性传播疾病。其次，关注身体反应，避免过度消耗体力和精力，性爱是需要体力和精力的活动，但过度会导致疲劳、抵抗力下降等不良后果，甚至可能引起长期的性问题。再者，保持心态开放、积极、正常，维持良好的夫妻关系，性爱是增进感情、形成亲密关系的重要方式，但过度依赖或歧视性爱心态会带来不良影响。

（一）房事养生与身体健康的关系

房事养生与身体健康密切相关。适度、合理的房事活动有助于调和阴阳，促进身心健康。从中医角度来看，阴阳平衡是人体健康的基础，适度的性生活可以促进阴阳的协调与流通。过度的性生活可能会导致身体疲劳、精神萎靡、生殖系统疾病等问题，反而破坏了阴阳的平衡。相反，合理的房事活动能够促进血液循环，增强身体的新陈代谢，有益于身心健康。例如，性生活能够促使体内激素分泌，性高潮时心跳加快，血液循环增速，有助于防止早衰，保持关节灵活。对于女性而言，有满意性生活的妇女，皮肤显得更加光泽柔滑，头发变得更加润泽，精神更加饱满开朗。同时，房事活动也是增进夫妻感情、形成亲密关系的重要途径，良好的夫妻关系又有助于心理的健康。

（二）现代房事养生的新观念

在现代社会，房事养生有了新的观念和发展。人们更加注重科学、健康和个性化的房事养生方式。一方面，现代医学研究表明，性生活不仅是生理需求，更是心理和情感的交流。强调性生活中的双方平等、尊重和沟通，注重共同的体验和满足。另一方面，现代人对于性健康的重视程度提高，包括性传播疾病的预防、性心理的调节等。同时，随着生活节奏的加快和压力的增大，如何在忙碌的生活中保持良好的性生活质量，也成为现代房事养生的重要课题。例如，通过合理安排时间、减轻压力、营造舒适的环境等方式来提升性生活的满意度。

（三）不同年龄段的房事养生要点

不同年龄段的房事养生有着不同的要点。对于20~30岁的年轻人，由于性欲旺盛，身体状态较好，性生活相对频繁是正常的，但要注意做好避孕措施，避免意外怀孕和性传播疾病。同时，要学会交流感受，了解彼此的需求。30~40岁的人群，在事业上拼搏，压力较大，要学会排解工作压力，保持良好的身体状态，若出现性功能问题要及时治疗。40~50岁的女性，由于进入更年期，雌激素水平下降，性生活时要做好前戏，使用润滑油。50岁以上的老年人，也能够拥有性生活，但要根据自身身体状况，适度进行。

（四）房事养生中的心理调节方法

在房事养生中，心理调节至关重要。首先，要保持开放、积极、正常的心态，避免过度依赖或歧视性爱。性生活中，要减少焦虑和紧张情绪，全身心地投入，享受过程。例如，对于担心自己性能力不足的人，要全面分析和认识自己的性生活史，找出症结所在，并针对病因进行自我调节。夫妻之间要相互理解、支持和鼓励，不要给对方过多的压力。对于一些心理障碍导致的性功能障碍，如因几次失败的性交而产生心理负担的情况，要通过自我调节情志，保持愉快的心情，积极参加文体活动，去除消极情绪，增强治疗信心。

（五）房事养生原则的科学依据

房事养生原则有着科学的依据。从生理角度看，人的体力和精力是有限的，过度的房事活动会导致体力和精力的过度消耗。而适度的性生活可以促进性激素的分泌，调节内分泌系统的平衡。例如，孙思邈认为按照年龄大小约定性交频度是符合人的生理要求的。从心理角度来说，和谐的性生活能够增进夫妻感情，缓解压力，提升心理健康水平。而不良的房事活动可能导致心理问题，如焦虑、抑郁等。此外，房事养生原则也符合中医的整体观念和阴阳平衡理论，强调适度、调和，以维持身体的健康状态。

总之，每个人的身体状况和需求不同，所以适度的标准也因人而异。要根据自身的年龄、健康状况、心理状态等因素来合理安排性生活。房事养生原则是综合考虑人体生理、心理以及中医理论等多方面因素而形成的，对于维护身体健康和促进夫妻关系和谐具有重要意义。

四、四季养生与男性健康

四季养生对于男性健康具有重要意义。春季万物复苏，气象更新，人的思想意识及身体活动应顺应自然变化，身心保持良好状态，此时性生活较冬季应有所增加，有助于机体各组织器官的新陈代谢。夏季花木繁茂，阳气浮长，人的心情愉快，性欲望相对增强，性生活应随其意愿，使体内阳气向外宣通发泄。秋季肃杀，草木凋落，人们应宁神志，克制欲望，减少性生活，以贮藏精气。冬季自然界阳气内敛，人体也应顺应自然，使阳气潜藏于内，应节制性生活，否则会导致体内精气过多外泄，机体抗病能力低下，易引发疾病。

男科体质四季膏方注重求本，脾肾同补。肾为先天之本，脾为后天之本，二者相互依存，男科膏方多以脾肾为着眼点，强调脾肾同补，以保持精力充沛、排尿通畅、性功能强健等。同时，调补气血贵在和畅，既要考虑气血虚乏，又要顾及气血瘀滞，虚者补之，瘀者行之，开具膏方时还应加入行气助运之品，使补而不滞，滋而不腻。此外，还要考虑痰饮湿邪蕴阻经络对气血运行的影响。

在男科养生中，要调畅情志，保持豁达、乐观的心态，摆脱不良情绪刺激，减轻心理压力。应随四时气候变化调适精神活动，如春季活泼而富有生机，夏季保持精神愉快，秋季使神气收敛，冬季要有安静含蓄的精神状态。合理饮食也至关重要，许多男科疾病与饮食有关，要保证饮食合理，营养均衡。

（一）四季养生中男科适宜的运动方式

运动对于男科健康具有重要意义。男性可以通过多种运动方式来提升身体素质和性能力。例如，提肛锻炼是一种有效的方法，反复收缩坐骨神经肌（PC 肌），初始时速度慢些，放松和收缩各 3s，持续约 10 次。坚持 1 周后逐渐延长时间，长期坚持可显著提高性能力、延长性生活时间。锻炼腹股沟处和髋部也很重要，通过盘坐并前倾的动作，增强此处肌肉力量和身体柔韧性，在性生活中能给伴侣带来更好的体验。腹部锻炼同样不可或缺，仰卧起坐能锻炼腹部肌肉，为性生活中的动作提供动力。肩膀锻炼也不能忽视，宽厚的肩膀能适应多种性生活姿势，可通过伸直双臂并拉伸等动作来锻炼。总之，这些运动简单有效，男士们不妨经常练习。

（二）男科四季饮食的具体宜忌

男科饮食在四季中有着不同的宜忌。春季万物萌生，应注意营养均衡，避免偏食。可适当食用一些益肾的食品，如黑芝麻、黑桑椹等。夏季花木繁茂，阳气浮长，前列腺炎患者饮食应以清淡而富有营养为主，避免食用辛辣刺激性食物。秋季肃杀，气候干燥，男性应多食用滋阴润燥、清热解毒的食物，如冬瓜、萝卜、梨、蜂蜜等，同时适当摄入富含优质蛋白质的食物。冬季阳气潜藏，阳痿、早泄的患者要避免进食刺激性食物，如辣椒、烟酒，以及海鲜等发物，可多吃山药、羊肉等食物。

（三）不同季节对男科疾病防治的重点

不同季节男科疾病的防治重点各异。春季，万物复苏，天气变化大，易感染疾病，要特别预防阴痒、尿赤、茎肿等病症。夏季，天气炎热，前列腺炎易复发，要抵制冷饮、啤酒等诱惑，坚持清淡营养的饮食。秋季，气候干燥，前列腺疾病和性功能障碍患者增多，要注意宁神志、克制欲望，减少性生活以贮藏精气。冬季，阳气潜藏，是男科疾病的高发期，如勃起功能障碍，应节制性生活，注意保护前列腺，规律排便，适当运动，补充营养，做好卫生工作。

（四）四季养生对男性性功能的具体影响

四季变化对男科性功能有着具体的影响。春季，阳气上升，身心舒畅，性生活较冬季有所增加，但仍需适度。夏季，阳气浮长，性欲望相对增强，但不加节制会损伤元气。秋季，阳气收敛，应克制欲望，减少性生活，涵养阴精。冬季，阳气潜藏，应适度节制，防止精气外泄。例如，秋冬季节勃起功能障碍的发病率常高于其他季节，这与心理和生理因素都有关，心理上易悲愁压抑，生理上活力下降、血管收缩等都会影响性功能。

（五）四季变化与男科心理健康的关系

1. 四季变化与男科心理健康密切相关

春季，气候温暖，应保持心情愉悦，避免郁闷，顺天时而养生，消除郁积，开通阳气。夏季，心情愉快，避免过度炎热导致烦躁。秋季，肃杀之景可能让人产生消极情绪，此时应收敛心神，克制欲望。冬季，万物潜藏，应保持安静含蓄的精神状态，避免过度焦虑。男科疾病患者往往因病情而产生心理压力，如性功能障碍患者可能会感到自卑、焦虑。因此，男性应随四季气候变化调适精神活动，保持豁达、乐观的心态，减轻心理压力，参加社会群体活动，摆脱不良情绪刺激。

2. 四季养生与男科健康息息相关

男性应遵循四季变化的规律，在运动、饮食、疾病防治、性功能调节和心理健康等方面做好相应的调整和保养。只有这样，才能维护男科健康。

第二节 健康饮食与营养

饮食，与我们的日常生活息息相关，而健康饮食，又是当下每个人都在关注的问题。在临床工作中，有很多患者都会问到一个问题，"大夫，我除了吃药，平时饮食上还需要注意什么啊？有没有什么忌口？"。《素问·上古天真论》讲到："上古之人，其知道者，法于阴阳，和于术数，饮食有节，起居有常，不妄劳作，故能形与神俱，而尽终其天年，度百岁乃去。"这就回答了上述的问题，要"饮食有节"。《康熙字典》注"節"："又止也，检也，制也。指有节制、控制的意思。又時節，指节气。"所以说想要做到饮食有节，我们不仅仅在吃饭的时候要注意控制饮食，还要注意根据不同季节来改变自己的饮食结构。那我们具体要怎么做呢？

一、认识均衡饮食的重要性

均衡饮食，摄入食物量的均衡至关重要，《素问·经脉别论》讲到"春秋冬夏，四时阴阳，生病起于过用，此为常也"，告诉我们一切疾病产生的根源，都来自"过用"。

所以在饮食上，既要做到"食无过饥"，也要做到"食无过饱"。《灵枢·五味》提到"谷不入，半日则气衰，一日则气少"。所以过度的节食，营养摄入不良，导致体内气血匮乏，脏腑失于濡养，从而影响到人体正常的生理功能。而如果我们吃得太饱，过多的食物留于胃内，势必会加重脾胃运化的负担，长年日久，损伤脾胃功能，致使脾胃运化机能久不得复，痰湿内蕴，百病丛生。因此，找到适合自己的饮食摄入量，是健康饮食的最重要一步。当然，还要做到食无过热、过寒。《灵枢·师传》告诫说："食饮者，热无灼灼，寒无沧沧。寒温中适，故气将持，乃不致邪僻也。"进食时食物的温度也是十分重要的因素，既不宜过度寒凉，也不能过度烫热，只有"寒温中适"才符合身体健康的需要。

现代医学也认识到均衡饮食对男性健康非常重要，简单说来均衡饮食可以保护心脏。吃得健康能帮助控制胆固醇和血压，减少心脏病和中风的风险。多吃蔬菜、水果、全谷物和健康脂肪对心脏有好处。均衡饮食对保持体重来说也很有帮助。均衡饮食能让人保持适当的体重，避免肥胖带来的问题，比如糖尿病和高血压。均衡地摄入蛋白质和钙能帮助人保持强壮的肌肉和健康的骨骼，预防骨质疏松和肌肉变弱。而均衡地摄入富含维生素和矿物质的食物能增强免疫系统，让人更少生病。当然，摄入足够的蛋白质和维生素对男性的生殖健康很重要，有助于提高睾酮水平，改善精子质量和数量。

总之，均衡饮食不仅让人更健康，还能让人感觉更好，生活更有活力。

二、多吃富含优质蛋白和维生素的食物

在中医理论中，蛋白质的作用可以类比为补充"气"和"血"的食物，也就是我们所称的"血肉有情之品"。中医认为气血是人体生命活动的物质基础，蛋白质丰富的食物有助于增强体力和免疫力。《黄帝内经》中谈到"五畜为益"，认为五畜为饮食养生的重要来源。五畜也就是我们现在讲的牛、羊、猪、狗、鸡，它们各自具有不同的性味和功能，可以补充身体所需的各种营养和调节脏腑功能。牛肉具有补中益气的作用，适用于脾胃虚弱、气血不足的人群。《素问·脏气法时论》提到："脾主肉，主润血，主化精，主充筋。"牛肉能够健脾补气，帮助气血生成。羊肉性热，有温中暖下、补虚益气的作用，适用于寒性体质和虚寒症状。《素问·痹论》提到："寒痹心痛者，食羊肉，乃可以补益。"猪肉性平而滋润，适合阴虚体质、口干咽燥、皮肤干燥者。《素问·阴阳应象大论》提到："阴平阳秘，精神乃治。"猪肉能够滋阴生津，平衡阴阳。狗肉性温，有温补脾肾的作用，适合脾肾阳虚、畏寒肢冷、腰膝酸软者。《素问·痹论》提到："肾主骨，骨中精，精者，骨之气也。"狗肉能够温补肾阳，固精益气。鸡肉性温，有补中益气的作用，适用于脾胃虚弱、气血不足的人群。鸡肉能够健脾补气，帮助气血生成。

五畜各自具有独特的性味和功效，通过合理摄入和搭配，可以调节脏腑功能、补充身体所需的营养。《黄帝内经》强调饮食养生的重要性，主张根据个体体质和病症选择适当的食材，以达到预防和治疗疾病的目的。五畜为益，正是中医饮食养生理论的具体体现，通过合理利用这些动物性食材，可以增强体质，调理气血，维护健康。

虽然维生素在中医理论里没有明确的概念，但强调食物的五味五色和均衡摄入，认为不同颜色和味道的食物可以补充身体不同的需求，对应于现代营养学中的各种维生素。青色（入肝）：如绿叶蔬菜、青瓜等，有助于疏肝解郁、养肝明目。

《素问》提到"青色入肝""酸味入肝"。赤色（入心）：如红枣、枸杞等，有助于补心养血、安神。《素问》指出"赤色入心""苦味入心"。黄色（入脾）：如南瓜、玉米等，有助于健脾和胃、益气。《素问》提到"黄色入脾""甘味入脾"。白色（入肺）：如萝卜、百合等，有助于润肺止咳、清热生津。《素问》指出"白色入肺""辛味入肺"。黑色（入肾）：如黑芝麻、黑豆等，有助于补肾益精、养发乌发。《素问》提到"黑色入肾""咸味入肾"。

当然，现代医学在摄入蛋白质与维生素上也有独特的认识。现代医学认为蛋白质中的氨基酸是制造睾酮这种关键激素的基础，睾酮对男性生殖健康非常重要。吃足够的蛋白质有助于提高精子的数量和活力，让精子更健康、更有活力。摄入维生素 A 有助于精子生产和健康，支持生殖系统正常运作。维生素 C 被认为是一种抗氧化剂，适量摄入它可以保护精子不受损伤，提高精子的质量和运动能力。摄入维生素 D 可以提高睾酮水平，支持精子生产，改善整体生殖功能。

总的来说，蛋白质和维生素 D 有助于保持健康的睾酮水平，这对性欲和生殖功能很重要。维生素 A、C、E 和 B 都有助于提高精子的数量、质量和活力。维生素 C 和 E 的抗氧化作用能保护精子免受损伤，提高受孕的成功率。

三、摄入丰富的蔬菜、水果和谷物

《黄帝内经》提到"五谷为养、五果为助、五畜为益、五菜为充，气味合而服之，以补益精气"。这里讲的是通过合理摄取谷物、果实和蔬菜，来维持和调节人体的健康。

五谷为养。五谷包括稻、麦、黍、菽、稷等谷类，是人类日常饮食的主要来源，具有养生保健的重要作用。稻米，也就是我们俗称的大米。它是我们日常的主食，具有补中益气、健脾养胃的作用，适用于脾胃虚弱、气血不足的人群。《素问·灵兰秘典》提到："脾胃者，仓廪之官，五味出焉。"麦，也就是小麦。它有养心安神、除烦的作用，适用于心烦失眠、情绪不宁者。《素问·藏气法时论》提到："心欲软，急食麦以坚之。"黍，我们现在叫它小米。小米粥在老百姓的日常生活中被广泛地应用，每当有人肠胃不适，都会有人建议说喝两碗小米粥，养一养胃。这是因为小米有健脾和胃、补虚益气的作用，所以脾胃虚弱、食欲不振的患者喝一点小米粥，有利于脾胃功能的恢复。菽，我们现在叫豆类食物，例如黄豆、黑豆等，具有益气健脾、利水消肿的作用，适用于脾虚浮肿、食欲不振者。稷，现在叫粟米，或者叫高粱米，有健脾和胃、除湿止泻的作用，适用于脾胃虚弱、湿热泄泻者。总的来说，除了小麦以外，都有一定的健脾作用，所以在主食的搭配中，适当地都加一点，对脾胃的保护也更加有利。

五果为助。五果是指梨、枣、李、栗、桃等果实，具有辅助养生、调理身体的作用。梨有生津润燥、清热化痰的作用，适用于肺热咳嗽、咽干口渴者。这也是我们老生常谈的水果，经常也会听到有人建议，咳嗽咳得厉害，多吃一点梨就好了。但是老百姓只知道它管用，但是不知其所以然。用梨止咳，是取其甘、凉之性味，归经上也属肺、胃两经。肺、胃的火得清，津液自然而然就慢慢产生，肺润泽了，也就不咳嗽了。红枣有补中益气、养血安神的作用，适用于脾胃虚弱、气血不足者。所以身边如果有看起来很疲乏，胃口不好，又面色萎黄，四肢消瘦的朋友，这就是脾胃虚弱、濡养不足的表现，不妨建议他吃一点红枣，补补气血。李子有生津止渴、润肠通便的作用，适用于口干咽燥、便秘者。桃子有补血活血、润肠通便的作用，适用于血虚体弱、便秘者。这两个食物都提到了治疗便秘，这主要是因为两个都有一定润肠的作用，只不过前者偏重于补充体内津液，后者偏重于补血。而这里治疗的便秘，并不是因为肠道本身蠕动能力差诱发的，更多是因为饮食上过少的摄入水分，大便本身干结，难以排出而导致的。一般这种情况，吃一点李子、桃子，再多喝一点水，对便秘会有很大的改善。

五菜为充。五菜包括葵、姜、葱、韭、蒜等蔬菜，具有补充营养、调理身体的作用。葵菜有清热解毒、润肠通便的作用，适用于热病烦渴、便秘者。这里讲到了便秘的另一个原因——热。平时吃的过于辛辣，或者很久没有大便，粪便在肠道中堆积，产生了里热，这个时候患者往往会出现燥热，想要喝水的现象，给他吃一点秋葵，清一清里热，对这类便秘也是有很大好处的。生姜有温中止呕、解表散寒的作用，适用于胃寒呕吐、风寒感冒者。老百姓都知道一个道理，感冒受凉了，吃凉东西吃坏肚子了，喝一点姜汤，暖一暖，睡一觉就好了。这里其实就用到了生姜温中、散寒的功效。葱有发汗解表、通阳散结的作用，适用于风寒感冒、阴寒腹痛者。韭菜有温中行气、补肾助阳的作用，适用于肾阳虚弱、腰膝酸软者。大蒜有解毒杀虫、温中行气的作用，适用于食积胀满、虫积腹痛者。除了第一个葵是偏凉性的，其余几个都是偏辛温的。但是这几个还是有区别的，生姜和葱是偏于发散一点的，而韭菜偏于温补一点，大蒜是治疗胃里边感觉凉凉的，但是又感觉很胀，这种情况吃一点大蒜，效果会更好。

总的来说，《黄帝内经》强调通过合理摄取五谷、五果和五菜，以养护身体，维持健康。五谷提供基础的营养，五果辅助调理身体，五菜则补充营养、调节功能。这种饮食理论强调食物的多样性和均衡性，注重食物的性味和归经，通过合理搭配，达到养生保健、预防疾病的目的。

现代医学认为多吃蔬菜能增强免疫力，精子更健康。多吃谷物和绿叶菜，有助于保护心脏，让血液流动更好，支持勃起功能。吃水果和谷物，能让男性一天都精力充沛，性生活更有劲。蔬菜和谷物里的纤维能帮助消化，整体上对生殖健康有帮助。水果和全谷物能让男性更有饱腹感，不容易发胖，保持健康体重对生殖健康有益。总体来说，每天摄入蔬菜、水果和谷物不仅让男性身体更健康，还能让男性每天感觉更好，充满活力。

四、限制高糖、高盐、高脂肪食物

在饮食中过多地食用高油、高糖、高脂肪类的食物，也就是中医讲的"肥甘"，可酿湿生热，化生痰浊而百病丛生。痰湿，是人体代谢障碍所形成的产物，它们原本也是富有营养的物质。但由于一次摄入的过多，或者机体本身吸收营养的能力不足，导致这些营养物质不能及时转化为精血，蓄积于体内，继而形成痰湿。营养物质摄入并被机体吸收的第一站，就是消化系统，也就是中医所讲的脾胃。如果一次性摄入过多食物，或者只有高油、高糖、高脂肪类的食物，会让脾胃处在超负荷的状态，如果脾胃功能本来就比较弱，如此更是雪上加霜，长此以往，势必会影响消化系统功能，也就是脾胃的运化功能。功能差了，痰湿就内生了，蕴藏在体内的痰湿多了，更会加重对脾胃运化功能的影响，如此循环往复，身体怎么会不出问题。

现代医学认为吃太多糖会导致体重增加和胰岛素抵抗，这会影响睾酮水平。限制糖分能帮助保持睾酮在正常水平，有助于性欲和生殖功能。高糖饮食会损害精子质量，减少糖的摄入可以帮助精子更健康、更有活力。过多的盐分会导致高血压，影响血液流向生殖器官，限制盐分有助于保持良好的血流，对勃起功能有益。高盐饮食会增加体内炎症，影响精子生产和质量。控制盐摄入可以减少炎症，对精子健康有好处。高脂肪食物会导致体重增加，而肥胖与低睾酮水平和不良精子质量有关。限制脂肪摄入有助于保持健康体重，支持生殖健康。高脂肪饮食会增加心血管疾病风险，影响生殖器官的血液供应。少吃高脂肪食物有助于心脏和血管健康，支持性功能。所以限制糖分和脂肪摄入有助于保持睾酮水平，提升性欲和生殖功能。减少高糖和高盐食物可以提高精子质量和活力。少吃高盐和高脂肪食物可以保持血管健康，支持良好的勃起功能。控制盐分摄入可以减少体内炎症，对整体生殖健康有益。总体来说，控制高糖、高盐、高脂肪食物的摄入，不仅能改善整体健康，还能显著提升男性的生殖健康。

五、充足的水分摄入

多喝水对男人的健康有很多好处，简单说就是水喝够了，人整天都会感觉精神百倍，不容易疲劳，工作和运动表现都更好。水能帮助消化食物，防止便秘，让肚子舒服。水让血液流动更顺畅，有助于降低心脏病和高血压的风险。多喝水能帮助肾脏排出废物和毒素，防止肾结石。水能帮助人体通过出汗和呼吸调节体温，让人在运动或天气热的时候感觉更舒服。水能让皮肤保持水润，看起来更健康，减少干燥和皱纹。多喝水对精子的数量和活力有好处，让生殖系统更强壮。水对肌肉功能很重要，能减少抽筋，让你运动时表现更好。所以建议每天喝大约 8 杯水（约 2L）。尿液清澈或淡黄色说明喝水够了。如果尿液颜色深，就多喝点水。运动多或天气热时，出汗多就要多喝水。简单来说，保持身体水分充足，让你感觉更好更健康。

第三节　适度锻炼与运动

"流水不腐，户枢不蠹，动也。"这一比喻形象地说明了运动的重要性。就像流动的水不会腐臭，常转的门轴不会被蛀坏一样，适度的运动能够保持身体的健康，防止疾病的发生。中医里面有个概念叫"动则生阳"，指的是通过运动和活动，可以激发和增强人体内的阳气，从而促进身体的健康和活力。《黄帝内经》认为阳气是生命活动的基础。阳气充足，人体则健康有活力，阳气不足则容易生病。而阳气亏虚，人机体的抵抗力下降，则百病丛生。所以运动能够促进血液循环、增强心肺功能、调节脏腑运行，并改善情志状态，从而使体内的阳气生发、流通和旺盛。

一、有氧运动、力量训练、灵活性锻炼的好益处

（一）有氧运动的好处

1. 心肺更强壮

跑步、游泳、骑车这些有氧运动能让心脏和肺变得更强壮，耐力更好。

2. 减肥和维持体重

有氧运动能燃烧很多热量，帮助减肥和保持健康体重。

3. 心情更好

运动时会释放让人开心的物质，让男性感觉愉快，减少压力。

4. 更有活力

经常做有氧运动会让男性整体感觉更有能量，活力满满。

（二）力量训练的好处

1. 肌肉更强壮

举重、俯卧撑等力量训练能让男性的肌肉更大更强壮。

2. 骨骼更健康

力量训练能增强骨密度，预防骨质疏松。

3. 代谢更快

增加肌肉量能让男性的身体燃烧更多热量，即使在休息时也能消耗更多能量。

4. 体态更好

力量训练能改善男性的姿势和体态，让男性看起来更健美。

（三）灵活性锻炼的好处

1. 关节更灵活

瑜伽、拉伸这些锻炼能让男性的关节更灵活，活动范围更大，不容易僵硬。

2. 减少受伤

保持柔韧性能减少运动和日常生活中的拉伤和其他伤害。

3. 放松肌肉

灵活性锻炼能放松紧张的肌肉，缓解疼痛和不适。

4. 平衡和协调更好

这些锻炼还能提高男性的平衡和协调能力，不容易摔倒。

二、在日常生活中简单的锻炼方式

（一）八段锦

八段锦是一种传统的中国气功和养生运动，起源于宋代，已有近千年的历史。它由八个独立的动作组成，每个动作都简单易学，主要以柔和、舒缓的方式进行，强调动作与呼吸的协调配合。八段锦的名称中"八段"指的是这套练习由八个部分组成，"锦"则象征着这套练习如锦缎般珍贵和美好。其主要目的是通过特定的动作和呼吸调节身体的气血运行，增强体质，促进健康，调节身心平衡。八段锦具有显著的健身、强体、调节内脏功能和舒缓精神压力的效果，被广泛应用于养生保健。长期坚持练习八段锦，改善身体柔韧性和力量，促进气血循环，调节内脏功能，也有助于缓解压力和焦虑，增强体质和免疫力。

八段锦的每个动作都有其特定的要领，旨在通过动作和呼吸的协调，达到养生保健的效果。

第一个动作，双手托天理三焦。双脚自然分开与肩同宽，双手从身体两侧上举至头顶，手心向上，仿佛托住天穹。然后慢慢放下双手，回到身体两侧。动作要缓慢，双手上举时要伸展全身，呼吸深长，感受体内三焦（上焦、中焦、下焦）的舒展和调整。

第二个动作，左右开弓似射雕。双脚自然分开，双手分别向左右伸展，模仿射箭的动作。右手像拉弓射箭一样向左推，左手在胸前拉弓；然后换手，左手推，右手拉。肩膀放松，动作要自然，眼睛注视前方，感受肩背部的拉伸和气血流动。

第三个动作，调理脾胃须单举。双脚分开，双手握拳向上伸展，一手高举，一手放下，交替进行。手臂伸展时，注意脾胃部的感觉。呼吸均匀，手臂上举时尽量伸展，动作缓慢，注意调理脾胃的舒适感。

第四个动作，五劳七伤往后瞧。双脚自然分开，双手放在腰部，头部向左后方转动，视线尽量向后看，然后换右侧。动作要平缓，头部转动时尽量放松肩颈部，感受颈部的舒展和放松。

第五个动作，摇头摆尾去心火。双脚自然分开，双手放在身体两侧，头部向左右轻轻摆动，尾部（骨盆）随之轻轻摇摆。头部和尾部的摆动要自然协调，动作柔和，感受身体的舒展和气血流通。

第六个动作，两手攀足固肾腰。双脚分开，与肩同宽，双手下垂，然后弯腰双手尽量去摸脚趾。起身时双手缓慢上举。弯腰时保持呼吸顺畅，动作缓慢，感受腰部和肾部的舒展，避免用力过猛。

第七个动作，攒拳怒目增气力。双脚自然分开，双手握拳放在身体两侧，面向前方，作出攒拳怒目的表情，手臂尽量伸展。动作要有力，呼吸均匀，感受全身的力量和气血的增强。

第八个动作，背后七颠百病消。双脚自然分开，双手自然下垂，脚跟稍微抬起，然后轻轻颠簸身体。颠簸动作要轻柔，脚跟落地时尽量放松，感受全身的震动，帮助体内毒素的排出。

这些动作要领帮助锻炼者通过协调的运动和呼吸，调节身体的气血和脏腑功能，达到养生保健的效果。

（二）太极拳

太极拳是一种传统的中国武术形式，结合了哲学、健身和武术元素。它以柔和、缓慢的动作、深长的呼吸和内在的气的运行为特点。太极拳起源于明末清初，主要受道教哲学和中医理论的影响，强调"以静制动""以柔克刚"的原则。太极拳中的动作体现了阴阳的平衡。每一个动作都包含了阴（柔）和阳（刚）的元素，体现了相对的对立统一。注重内在的气的运用和外在的动作表现，通过内外协调实现身体的平衡和健康。太极拳的动作缓慢而流畅，有助于增强关节的柔韧性和全身肌肉的力量。通过深长的呼吸和缓慢的动作，太极拳有助于改善血液循环和气的流动。练习太极拳可以帮助缓解压力，改善焦虑，提升心理健康。

以下是太极拳中几个常见动作的详细要领：

起势：双脚并拢站立，双手自然下垂，身体放松。缓慢抬起双手至胸前，掌心向下，然后展开双手，脚跟微抬，身体重心调整到前脚。这个动作要做到缓慢均匀，保持呼吸自然，感受身体的放松和重心的稳定。

左蹬脚：从起势位置开始，左脚向前迈一步，右脚在后，双手缓慢上举，掌心向下，双臂自然弯曲。然后左脚蹬地，右脚踮起，双手向下放置。这个动作要做到重心应转移到前脚，保持上半身的稳定，动作要柔和，感受脚底的发力和稳定。

白鹤亮翅：从起势位置开始，右脚向一侧迈步，左脚支撑，左手自然下垂，右手上举成"鹤爪"状。右手向前展翅，左手伸展，动作流畅。这个动作要注意呼吸的配合，手臂的动作应当平稳，保持身体的平衡和稳定。

左右摇摆：双脚分开，与肩同宽，双手自然下垂。上身左右摇摆，双手随之自然摆动，保持呼吸深长。这个动作要自然协调，腰部和肩部的摇摆应当连贯，感受气血的流动和身体的放松。

云手：双脚自然分开，双手从身体两侧展开，手掌朝外，动作如同云朵在空中飘动。双手交替上举，前后摆动。保持动作的平缓，身体的重心要稳定，双手的动作要有连贯性和柔和性。

单鞭：从基本站立姿势开始，右手向前推出，左手自然收回。身体重心稍微转向右侧，右手掌心向外，左手在身旁。动作要保持上半身的稳定，右手的推力应当柔和均匀，重心移动要自然。

推手：两人面对面，双手相对推合。通过轻微的推力和引导对方的动作来练习感知和调整。动作要轻柔，重心移动应当自然，练习时需注意对方的力量和反应。

太极拳是一种综合了哲学、武术和健身的传统中国运动。通过缓慢的动作和深长的呼吸，它不仅能改善身体的柔韧性和力量，还能调节气血、舒缓心理压力，提升整体健康。掌握动作要领，能帮助练习者更好地体验太极拳带来的健康益处。

三、体育活动对男性健康的长期影响

体育活动对男性健康有着非常积极的长期影响，以下是一些主要的好处：

1. 心脏健康

经常运动可以改善心脏功能，降低高血压和胆固醇水平，从而减少心脏病的风险。有氧运动如跑步、游泳和骑车可以增强心肺功能，提高耐力。

2. 体重管理

定期运动有助于燃烧热量，维持健康体重，预防肥胖。力量训练增加肌肉量，提升静息代谢率，使身体更高效地燃烧脂肪。

3. 精神健康

运动能释放内啡肽，改善情绪，减少焦虑和抑郁。通过设定和实现运动目标，能增强自信心和自我效能感。

4. 骨骼和肌肉健康

力量训练和负重运动能增加骨密度，预防骨质疏松。运动能增强肌肉力量，改善体态和运动表现。

5. 免疫功能

适度运动能增强免疫系统功能，提高身体对抗感染和疾病的能力。

6. 生活质量

运动有助于改善睡眠，让人更容易入睡并保持深度睡眠。定期运动可以提高整体能量水平，让男性每天感觉更有活力。

7. 长寿

多项研究表明，定期运动的人往往寿命更长，生活质量更高。

8. 生殖健康

规律的体育锻炼可以提高睾酮水平，改善精子质量和数量，增强生殖健康。长期坚持体育活动，不仅使人身体更健康，还能提升生活的各个方面，让人过得更充实、更快乐。

第四节 释放压力与心理调适

一、长期处于精神压力

随着社会的不断发展，人们各方面的压力也不断增加。首先是工作和学习的压力，工作量大、学习强度高，经常熬夜加班赶进度，有时繁重的工作和学习任务压得我们喘不过来气。其次，在生活中我们还要处理各种人际关系，和家人、朋友、同事的相处中少不了一些问题和矛盾，如何处理好这些问题和矛盾带给我们不小的压力。此外，健康方面的压力也不容小觑，当身体检查出疾病时，一方面要承受疾病带来的痛苦，另一方面要承受一定的心理压力，有时还要考虑后续检查治疗的费用，经济方面的压力也随之而来。

生活中面临的压力不可避免，但长期处在精神压力之下对我们生理健康和心理健康都会产生负面影响。精液质量对于男性生育能力至关重要，已有研究表明，除了器质性病变外，长期慢性的精神心理压力可能会对男性精子质量造成不利影响，降低精子的数量和浓度。除此之外，当长期处在精神压力下，胃肠功能也会受到影响。这是因为精神压力所带来的不良情绪影响了神经系统对胃肠功能的调节，从而导致恶心、呕吐、嗳气、食欲不振等症状。此外，癌症与长期精神压力也有一定联系。长期的精神压力会增加癌症的风险，而罹患癌症也往往影响患者的情感和社会功能，从而影响癌症的治疗。长期精神压力对人们心理健康的影响也不容忽视。长期处于精神压力大的状态下，人们对事物提不起兴趣，感觉十分劳累和疲惫，从而产生负面、消极的情绪，如果不能及时调整，可能会引起一些心理疾病，如焦虑症、抑郁症等，并且还会对睡眠有很大的影响，出现入睡困难、睡眠浅、多梦等症状。

二、找到适合自己的压力缓解方法

在当今快节奏的现代社会中，压力总是无处不在，并逐渐成为人们不可避免的挑战，但长期的精神压力对我们的身心健康是有百害而无一利的，在生活中缓解压力的方法有很多，找到适合自己的方法才是关键。

首先要认识压力的来源。压力可以来源于各个方面，并且压力可分为外部压力和内部压力两部分。外部压力主要包括生活中的重大变故和积累的烦心琐事，内部压力主要是指使主体认识困惑或难处理的内在刺激情境，一般发生在动机冲突和受挫折时。外部压力通常来源于自然环境、社会环境和工作环境，内部压力常与自身情感、期望值过高有关。在分析压力的来源时，我们需要辨别是外部压力还是内部压力，以便选择更有效、更合适地控制及减轻压力的方法。

生活中缓解压力的方法是多种多样的，那么我们该如何找到适合自己呢？不妨从兴趣爱好入手。在工作学习之余，可以寻找一些自己感兴趣的事情，并逐渐培养自己的爱好，将注意力转移，让生活变得丰富多彩。当"压力山大"时，参与这些兴趣爱好活动，可以收获自豪感和成就感，提高自信心，带给我们更多的正面情绪，这种正面情绪让我们身心放松的同时也有效地缓解了压力。除此之外，可以多去尝试新事物，在新事物中探索和研究，找到与自己匹配、能让自己放松的方法，充实自己的生活，开阔自己的眼界，积极改善心理健康。

三、运动、冥想、艺术创作或与亲友交流等策略

当"压力山大"时你会选择什么样的方式去缓解呢？不妨来试试以下几种方法吧！

健康的生活离不开运动，运动不仅能提高免疫力、增强体质，还能缓解压力。当进行一定量的运动时，大脑会释放"快乐因子"——内啡肽，这种激素可以带来愉悦感，缓解焦虑、紧张情绪，让我们心情放松，身体充满活力。同时，可以从体育运动中收获自信心和自我认同感，提高了心理健康，让我们能更好地面对压力。在运动时应避免强度高、较剧烈的无氧运动，规律的有氧运动，例如游泳、慢跑、骑行、爬山等都是缓解压力的不错选择。

近几年来，人们越来越重视心理健康，冥想这一活动也逐渐流行，甚至乔布斯、比尔·盖茨也十分钟爱冥想。冥想是一种改变意识的形式，它通过获得深度的宁静状态而增强自我知识和良好状态。冥想对身心健康有着积极作用，经常冥想可以减少杂念，让身心变得放松，减轻压力，提高注意力，让我们在快节奏的生活中收获一份平静，在面对压力时用更理性的思维方式去分析、解决问题。

艺术创作也是一种有效的解压方式。通过艺术创作，可以将情感和压力表达出来，让压力和艺术完美结合成为一件具有个人色彩的作品，让压力成功转化为创作力。当全身心投入到艺术创作中时，外界的纷扰会暂时抛开，大脑变得更放松，负面情绪也会减轻。艺术创作的形式有很多，如绘画、手工、摄影等，可以根据自己的兴趣爱好选择适合自己的解压方式。

当工作、生活压力大时，很多人会选择与亲友交流，宣泄内心的想法，合理的宣泄是缓解压力的好方法。在与人交流的过程中，将压力和焦虑释放出来，心理负担会减少很多。家人、朋友也会从旁观者的角度给予建议，提供情感上的支持和安慰，让我们感受到被理解、被包容。同时，倾听别人的诉说可以让我们多角度看问题，调节自我情绪，以更好的心态去面对压力。

大自然是天然的疗养院，"公园二十分钟效应"越来越受年轻人的喜爱，在公园或者自然环境中待大约 20min 能有效地缓解压力和焦虑，提高身心健康。当我们身处大自然，摆脱了日常生活中的繁忙，新鲜的空气使我们身心放松，美丽的风景

使我们心情愉悦，我们在天地间感受着大自然的美好，烦恼和压力也渐渐消失。

在生活中，压力大时应及时寻找方法缓解，避免形成长期压力，对身心健康产生负面影响。如果压力过大无法缓解时，应及时就医寻求帮助。

第五节　避免不良习惯

一、注意生活方式

随着社会对男性健康问题重视度日渐提升，医学专业领域男科也受到广泛关注。在男科疾病的用药当中，很多药的名字看着很相同，比如西地那非、他达拉非、爱地那非、盐酸达泊西汀、盐酸帕罗西汀，但是用法用量却天差地别，吃错了可能会适得其反，目前各种男科疾病的发病率在不断升高，严重影响到了男性的身体健康，并且还会导致男性不育的问题。所以在发现男科疾病的时候，就要在早期进行治疗，生活中各种中成药以及中草药都能够有效地帮助男性调理身体。

中成药在男科疾病治疗中占有非常重要的地位，正确使用中成药可大幅提升男科疾病的治疗效果。要科学用药，避免滥用药物，不分症状盲目用药，甚至没病也吃药，很可能加重病情，引发其他健康问题，所以大家平时要科学用药，正确用药，避免盲目进补。

1. 避免滥用药用

日常生活中，男性引发的各种疾病也是一样，有不少的男性为了提高"战斗力"，就养成了滥用"猛药"的习惯，殊不知这样会给身体带来不少的副作用，甚至可能引发一些严重后果，具体有哪些后果一起来看看。

（1）产生药物依赖性。男性朋友在身体以及心理上出现依赖性，严重时还可能会出现不吃药就无法进行性行为的情况。

（2）影响生育。过度使用"猛药"还可能会影响男性的精子质量，对优生优育造成不良后果，甚至还会影响宝宝的健康。

（3）造成过敏。如可能出现阴茎勃起变大的情况久久未能消退。出现偏头痛，产生幻觉等。

2. 避免不良生活方式

当然，不良的生活方式也会对人们的生活产生严重的影响。如果男性朋友长期养成不良的生活习惯，就会导致不育、前列腺炎、勃起功能障碍、早泄等。

（1）长期熬夜。损伤身体，导致功能下降，要注意早睡早起，符合中医养生观点。

（2）烟酒的影响。除了镉对睾丸的损害外，尼古丁还能减少性激素的分泌，影响睾丸的生精细胞，杀死精子。一些学者检查了 222 名已婚男性的精液，平均每毫升精液含有 6300 万精子，其中活性精子占 63%，吸烟组平均每毫升精液只含 2500 万精子，活动率只占 49%。据学者统计，慢性酒精中毒者睾丸萎缩高达 65%，阳痿的发生率 17%~38%，性欲减退占 34%~65%，这是因为酒精损害睾丸分泌雄激素，显著减少雄激素。

（3）不良饮食习惯。单食、偏食、挑食，随着时间的推移，体内缺锌会降低性欲，性功能下降，精子密度下降 30%~40%。还会导致硒、锰、钙、铜等微量元素的缺乏，影响睾丸的生精功能。

（4）睾丸过热。长时间洗热水澡、桑拿浴，牛仔裤、紧身裤不利于睾丸散热。

（5）房事过频。性交过频会降低每次排出的精液中的精子密度和活性。

3. 避免健康误区

许多男性在生病时倾向于忍耐，不愿向家人透露，更不愿意寻求专业医生帮助。特别是在生殖系统出现问题时，由于担心丢面子，常常选择非正规的小诊所或者自行诊断进行治疗，滥用药物等。其实，男科疾病并不可怕，及时到专业医院接受规范治疗，病情是可以得到控制和治愈的。因此，男性朋友们应该摒弃错误的就医观念，勇于面对健康问题。

误区一：自行诊断，随意用药。

男性在身体不适时，常常自行购买药物进行治疗，认为通过服药就能解决问题。然而，滥用药物可能带来严重的不良后果，并非所有疾病都能通过随意用药得到解决。正确的做法是，在出现健康问题时，及时咨询医生，根据医生的专业建议进行治疗。

误区二：将男性健康等同于性健康。

社会上普遍存在一种误解，认为男性健康仅仅是性健康的问题。实际上，男性健康是一个全面的概念，包括生殖健康、生理健康、心理健康和社会适应能力等多个方面。影响男性健康的问题远不止性功能障碍，还包括前列腺疾病、泌尿生殖系统疾病等。

误区三：盲目追求保健品。

市场上充斥着各种男性保健品广告，许多男性在身体出现异常时，便急于购买保健品进行所谓的"进补"。然而，正常情况下男性并不需要额外补充营养品。如果确实存在健康问题，应该到专业医院接受医生的诊断和指导，合理使用正规药品。保健品并不能替代药品，过度依赖保健品可能会延误疾病的治疗。

二、避免不安全的性行为

（一）不安全性行为的概念

不安全性行为、高危性行为，主要是针对性传播疾病而言，尤其是以艾滋病为代表的通过体液、血液交换感染疾病的性行为。

第一种是"无保护性交"：即不使用安全套直接发生体液交换的方式。若一方有病，另一方就很有可能被传染，而正确、全程佩戴安全套就会极大地降低这种后果发生的概率。

第二种是多性伴：即有不止一个的非固定性伴侣。从医学统计学的角度讲，如此会增加交叉感染的风险。卖淫嫖娼更是这种行为的重灾区。

第三种是男男之间的性行为：男男之间，一般选择肛交，这种行为染病概率最高，因为肛门的黏膜上皮由柱状上皮细胞组成，容易破损，血液感染的概率就会直线上升。

（二）安全性交往的概念

安全性交往是指一套设计来保持人们身心健康的性行为做法，狭义的指降低性病感染风险的性行为，广义的安全性行为除此之外，还包括进行性交往的人的心理状况、进行性交往的环境等。相对地，不安全的性交往就是指没有采取避孕或是抗性病措施，或心理状况不健康的情况下进行的性行为。在安全性交往中，坚持正确使用安全套是预防意外怀孕、女性生殖道感染和艾滋病/性病传播的有效措施。除非夫妻需要生育子女，否则每次性行为都应该正确使用安全套。

（三）如何避免不安全的性行为

1. 保持单一性合作伙伴关系

避免过早发生首次性行为，与性伴相互保持忠诚单一的性合作伙伴关系，避免多性伴。

2. 正确使用安全套

安全套能有效地避免体液接触，降低艾滋病感染风险，每次发生性行为时，全程正确使用质量合格安全套是预防艾滋病感染最简便有效的方法。

3. 鼓励知情交友

要避免与艾滋病感染状况不明的人发生高危性行为。必要时在发生性行为前了解性伴的艾滋病检测结果，针对感染状况采取保护措施。

三、强调预防性传播疾病知识的重要性

（一）性病传播的基础知识

性病，即性传播疾病，是危害人们身心健康的一类疾病。在日常生活中，我们如何预防性病，维护自己和家人的健康呢？性传播疾病是通过性接触传播的感染，包括但不限于艾滋病（HIV）、梅毒、淋病、衣原体感染和人类乳头状瘤病毒（HPV）感染。这些疾病如果不及时治疗，可能会对生殖健康和整体健康产生严重影响。

一级性病：艾滋病。

二级性病：梅毒、淋病、软下疳、性病性淋巴肉芽肿、腹股沟肉芽肿、非淋菌

性尿道炎、性病性衣原体病、泌尿生殖道支原体病、滴虫性阴道炎、细菌性阴道炎、性病性阴道炎、性病性盆腔炎。

三级性病：尖锐湿疣、生殖器疱疹、阴部念珠菌病、传染性软疣、阴部单纯疱疹、加特纳菌阴道炎、性病性肝周炎、瑞特氏综合征、B群佐球菌病、乙型肝炎、疥疮、阴虱病、人巨细胞病毒病。

四级性病：梨形鞭毛虫病、弯曲杆菌病、阿米巴病、沙门氏菌病、志贺氏菌病。

（二）预防性传播疾病的有效方法

1. 正确使用安全套

（1）确认安全套在有效期内，没有破损。

（2）打开包装时小心操作，避免撕破安全套。

（3）在勃起的阴茎上佩戴安全套，确保覆盖整个阴茎。

（4）进行性接触时全程佩戴安全套，结束后立即取下。

2. 定期检查

定期进行性健康检查，有助于早期发现和治疗性传播疾病。无论是否有症状，性活跃的成年人都应定期进行检查。

（1）检查项目：包括艾滋病、梅毒、淋病、衣原体感染和HPV等。

（2）检查频率：建议每年一次，或根据医生建议进行。

3. 固定性伴侣

保持单一、健康的性伴侣关系，可以大大降低感染性传播疾病的风险。如果有多个性伴侣，应每次性接触都使用安全套。

（1）沟通与信任：在进入新的性关系前，与伴侣坦诚沟通，了解彼此的性健康状况。

（2）共同检查：与伴侣一起进行性健康检查，确保双方的健康。

4. 性教育培训

了解性传播疾病的知识，有助于增强预防意识和能力。积极参加性教育课程，获取科学、准确的性健康知识。

（1）学习内容：性传播疾病的类型、传播途径、预防方法等。

（2）教育资源：学校、社区健康中心、在线健康教育平台等。

5. 避免高风险性行为

避免不安全性行为，如不使用安全套、多个性伴侣、吸毒等，可以有效降低感染风险。

（1）健康的生活方式：保持健康的生活方式，减少高风险行为。

（2）戒毒：吸毒者更容易进行不安全性行为，应积极寻求戒毒帮助。

6. 接种疫苗

一些性传播疾病，如HPV感染，可以通过接种疫苗预防。接种疫苗是预防这些疾病的有效方法。

（1）HPV 疫苗：推荐年轻女性和男性接种，预防 HPV 感染及相关癌症。

（2）其他疫苗：如乙型肝炎疫苗，也有助于预防性传播疾病。

7. 应对措施

如有可疑性症状或发生不洁性行为后，我们可采取哪些应对措施？

（1）及时到正规医院进行检查，主动向医生描述病情，做到早发现、早诊断和早治疗。

（2）不要因为心理和精神上的压力大不好意思去医院，在没有得到医生诊断的情况下自己滥用药。

（3）怀疑自己感染了性病，及时告知配偶或性伴侣，最好和配偶或性伴侣一起就医，治愈前尽量禁止性行为。

（4）做好家庭卫生清洁，患者衣物不要和其他家庭成员混在一起洗，勤晒勤洗患者被褥，以免造成家人感染。

主要参考文献

[1] 王琦.王琦男科学[M].郑州:河南科学技术出版社.2007.

[2] 那彦群,叶章群,孙颖浩.泌尿外科诊断治疗指南[M].北京:人民卫生出版社.2014.

[3] 黄宇烽,李宏军,程文,等.实用男科学[M].北京:科学出版社.2009.

[4] 张其成.张其成全解黄帝内经[M].北京:华夏出版社.2021.

[5] 徐文兵.黄帝内经四季养生法[M].北京:中国中医药出版社.2019.

[6] 王国玮.上医治未病:图解《黄帝内经》养生精华[M].北京:南海出版公司,2008:1-190.

[7] 王勤俭.梁慕华.脾胃病方剂证治[M].北京:人民军医出版社,2013:185-188.

[8] 中华医学会男科分会勃起功能障碍编诊断与治理指南编写组.勃起功能障碍编诊断与治理指南[J].中华男科学,2022,28(8):722-755.

[9] 郭军,张强.《EAU男性性腺功能低下指南(2012年版)》解读[J].中国性科学,2013,22(01):9-12.

[10] 张敏建,郭军,陈磊,等.男性不育症中西医结合诊疗指南(试行版)[J].中国中西医结合杂志,2015,35(09):1034-1038.

[11] 郭军.基于"脑-心-肾-精室"轴的男科用药原则与规律探讨[J].中华男科学杂志,2021.27(04): 291-294.

[12] 中华医学会男科学分会早泄诊断与治疗编写组.早泄诊断与治疗指南[J].中华男科学杂志,2022,28(07):656-665.

[13] 李金东,刘振湘,商学军.线粒体损伤与男性生殖功能障碍的研究进展[J].中华男科学杂志,2024,30(08):744-749.

[14] 黄念文,王彬,王继升,等.男性不育症的中医辨治思路与诊疗策略[J].北京中医药大学学报,2024,11:1-10.

[15] 郝高利,孙自学,樊立鹏,等.基于系统生物学的男性不育病证研究存在的问题与对策[J].中华中医药杂志,2024,39(04):1698-1702.

［16］朱伟杰.《WHO人类精液检查与处理实验室手册》(第6版)修订内容的启示[J].中华生殖与避孕杂志,2022,42(09):879-886.

［17］赫捷,陈万青,李霓,等.中国前列腺癌筛查与早诊早治指南(2022)[J].中国肿瘤,2022,31(01):1-30.

［18］贺占举,陈铭,张凯,等.彩色多普勒超声检查在血管性勃起功能障碍诊断中的应用[J].中华男科学杂志,2006,12(1):4.

［19］周青,田雪飞,郭军,等.前列腺癌中西医结合诊疗与健康管理中国专家共识[J].中华男科学杂志,2022,28(10):941-953.

附录　男科常用方剂

1. 五子衍宗丸

药物组成：枸杞子、菟丝子（炒）、五味子（蒸）、车前子（盐炒）、覆盆子。

处方来源：《丹溪心法》。

功能：补肾益精。

主治：用于肾虚腰痛，尿后余沥，遗精早泄，阳痿不育。

2. 六味地黄丸

药物组成：熟地黄、山药、山茱萸、茯苓、泽泻、牡丹皮。

处方来源：《小儿药证直诀》。

功能：滋阴补肾。

主治：遗精，腰膝酸软，消渴，性功能低下（先亢进后低下），小便淋沥、余沥难尽、尿道灼热，及妇女肾虚，血枯闭经；小儿卤开不合、五软五迟等。

3. 肾气丸

药物组成：熟地黄、山药、山茱萸、泽泻、茯苓、牡丹皮、肉桂、炮附子。

处方来源：《金匮要略》。

功能：温补肾阳，利水消肿。

主治：肾气不足，腰酸脚软，肢体畏寒，少腹拘急，小便不利或频数，排出无力，舌质淡胖，尺脉沉细；痰饮咳喘，水肿脚气，消渴，久泄。

4. 鹿茸丸

药物组成：鹿茸（去毛，切，炙）、麦冬、熟地黄、黄芪、鸡内金、肉苁蓉、山茱萸、补骨脂、怀牛膝、五味子、茯苓、玄参、地骨皮、人参。

处方来源：《沈氏尊生书》。

功能：益气养阴，调补肝肾，温阳利水，化瘀降浊。

主治：小便频数，阳痿，遗精。

5. 聚精汤

药物组成：炙黄芪、生熟地黄、枸杞子、何首乌、当归、茯苓、益母草、丹参。

处方来源：徐福松《男科纲目》。

功能：滋肾填精，补益气血。

主治：精子减少症。

6. 逍遥散

药物组成：柴胡、当归、白芍、白术、茯苓、炙甘草、薄荷、生姜。

处方来源：《太平惠民和剂局方》。

功能：疏肝解郁，健脾养血。

主治：肝气不达，疏泄失司，所欲不遂而致的不射精、阳痿、阳强、遗精、早泄等症。

7. 导赤散

药物组成：生地黄、木通、生甘草、淡竹叶。

处方来源：《小儿药证直诀》。

功能：清心养阴，利水通淋。

主治：心经火热证。

8. 八正散

药物组成：车前子、瞿麦、萹蓄、滑石、山栀子、炙甘草、木通、大黄、灯心草。

处方来源：《太平惠民和剂局方》。

功能：清热泻火，利水通淋。

主治：湿热下注之热淋、石淋，尿频涩痛，淋沥不畅，甚或癃闭不通，小腹胀满，咽干口燥，舌苔黄腻，脉滑数。

9. 小蓟饮子

药物组成：生地黄、小蓟、滑石、木通、蒲黄、藕节、淡竹叶、栀子、当归、炙甘草。

处方来源：《济生方》。

功能：凉血止血，利水通淋。

主治：血淋、尿血。

10. 萆薢分清饮

组成：益智仁、川萆薢、石菖蒲、乌药。

处方来源：《杨氏家藏方》卷九。

功能：温肾利湿，分清化浊。

主治：真元不足，下焦虚寒之膏淋、白浊。若男性有小便浑浊，频数无度，白如米泔，凝如膏糊等症状，经中医辨证后可使用。

11. 龙胆泻肝汤

组成：龙胆草、黄芩、栀子、泽泻、木通、车前子、当归、生地、柴胡、甘草。

处方来源：《医方集解》。

功能：清泻肝胆实火，清利肝经湿热。

主治：肝胆实火上炎证，肝经湿热下注证。用于男性出现阴囊潮湿、瘙痒，口苦，小便黄赤等症状。

12. 金锁固精丸

药物组成：沙苑、蒺藜、芡实、莲须、龙骨、牡蛎。

处方来源：《医方集解》。

功能：固肾涩精。

主治：用于肾虚不固之遗精滑泄，神疲乏力，四肢酸软，腰痛耳鸣。

13. 固精煎

药物组成：熟地、山药、山茱萸、五味子、菟丝子、远志、人参、甘草。

处方来源：《景岳全书》。

功能：滋阴补肾，固精止泄。

主治：早泄。

14. 济生种精丸

药物组成：菟丝子、韭菜子、桑螵蛸、白石脂、茯苓、熟地黄、沙苑子、龙骨、牡蛎、莲须、五味子。

处方来源：《济生方》。

功能：温补肾气。

主治：早泄，性欲淡漠，腰膝酸软，精神萎靡，大汗淋漓，小便清长，舌淡苔薄白，脉沉弱。

15. 参苓白术散

药物组成：莲子肉（去皮）、薏苡仁、砂仁、桔梗、扁豆（姜汁浸，去皮，微炒）、茯苓、人参、炒甘草、白术、山药。

处方来源：《太平惠民和剂局方》。

功能：健脾益气，和胃渗湿。

主治：脾胃气虚，痰湿中阻。

16. 橘核丸

药物组成：橘核（炒）、海藻（洗）、昆布（洗）、海带（洗）、川楝子（炒）、桃仁（炒）、厚朴（去皮，姜汁炒）、木通、枳实（炒）、延胡索（炒）、桂心、木香。

处方来源：《济生方》。

功能：行气血，止疼痛，软坚散结。

主治：寒湿疝气。

17. 天台乌药散

药物组成：乌药、川楝子、木香、小茴香、青皮、高良姜、槟榔、巴豆。

处方来源：《医学发明》。

功能：行气疏肝，散寒止痛。

主治：寒凝肝脉，气机阻滞之小肠疝气，少腹引控睾丸疼痛，偏坠肿胀。

18. 暖肝煎

药物组成：当归、枸杞、小茴香、乌药、肉桂、茯苓、沉香。

处方来源：《景岳全书》。

功能：暖肝温肾，行气止痛。

主治：肝肾阴寒，气机阻滞，少腹疼痛，或疝气疼痛诸证。

19. 补中益气汤

药物组成：黄芪、人参、白术、当归、陈皮、升麻、柴胡、炙甘草。

处方来源：《脾胃论》。

功能：补中益气，升阳举陷。

主治：脾胃气虚，身热汗出，渴喜温饮，面色苍白，少气懒言，四肢无力，舌淡，脉虚大；或气虚下陷引起的内脏下垂，或气化不利而致的癃闭等证。

20. 五味消毒饮

药物组成：金银花、野菊花、蒲公英、紫花地丁、紫背天葵子。

处方来源：《医宗金鉴》。

功能：清热解毒，消肿散结。

主治：疔疮初起，痈疡疖肿。

21. 少腹逐瘀汤

药物组成：小茴香、干姜、延胡索、当归、川芎、官桂、赤芍、蒲黄、五灵脂。

处方来源：《医林改错》。

功能：活血祛瘀，温经止痛。

主治：少腹瘀血积块疼痛或不痛，或痛而无积块，或少腹胀满；或经期腰酸少腹胀，或崩漏兼少腹疼痛等症。

22. 前列腺汤

药物组成：丹参、赤芍、乳香、没药、桃仁、红花、泽兰、青皮、川楝子、败酱草、王不留行、小茴香、白芷。

处方来源：《北京市中草药制剂选编》。

功能：活血化瘀，行气导滞。

主治：血尿、血精及慢性前列腺炎。

23. 桂枝茯苓丸

药物组成：桂枝、茯苓、丹皮、桃仁(去皮尖)、芍药。

处方来源：《金匮要略》。

功能：活血化瘀，缓消癥块。

主治：阳痿、遗精、淋浊、不射精、不液化、少精、不育等辨证属血瘀证者。

24. 五苓散

药物组成：泽泻、猪苓、茯苓、白术、桂枝。

处方来源：《伤寒论》。

功能：利水渗湿，温阳化气。

主治：鞘膜积液，癃闭。

25. 甘露消毒丹

药物组成：飞滑石、绵茵陈、淡黄芩、石菖蒲、川贝母、木通、藿香、射干、连翘、薄荷、白豆蔻。

处方来源：《温热经纬》。

功能：清热解毒，利湿化浊通窍。

主治：肾囊风，子痈。

26. 金匮肾气丸

组成：干地黄、山药、山茱萸、泽泻、茯苓、牡丹皮、桂枝、附子。

处方来源：《济生方》。

功能：温补肾阳。

主治：用于肾阳不足证，症见腰痛脚软，身半以下常有冷感，少腹拘急，小便不利，或小便反多，入夜尤甚，阳痿早泄，舌淡而胖，脉虚弱，尺部沉细等。

27. 右归丸

组成：熟地、山药、山茱萸、枸杞子、鹿角胶、菟丝子、杜仲、当归、肉桂、制附子。

处方来源：《景岳全书》。

功能：温补肾阳，填精益髓。

主治：肾阳不足，命门火衰证，症见年老或久病气衰神疲，畏寒肢冷，腰膝软弱，阳痿遗精，或阳衰无子，或饮食减少，大便不实，或小便自遗，舌淡苔白，脉沉而迟。

28. 知柏地黄丸

组成：知母、黄柏、熟地、山茱萸、山药、茯苓、泽泻、牡丹皮。

处方来源：《医宗金鉴》。

功能：滋阴降火。

主治：阴虚火旺，潮热盗汗，口干咽痛，耳鸣遗精，小便短赤。

29. 龟鹿二仙胶

组成：鹿角、龟板、人参、枸杞。

处方来源：《医便》卷一。

功能：滋阴填精，益气壮阳。

主治：真元虚损，精血不足所致的腰膝酸软、形体消瘦、两目昏花、阳痿遗精等。如长期劳累、身体虚弱导致性功能下降，伴有精神疲惫、视力减退的男性。

30. 赞誉丹

组成：熟地黄、白术、当归、枸杞子、杜仲、仙茅、巴戟天、山茱萸、仙灵脾、肉苁蓉、韭菜子、蛇床子、附子、肉桂。

处方来源：《景岳全书》卷五十一。

功能：补肾壮阳。

主治：肾阳不足、命门火衰所致的阳痿精衰、阴冷不育、腰膝酸软等。适用于中老年男性，因肾阳虚衰出现性欲减退、勃起困难等症状。

31. 无比山药丸

组成：山药、肉苁蓉、熟地黄、山茱萸、茯神、菟丝子、五味子、赤石脂、巴戟天、泽泻、杜仲、牛膝。

处方来源：《备急千金要方》。

功能：健脾补肾。

主治：用于脾肾两虚，食少肌瘦，腰膝酸软，目眩耳鸣等。如一些男性因工作劳累、饮食不规律导致脾肾虚弱，出现上述症状时可用。

32. 三才封髓丹

组成：天冬、熟地、人参、黄柏、砂仁、甘草。

处方来源：《卫生宝鉴》。

功能：滋阴降火，固精封髓。

主治：阴虚火旺，梦遗失精等。如对于经常熬夜、压力大导致阴虚火旺，出现遗精症状的男性有一定疗效。

33. 斑龙丸

组成：鹿角胶、鹿角霜、菟丝子、柏子仁、熟地黄、茯苓、补骨脂。

处方来源：《医学正传》卷三。

功能：温补肾阳，填精益髓。

主治：用于肾阳不足，腰膝冷痛，阳痿早泄，遗精等。适用于肾阳亏虚较严重，伴有明显畏寒肢冷症状的男性。

34. 还少丹

组成：熟地黄、山药、牛膝、枸杞子、山茱萸、茯苓、杜仲、远志、五味子、楮实、小茴香、巴戟天、肉苁蓉、石菖蒲。

处方来源：《洪氏集验方》。

功能：温肾补脾，养血益精。

主治：用于脾肾虚损，腰膝酸痛，阳痿遗精，耳鸣目眩，精血亏耗，肌体瘦弱，食欲减退，牙根酸痛。如有些男性因工作繁忙，饮食不规律，导致脾肾虚弱，出现上述症状时，可在医生指导下使用。

35. 秘精丸

组成：白术、山药、茯苓、茯神、莲子肉、芡实、莲须、牡蛎、黄柏、车前子。

处方来源：《医学心悟》卷三。

功能：补脾益肾，固精止遗。

主治：肾虚不固之遗精、滑精，伴神疲乏力、腰膝酸软。如用于频繁遗精，影响日常生活和工作的男性。

36. 沉香散

组成：沉香、石韦、滑石、当归、王不留行、瞿麦、赤芍、冬葵子、白术、甘草。

处方来源：《魏氏家藏方》卷九。

功能：疏利水道，通淋止痛，适用于肝郁气滞型淋证。

主治：用于气淋，小便涩痛、少腹满痛、排尿不畅等症状时，若辨证为气淋，常用此方剂。

37. 二至地黄汤加味

组成：在二至丸合地黄丸的基础上加味。

处方来源：《中医方剂大辞典》。

功能：滋阴补肾。

主治：适用于肾阴不足型阳痿。

38. 沈氏达郁汤

组成：炙升麻、柴胡、川芎、香附、刺蒺藜、橘叶、制首乌、枸杞子、肉苁蓉、巴戟天、枳壳。

处方来源：化裁于达郁汤，《杂病源流犀烛》卷十八。

功能：疏肝解郁，补肾壮阳。

主治：适用于肝郁肾虚型早泄。

39. 固精止遗汤

组成：根据具体病情配伍，如五味子、金樱子、芡实等固涩药。

处方来源：《治验百病良方》。

功能：固精止遗。

主治：适用于肾气不固型早泄。

40. 解毒散结汤

组成：大黄、附子、白花蛇舌草、青皮、川楝子、橘核、赤芍、延胡索、丹皮。

处方来源：《中医方剂大辞典　第十册》。

功能：泻火解毒，散结消痈。

主治：适用于男科疾病中的痈肿、脓肿等。

41. 四物汤

组成：当归、熟地黄、白芍、川芎。

处方来源：《太平惠民和剂局方》。

功能：补血养血，调和气血。

主治：月经不调、经期腰酸背痛、失眠等症状，同时对于肝肾阴虚、男性性功能减退也有一定疗效。

42. 参茸补肾丸

组成：人参、鹿茸、麝香、仙灵脾等。

处方来源：《全国中药成药处方集》（抚顺方）。

功能：温补肾阳，补肾壮阳。

主治：能够补益肾气，增强性功能，提高性欲，改善男性性功能减退的症状。

43. 鹿鞭补肾丸

组成：鹿鞭、仙灵脾、菟丝子等。

来源：《全国中药成药处方集》。

功能：补肾壮阳，增强性欲。

主治：适用于肾阳不足所致的性功能减退。

44. 二至丸

组成：女贞子、旱莲草。

处方来源：《扶寿精方》。

功能：补益肝肾，滋阴止血。

主治：主要用于肝肾阴虚、眩晕耳鸣等症状，但其补肝肾的功效对男科疾病也有一定辅助作用。

45. 补肾益血填精汤

组成：熟地、菟丝子、巴戟天、枸杞子、山萸肉、何首乌、刺蒺藜、当归、白茯苓、锁阳、丹参、鹿胶、龟板。

处方来源：《名医秘方汇萃》。

功能：温肾壮阳、补气补血。

主治：男性不育症，以及因肾虚引起的精神倦怠、头昏目眩、腰膝酸软、遗精早泄、尿蛋白、乳糜尿等症。

46. 珍珠母方

组成：珍珠母、朱砂（冲）、琥珀、茯苓、白芍、甘草、地龙、蜈蚣、当归、远志、菖蒲。

处方来源：《普济本事方》。

功效主治：用于阳痿、早泄、不射精、遗精、性恐惧症等；镇心安神，酸甘缓急，解除血管平滑肌的痉挛，改善阴茎的血液供应，增强勃起力度，延长勃起时间。

47. 固精导浊汤

组成：粉萆薢、菟丝子、沙苑子、益智仁、怀山药、牛膝、茯苓。

处方来源：《中医杂志》。

功能：补肾固精，分清导浊。

主治：治疗慢性前列腺炎。